LEÇONS

DE

PHARMACODYNAMIE

ET DE

MATIÈRE MÉDICALE

Paru précédemment :

1re SÉRIE. — **GÉNÉRALITÉS** (Introduction à l'étude de la pharmacologie). — **HYPNO-ANESTHÉSIQUES** (Chloroforme, Éthers, Protoxyde d'azote). — **ANALGÉSIQUES** (Acide carbonique, Réfrigération, Cocaïne, Eucaïne, Holocaïne, Orthoforme, Gaïacol et dérivés). — **HYPNOTIQUES** (Chloral et ses dérivés).

1 volume de 700 pages avec 44 figures. Prix. . . . . **14 fr.**

2e SÉRIE. — **HYPNOTIQUES** (Sulfonal, Trional, Hydrate d'amylène, Paraldéhyde, Uréthane). — **MODIFICATEURS INTELLECTUELS** (Alcool, Opium et ses Alcaloïdes, Chanvre indien).

1 volume de 884 pages avec 56 figures. Prix. . . . . **16 fr.**

Coulommiers. — Imp. PAUL BRODARD. — 710-1901.

LEÇONS

DE

PHARMACODYNAMIE

ET DE

MATIÈRE MÉDICALE

PAR

G. POUCHET

Professeur de Pharmacologie et de Matière médicale à la Faculté de Médecine de Paris
Membre de l'Académie de Médecine

TROISIÈME SÉRIE

ANTIPYRÉTIQUES et ANTITHERMIQUES-ANALGÉSIQUES

(QUINQUINAS ET LEURS ALCALOÏDES)

AVEC 33 FIGURES DANS LE TEXTE

PARIS

OCTAVE DOIN, ÉDITEUR

8, PLACE DE L'ODÉON, 8

1902

LEÇONS

DE

PHARMACODYNAMIE

ET DE

MATIÈRE MÉDICALE

PAR

G. POUCHET

Professeur de Pharmacologie et de Matière médicale à la Faculté de Médecine de Paris
Membre de l'Académie de Médecine

TROISIÈME SÉRIE

ANTIPYRÉTIQUES et ANTITHERMIQUES-ANALGÉSIQUES

(QUINQUINAS ET LEURS ALCALOÏDES)

AVEC 33 FIGURES DANS LE TEXTE

PARIS

OCTAVE DOIN, ÉDITEUR

8, PLACE DE L'ODÉON, 8

1902

LEÇONS

DE

PHARMACODYNAMIE

ET DE

MATIÈRE MÉDICALE

TROISIÈME SÉRIE

PREMIÈRE LEÇON

GÉNÉRALITÉS SUR LA THERMOGENÈSE ET LA RÉGULATION THERMIQUE

Les substances dont nous allons aborder aujourd'hui l'étude, le groupe des *antipyrétiques* et des *antithermiques-analgésiques*, constituent, au point de vue de leurs applications médicamenteuses, de leurs applications thérapeutiques, un des groupes certainement les plus importants, non seulement relativement à leur emploi qui est excessivement fréquent, mais encore en raison même des circonstances thérapeutiques dans lesquelles ces médicaments sont utilisés; et, c'est justement pour tâcher de vous éclairer, autant que faire se pourra, relativement à certains mécanismes des réactions médicamenteuses provoquées par ces substances, que je crois nécessaire d'entrer, au préalable, dans quelques renseignements physiologiques qui m'éviteront de reprendre cette étude générale à propos de chacun des médicaments dont il va être question.

Les antithermiques, c'est-à-dire les antipyrétiques étant les médicaments qui vont faire l'objet de ces leçons, pour étudier fructueusement la façon dont ces antithermiques peuvent agir, les circonstances dans lesquelles leur emploi est indiqué, il me semble de toute nécessité de jeter un coup d'œil sur les circonstances dans lesquelles la chaleur se produit dans l'organisme, sur les conditions dans lesquelles on peut atteindre cette production de chaleur, ce qui nous permettra de nous expliquer le mieux possible l'action des médicaments dits antithermiques.

Tout d'abord, ces médicaments exercent une action prédominante sur le système nerveux central, et c'est justement en raison de cette prédominance d'action que leur étude vient tout naturellement maintenant, après celle que nous avons déjà faite des anesthésiques, des analgésiques. Comme vous le savez sans doute, ces médicaments sont, dans un grand nombre de circonstances, autant analgésiques qu'antipyrétiques et l'on pourrait même dire, si l'on ne craignait d'être un peu paradoxal, que leur plus grande qualité est de ne jamais déterminer d'antipyrèse dans le sens propre du mot. Aussi leur appellation est-elle vicieuse au point de vue de l'idée que cette appellation semble entraîner; ce sont des médicaments qui sont capables de déterminer l'antipyrèse, mais dans des conditions assez rares, dans des circonstances restreintes par rapport au nombre des cas dans lesquels on les emploie. Je vais m'efforcer, par quelques exemples, de vous montrer que cette appellation d'antipyrétique, qui doit cependant être conservée après ces restrictions, ne doit pas être prise au sens littéral du mot; en d'autres termes, qu'il n'y a pas, si l'on s'en tient au strict point de vue de l'application thérapeutique, de substance antipyrétique répondant à la définition que ce mot semble entraîner avec lui.

En effet, l'action de toutes ces substances dites antipyrétiques, celle des plus énergiques comme des moins énergiques d'entre elles, se révèle surtout en ce sens que l'on observe, sinon un abaissement dans l'hyperthermie, du moins un obstacle plus ou moins net, plus ou moins accusé à l'élévation de la température par des circonstances que je qualifierai *artificielles*, par exemple, par l'exercice musculaire ou encore par une de ces lésions du système nerveux sur lesquelles je vais avoir à vous dire quelques mots. A ce sujet, il existe une très belle et très instructive expérience de Laborde; cette expérience est la suivante : si l'on blesse, si l'on pique par exemple une des racines inférieures ou sensitives du trijumeau, ou encore mieux les deux, on peut observer dans la sphère d'innervation de ce nerf, notamment dans la cavité buccale et la région auriculaire des animaux mis en expérience, une élévation très notable de température, accompagnée en même temps d'une vaso-dilatation accentuée. Eh bien, cette action qui est consécutive à la lésion produite sur les racines sensitives du trijumeau ne donne lieu qu'à une élévation thermique pour ainsi dire nulle si l'on a soumis préalablement l'animal à l'action d'une de ces substances antipyrétiques ; et, dans le cas particulier, nous prendrions par exemple la quinine, tout aussi bien l'antipyrine et même l'aconitine qui, dans ce cas, se conduirait comme un antipyrétique. Lorsque la substance médicamenteuse est administrée après la blessure des racines sensitives du nerf, l'abaissement thermique, bien que nettement marqué, est cependant bien moins considérable. C'est à dessein que j'ai choisi cette expérience pour vous montrer combien il faut être réservé sur l'extension à donner à la signification du mot antipyrétique.

La plupart des analgésiques sont, en même temps, antipyrétiques, plus même que la quinine, pourrait-on dire. Il n'en est pas moins vrai que la diminution de la chaleur sous l'influence des analgésiques est une chose qu'il ne faut pas chercher à réaliser uniquement par l'emploi de ces substances, parce que, comme nous le verrons d'ailleurs pour beaucoup d'autres substances antipyrétiques, lorsque cette antipyrèse se produit, c'est au prix d'accidents graves, au milieu de phénomènes toxiques, souvent même mortels.

Avant d'entrer dans l'étude de ces substances, il est nécessaire de jeter un coup d'œil sur la façon dont se produit la chaleur, et surtout la régulation de la chaleur, dans l'organisme. Je serai aussi bref que possible sur ce sujet; mais comme je serais obligé, pour chacun des médicaments que nous aurons à étudier, de revenir sur les points que je vais avoir à vous exposer, il me semble préférable d'en faire d'abord une étude générale qui nous servira par la suite pour interpréter l'action des différents antipyrétiques.

Les causes sensibles les plus importantes de l'augmentation de la chaleur sont, comme vous savez, d'abord, le mouvement, la mise en œuvre du système musculaire, et ensuite, le fonctionnement des glandes : cela a été prouvé, notamment par les belles expériences de

Claude Bernard relatives à la digestion et à la sécrétion salivaire. Ces phénomènes, tant de mouvement que de sécrétion, sont sous la dépendance essentielle du système nerveux. Il est possible, comme l'ont démontré les expériences de Claude Bernard, de Vulpian et de bien d'autres physiologistes, de mettre en évidence la part importante, sinon même exclusive, qui doit être attribuée au système nerveux présidant à la régulation de ces fonctions.

Toutes les fois, pourrions-nous dire, que, soit par influence directe, soit par l'intermédiaire du système nerveux, une substance intéressera les phénomènes de mouvement, ou ceux du fonctionnement des glandes, toutes les fois que le mouvement ou le fonctionnement des glandes sera paralysé ou parésié, on aura quelques raisons d'aboutir à une action antithermique; mais, évidemment, cette action sera plus ou moins marquée, et elle atteindra son summum lorsque se manifestera sur le système nerveux une action véritablement toxique, qui n'est plus alors une action thérapeutique et que l'on puisse, par conséquent, utiliser pour le bien du malade. Cette influence prépondérante du système nerveux est démontrée par une foule d'expériences, entre autres, par ce fait signalé pour la première fois par Claude Bernard, et vérifié depuis par beaucoup de physiologistes, qu'une même opération exécutée dans les mêmes conditions sur des chiens de races différentes, est suivie de phénomènes fébriles chez des animaux de race supérieure, c'est-à-dire chez ceux à système nerveux plus développé, plus sensible. J'ai du reste déjà attiré votre attention sur ce point, au sujet de l'action des anesthésiques; je vous ai signalé comme quoi le chloroforme était une substance dangereuse chez certains animaux, chez les chiens à système nerveux sensible, délicat, les chiens de chasse par exemple; je pourrais encore vous rappeler les expériences de Vulpian sur les vaso-moteurs, pour lesquelles il a montré qu'il fallait se servir d'animaux à système nerveux plus ou moins sensible, et, enfin, comme dernier exemple, je vous citerai ce fait de l'obligation dans laquelle on se trouve de prendre de préférence des chiens très résistants, à système nerveux pas trop émotif, des chiens de berger par exemple, pour établir une fistule gastrique.

D'autre part, l'observation a appris depuis longtemps que sous l'influence du shock nerveux on constate un abaissement de la température qui est dû à une perturbation de la régulation thermique par suite de l'inhibition que ce shock détermine sur les régions du système nerveux qui gouvernent la régulation thermique. On voit alors une excitation anormale du système nerveux qui est manifestée objectivement par ce phénomène, sur lequel j'ai déjà maintes fois attiré votre attention, et que l'on appelle *arrêt des échanges*, c'est-à-dire par le passage de sang rouge dans les veines et par l'abaissement de la température centrale qui n'est pas autre chose que la conséquence de l'arrêt des échanges chimiques générateurs de la chaleur. Il est d'ailleurs absolument impossible, en définitive, de concevoir une action antithermique sans l'intermédiaire obligé du système nerveux, et, de cela, les preuves sont véritablement surabondantes, autant celles d'ordre expérimental que celles d'ordre purement clinique.

A un moment, les observations des cliniciens avaient amené à penser que l'hyperthermie s'accompagnait toujours, — autant qu'il est possible de prononcer ce mot toujours, lorsqu'il s'agit d'une observation sur un être aussi mobile et délicat que l'homme à cause de son système nerveux — d'un affaiblissement du système nerveux.

On avait cru prouver par l'ensemble des observations recueillies, que ce trouble de la régulation thermique était total et atteignait tout à la fois et la production et la perte de calorique, la production étant cependant beaucoup plus influencée que la perte. Il était donc nécessaire, disait-on, — et cette conclusion est la même que celle de tout à l'heure — d'admettre une action primitive sur les centres nerveux régulateurs de la calorification.

D'expériences déjà assez anciennes, dont la première était due à Brodie, il résultait que la section complète de la moelle pouvait provoquer un abaissement de température très rapide et assez intense ; c'est ainsi que Brodie pratiquait la section de la moelle chez un lapin, entre le trou occipital et l'atlas, et, en moins d'une heure, voyait la température s'abaisser de plusieurs degrés au-dessous de la température normale, et cela, malgré la respiration artificielle qui entretenait les phénomènes vitaux affirmés par la persistance des contractions cardiaques et par l'hématose qui continuaient comme dans l'état normal. D'autre part, on avait remarqué que sous l'influence de la suspension temporaire de l'action cérébrale par les hypno-anesthésiques, il se faisait un abaissement de température proportionnel au degré d'anesthésie. Brodie, cherchant à mesurer la quantité d'acide carbonique produit par la respiration des animaux soumis à ces substances, avait remarqué que la quantité d'acide carbonique exhalé pendant la période d'hypothermie restait égale à la quantité d'acide carbonique exhalé pendant l'état normal, et cela, malgré ce que nous savons de l'accumulation de cet acide carbonique dans le sang artériel; mais des expériences plus récentes de Paul Bert nous ont appris aussi que si l'oxygène diminue légèrement dans le sang veineux, la quantité d'acide carbonique reste sensiblement stationnaire et égale à celle de l'état normal [1].

Peu de temps après les recherches de Brodie, un autre observateur mit en lumière l'influence plus particulière exercée par la moelle sur les phénomènes de calorification; je veux parler des recherches de Chossat qui, reprenant pour sa part les expériences de Brodie, montra que, chez les animaux, la section du bulbe pratiquée au-devant du Pont de Varole, de manière à ne pas empêcher la respiration spontanée, permettait aussi de déterminer une hypothermie manifeste.

En multipliant ses expériences, Chossat arriva à mettre en évidence l'influence considérable exercée par le système sympathique sur la production des phénomènes calorifiques : il montra que la section des filets sympathiques de la région abdominale d'un animal, au point où ces filets se jettent dans le ganglion semi-lunaire, est capable de déterminer un abaissement de température aussi considérable que celui qui résulterait de la section de la moelle au niveau de ce ganglion. Il concluait que la chaleur avait pour origine principale les phénomènes régis par l'influence du sympathique abdominal et il disait même que la chaleur avait surtout une origine abdominale. Ici, les expériences étaient faciles à interpréter en raison des actions vaso-motrices qui se montraient en ces circonstances. Vous savez qu'il se produit alors une vaso-dilatation périphérique très intense et durable et que, sous cette influence, on observe, comme conséquence, un refroidissement considérable par rayonnement et un abaissement de la température.

De même, on sait, grâce aux expériences réalisées par Claude Bernard, que la section du sympathique, soit dans la région sacrée, soit au cou, peut déterminer une hypothermie centrale en même

1. Voir *Leçons de pharmacodynamie et de matière médicale*, 1re série, p. 76.

temps qu'une hyperthermie locale. De telle sorte que la section ou la paralysie d'un nerf sympathique se traduit par un ensemble de phénomènes que l'on peut réduire à deux plus particulièrement :

a. Apport de sang plus considérable. — *b*. Production locale de chaleur par suite de l'exagération des combustions; combustions qui sont modérées à l'état normal, absolument comme l'est la circulation sous l'influence du système sympathique.

Cette exagération de la circulation locale peut devenir une occasion d'échanges nutritifs plus actifs avec toutes leurs conséquences chimiques et thermiques. D'une part, le sang peut agir *directement* sur les combustions par l'oxygène qu'il renferme; d'autre part, il peut intervenir *indirectement* par suite d'une action excitatrice qu'il exerce sur la vitalité des éléments cellulaires avec lesquels il se trouve en contact; et il est très probable qu'il faut faire intervenir les deux causes à la fois.

En définitive, d'après ces faits, il semblerait que toute réaction thermique, soit pathologique, soit normale, dût être rapportée à une influence exercée sur le système nerveux, influence tendant à rétablir l'équilibre de température momentanément troublé. Dans l'administration de certains moyens antipyrétiques nous trouverons l'occasion d'appliquer les faits que je viens de vous indiquer.

Toutes les fois, en effet, qu'un abaissement de température sera provoqué par une action que je qualifierai d'éphémère, comme, par exemple, celle qui résulte de l'application locale du gaïacol, du phénol ou de badigeonnages avec une solution de sulfate de spartéine, nous verrons tous ces abaissements suivis d'une ascension plus ou moins accusée et durable; et nous verrons même, souvent, l'ascension thermique, succédant à cet abaissement pour ainsi dire forcé de la température, dépasser le point où le thermomètre s'arrêtait avant l'application de ces moyens antipyrétiques.

Mais c'est surtout dans l'étude des traumatismes expérimentaux, médullaire et cérébral, que l'on a pu trouver des indications très importantes relativement à l'affaiblissement de ces prétendus centres de thermogenèse dont je dois vous dire quelques mots parce que ces centres de thermogenèse paraissent très fortement influencés par les substances que nous aurons à étudier.

Dans le traumatisme cérébral expérimental, on peut observer, lorsqu'on y apporte l'attention suffisante, trois phases différentes et très caractéristiques : la première est caractérisée par une brusque élévation de température qui suit immédiatement le traumastisme cérébral; cette élévation peut être considérable, puisqu'elle atteint jusqu'à 41° et 42° à la suite de chocs graves, et 39° ou 40° à la suite de chocs plus légers. La deuxième, qui se montre environ de 5 à 15 minutes après le traumatisme, est caractérisée par un abaissement rapide de la température au-dessous de la normale; cet abaissement arrive le plus souvent au-dessous de 37° et va jusqu'à 34° quelquefois. Environ vingt-quatre heures après le traumatisme, la troisième phase est représentée par une ascension thermique d'autant plus rapide et accentuée que la mort est plus prochaine et certaine.

Ces phénomènes ont été observés non seulement dans les traumatismes cérébraux d'ordre expérimental, mais ils ont encore pu être vérifiés dans la plupart des circonstances de traumatismes accidentels chez l'homme.

Bien plus, d'après certains cliniciens, on aurait également constaté les mêmes variations dans la marche de la température sous l'influence de lésions spontanées, telles que celles déterminées par une hémorrhagie cérébrale.

Pour Brown-Séquard, en ce qui concerne le traumatisme médullaire, lorsqu'il se produit de l'hyperthermie, elle est due à la paralysie de la moelle suivie d'asphyxie; et si, au contraire, de l'hypothermie se manifeste, elle est due à l'excitation de la moelle suivie de syncope.

Cette conclusion de Brown-Séquard nous montre que les conséquences d'un même traumatisme peuvent être différentes et produire dans un cas de l'hypothermie, dans un autre de l'hyperthermie : c'est, en effet, ce qu'avaient signalé de nombreux observateurs.

De faits exclusivement cliniques, relevés surtout par Wunderlich, Erb, Vulpian, qui se sont occupés tout particulièrement de la température sous l'influence des traumatismes ou des maladies, il résultait qu'une hyperthermie prémortelle coïncide toujours avec quelques troubles graves des fonctions cérébrales.

Le plus souvent, d'après Wunderlich, on constate simultanément une phase d'assoupissement comateux; d'autres fois, au contraire, de l'excitation accompagnée de dépression très intense des facultés intellectuelles, plus rarement du délire furieux; dans d'autres cas, on observe des secousses convulsives et des accès tétaniques qui viennent renforcer ou même primer complètement l'influence exercée par le système nerveux.

Dans tous les cas, la puissance des centres nerveux est plus ou moins diminuée ou suspendue comme le montre la série des autres symptômes; Erb disait même que toutes les maladies du système nerveux central, qu'elles soient ou non accompagnées de lésions anatomiques, avec ou sans convulsions, montrent aux approches de la mort, en même temps qu'un trouble et une diminution considérable des fonctions cérébrales, une élévation de température plus ou moins rapide et habituellement excessive; élévation de température persistant souvent quelque temps après l'arrêt de la respiration et des battements du cœur. Il y aurait toujours, comme phénomènes concomitants, un coma profond, quelquefois, mais rarement, précédé de délire, accélération très grande du pouls, contracture pupillaire, parfois convulsions toniques ou cloniques, et développement rapide d'eschares au siège.

En apparence, Messieurs, ces faits semblent n'avoir aucun rapport avec l'étude des antipyrétiques, mais vous allez voir dans un moment qu'ils sont très étroitement liés à l'action de ces antipyrétiques.

C'est à la suite de ces observations que quelques physiologistes, et le premier d'entre eux, Tscheschichin, se demandèrent s'il n'existait pas, dans le cerveau ou la moelle, un certain nombre de points réglant plus particulièrement la chaleur dans l'organisme; et à la suite de ses recherches, Tscheschichin mit en évidence un certain nombre de centres médullaires qu'il regardait comme des centres autonomes et qu'il considérait comme chargés d'exciter les fonctions organiques : ces centres devaient être modérés normalement par l'influence du cerveau.

Ces recherches furent reprises par Naunyn et Quincke, Rosenthal, Vulpian; et, comme toujours dans des questions aussi difficiles que celles relevant de la physiologie du système nerveux, les observateurs ne furent pas toujours d'accord — on pourrait presque dire pas souvent d'accord — et ces centres de thermogenèse furent admis par les uns et rejetés par les autres. Dans tous les cas, un certain nombre de faits restèrent acquis et l'accord se fit sur un certain nombre de points de détail parmi lesquels l'influence vaso-motrice doit venir en première ligne. Toutes les recherches furent unanimes pour faire admettre l'importance considérable qu'il fallait donner à l'influence vaso-motrice dans le phénomène de la production ou de la régulation de la chaleur; mais, en même temps, un autre phénomène intervenait dans ces manifestations, c'était l'influence, très importante aussi, qu'il fallait attribuer à l'action nerveuse trophique sur la substance organisée vivante.

Cette influence trophique a une part considérable dans les phénomènes de la calorification ou de la régulation de la chaleur animale; et, en effet, toutes les expériences démontrèrent que l'influence trophique avait sous sa dépendance l'augmentation des combustions : or nous allons voir l'importance qu'il faut donner soit à l'augmentation des déchets, soit à la persistance dans l'organisme de certains de ces déchets.

Pour certains physiologistes, Aronsohn et Sachs, notamment, il existerait, tant dans la moelle que dans le cerveau, un certain nombre de centres thermiques qui sont profondément situés et échelonnés, en ce qui regarde l'encéphale, depuis le bord interne du corps strié jusqu'à la face inférieure du cerveau.

Ott s'attacha plus particulièrement à déterminer l'existence de ces centres dans le cerveau et la moelle : pour lui, il existerait dans la moelle de véritables centres excitateurs de calorification qui détermineraient une hyperthermie plus ou moins considérable, mais ces centres médullaires seraient sous la régence, si vous voulez bien me permettre cette expression, de six centres cérébraux particuliers qu'il cherchait à délimiter. Deux seraient des centres corticaux situés : le premier, en arrière du sillon crucial; le deuxième, à la jonction des scissures supra et post-sylviennes : la destruction de ces centres provoquait, d'après Ott, une hyperthermie généralisée et leur excitation une hypothermie relative. Puis, il y aurait encore quatre centres basaux situés : le premier, en avant et au-dessous du corps strié — c'est à peu près le seul sur lequel on soit d'accord —; le deuxième, sur le bord interne du corps strié; le troisième, dans la lame cornée; et enfin le quatrième, à la partie antérieure et interne de la couche optique : l'excitation de ces quatre centres provoquerait une hyperthermie plus ou moins brusque et durable.

On peut se rendre compte ici de la difficulté que l'on rencontre dans ces expériences, lorsqu'en poursuivant l'étude du travail d'Ott et de Sachs, on voit que chacun de ces centres peut agir pour son compte, isolément, et que leur action peut s'ajouter ou s'annuler partiellement. D'autre part, Ott crut démontrer que ces centres corticaux gouvernent l'action des centres médullaires, et que c'est suivant le résultat du conflit qui peut s'exercer entre l'influence médullaire et l'influence corticale que l'on peut, en définitive, constater un abaissement ou une élévation de température.

Dans tous les cas, il y avait accord parmi les physiologistes sur l'influence hyperthermisante que peuvent provoquer les lésions du corps strié et spécialement celles portant sur le noyau caudé : toutes les lésions quelles qu'elles soient, la piqûre, l'arrachement, la cautérisation portant sur le noyau caudé, la couche optique, le corps calleux, le trigone, déterminent une hyperthermie plus ou moins accusée; c'est un fait qui semble définitivement acquis. Mais, en somme, je crois qu'il est rationnel, actuellement, de conclure des différents travaux faits sur ces questions, qu'il existe un certain nombre de régions spéciales chargées de régler la calorification, que ces régions sont peut-être encore plus nombreuses que celles que les physiologistes se sont évertués à préciser, mais sans qu'il soit possible d'en délimiter la situation d'une façon aussi exacte que sembleraient le faire croire les conclusions des différents expérimentateurs que je vous ai cités.

Dans tous les cas, ces centres sont échelonnés dans toute la hauteur de l'axe cérébro-spinal, dans la moelle, le bulbe, la protubérance, les pédoncules cérébraux et aussi dans certaines régions de l'écorce des hémisphères cérébraux, j'en veux pour preuve une expérience de Raphaël Dubois. Vous savez que la température des animaux hibernants s'abaisse d'une façon très marquée pendant la période du sommeil et s'élève ensuite peu à peu lorsque ces animaux, sortant de leur période de sommeil, reviennent à leurs conditions primitives et en quelque sorte normales d'existence. Eh bien, la température de ces animaux ne peut plus s'élever lorsque l'on a pratiqué sur eux l'ablation de la couche corticale des hémisphères cérébraux; il semble donc que cette couche corticale joue un rôle considérable, sinon dans la production, tout au moins dans le phénomène de la régulation de la chaleur animale.

Enfin, une opinion qu'il faut signaler, c'est que, pour certains physiologistes, pour Richet, par exemple, l'hyperthermie serait due, non pas à la lésion même des centres nerveux, mais à l'excitation psychique causée par cette lésion. Il y a certainement une part de vérité dans cette opinion, et elle est, dans tous les cas, fort exactement applicable à l'hyperthermie que peuvent déterminer certaines substances médicamenteuses, comme par exemple l'opium et la caféine.

D'autre part, un fait absolument certain actuellement, c'est que l'excitation du cerveau augmente les combustions interstitielles et que, par ce moyen, l'excitation de l'écorce cérébrale provoque l'hyperthermie par suite de la suractivité donnée aux combustions dans les profondeurs de l'organisme. L'expérience de Raphaël Dubois que je vous citais tout à l'heure peut être invoquée à l'appui de cette manière de voir. Toutefois, le trouble de la régulation thermique l'emporte certainement en importance, car le travail musculaire intense qui exagère les combustions dans une proportion beaucoup plus considérable n'arrive pas à produire une élévation de température aussi accentuée.

Mais, d'un autre côté, Messieurs, certaines expériences non moins précises que celles-là ne laissent pas que d'imposer un peu d'hésitation à accepter les conclusions que je viens de vous exposer.

On a pu réaliser en effet l'ablation du cerveau, d'une façon plus ou moins complète, sans produire une mort rapide et sans qu'il fût possible de saisir de modifications thermiques bien appréciables. C'est ainsi que Goltz a pu observer un chien privé de ses hémisphères sans que sa température ait éprouvé de modifications bien sensibles. D'autre part, Christiani fit la même observation sur des lapins. Enfin, tout dernièrement, MM. Corin et van Beneden ont répété ces expériences sur des pigeons et n'ont pas pu constater de modifications thermiques bien appréciables, quoique ces pigeons auxquels ils avaient enlevé le cerveau aient pu être conservés pendant un temps assez long.

Enfin, une très remarquable expérience due à Adamï a montré que, chez des poules privées de leurs hémisphères, l'injection d'une culture virulente de vibrion de Metchnikoff pouvait déterminer des symptômes fébriles aussi intenses que ceux que l'on pouvait observer chez des animaux intacts; et cela, bien que l'on ait pu observer une élévation de la température rectale très notable lorsque l'on plaçait ces mêmes animaux dans une enceinte chauffée à une température supérieure à la normale, alors que chez les poules intactes l'élévation de la température rectale était à peu près insignifiante. Il convient donc tout au moins de dire que le cerveau, s'il ne contribue pas à produire la chaleur, à provoquer la thermogenèse dans l'organisme, détermine tout au moins par son influence un trouble plus ou moins profond de la régulation thermique.

Mais, Messieurs, de tout ce que je viens de vous dire ressort la corrélation et même la solidarité très étroite que l'on peut observer entre les phénomènes thermiques, les phénomènes sensitifs et les phénomènes trophiques. En définitive, c'est là où je voulais en venir ; et si je me suis ainsi étendu sur les résultats des expériences physiologiques, c'était pour vous montrer combien ces trois séries de phénomènes, thermiques, sensitifs et trophiques étaient touchés ensemble et l'on peut dire presque de la même façon : nous allons voir comment ils sont également touchés d'une façon aussi solidaire et remarquable sous l'influence de tous les antipyrétiques que nous aurons à étudier. Il y a là, évidemment, une relation de cause à effet complètement en accord avec l'action primitive et prédominante que l'on peut voir exercer par les différentes substances antipyrétiques sur les centres de réception et de perception sensitive. Vous savez, en effet, combien sont constantes les altérations trophiques accompagnant toutes les lésions expérimentales ou spontanées qui peuvent être produites sur les nerfs mixtes ou de sensibilité spéciale : les phénomènes ressortissant aux altérations de la branche ophtalmique du trijumeau, pour ce qui regarde les nerfs de sensibilité spéciale ; ceux consécutifs à l'élongation du sciatique, pour ce qui regarde les nerfs mixtes, sont autant de preuves de l'importance qu'il faut attribuer aux troubles trophiques provoqués par des lésions de ces branches nerveuses.

Eh bien, ces phénomènes trophiques sont accompagnés en même temps de manifestations sensitives et thermiques ; et, toutes les fois que nous verrons un phénomène thermique, toutes les fois que nous verrons un médicament déterminer un phénomène thermique, nous pourrons dire presque à coup sûr qu'il y a, en même temps, production de phénomènes corrélatifs dans la sphère sensitive et dans la sphère trophique.

Comment allons-nous envisager d'une façon générale l'étude des antipyrétiques ?

Si nous recherchons quelle est, parmi les substances antipyrétiques actuellement employées, la composition de la plupart de ces substances, nous verrons que, presque toujours, ces substances antipyrétiques sont des composés azotés ou bien des composés de certains groupes chimiques particuliers, du groupe des phénols et surtout des acides-phénols.

De toutes ces substances — dans ce moment je parle physiologie, je fais abstraction du côté thérapeutique de la question — les plus énergiquement antipyrétiques sont celles dans lesquelles nous constatons la présence de l'azote doué d'une valence électro-positive.

A ce point de vue, on peut, comme l'a fait le professeur Soulier (de Lyon), établir des sortes de familles, répartir dans un certain nombre de groupes des substances de composition différente; c'est ainsi que l'on peut distinguer :

Le groupe des *Amines;* un autre constitué par les *Hydrazines;* un autre par les *Bases Pyridiques;* un autre par les *Bases quinoléiques;* un autre par les *Bases de la série de la Phénanthrène-quinoléine* et, enfin, un groupe constitué par la série du *Pyrrol*.

C'est là une division tout à fait arbitraire, ne suivant pas exactement une classification qui pourrait relever de la seule constitution chimique de ces substances; mais ce groupement a surtout pour but de mettre en évidence certaines propriétés particulières à chacune des subdivisions dont je viens de vous donner les noms.

Tout d'abord les Amines. Ces composés sont regardés plutôt comme anodyns, dans le sens exact de l'étymologie du mot — ὀδύνη, douleur, et α privatif —; ils entravent l'hématose dans une proportion très considérable, et c'est, très certainement, surtout à cette action tout à fait particulière sur l'hématose que l'on doit l'abaissement thermique observé à la suite de leur administration. De telle sorte qu'ils sont énergiquement antipyrétiques, mais cela, surtout sinon même exclusivement, à titre de poisons hématiques.

Dans le groupe des Hydrazines, ces propriétés sont encore exaltées, et la composition chimique permet d'interpréter cette exaltation : ce sont des agents très énergiques de réduction, de véritables poisons globulaires; et, en effet, je n'aurai à vous dire quelques mots d'un ou deux de ces composés que pour vous signaler l'extrême toxicité de ces substances et, par conséquent, l'obligation de ne jamais les employer au point de vue thérapeutique.

Vient ensuite le groupe des Bases Pyridiques; ici, nous avons des substances se conduisant comme anodyns directs, par action locale : la cocaïne serait le plus parfait représentant de ce groupe; ou bien, on y trouve encore des substances se conduisant comme anodyns indirects, c'est-à-dire déterminant la diminution de sensibilité par action centrale : c'est ainsi, par exemple, que l'atropine et la morphine exercent une action analgésiante. Les bases non oxygénées doivent rentrer dans un groupe à part, et leur action s'exerce avec une énergie plus particulière sur le cœur et sur la respiration.

Le quatrième groupe est celui des Bases Quinoléiques qui renferme les antipyrétiques vrais, autant que ce mot peut être justifié pour l'action médicamenteuse d'une substance : nous verrons qu'avec la quinine, les médicaments de ce groupe sont ceux qui réalisent le mieux le but que l'on se propose en les appliquant à titre de substances antipyrétiques; il renferme des bases naturelles et des bases artificielles dont les propriétés physiologiques sont très voisines.

Les Bases de la série de la Phénanthrène-Quinoléine exercent une action plutôt encore hypnagogue qu'antipyrétique; et, presque toujours, plus ou moins franchement unie à l'action anodyne que nous constatons dans tous les représentants de ces différents groupes.

Enfin, les corps de la série du Pyrrol manifesteraient une action anodyne assez parfaite pour se rapprocher de celle des amines, mais ils possèdent des propriétés toxiques beaucoup moins énergiques; ce sont par conséquent des substances qui pourront être utilisées à titre de substances antipyrétiques.

Un point sur lequel Gubler insistait beaucoup, avec quelque raison je crois, à propos de l'action de ces différentes substances sur l'organisme, était relatif à la complexité moléculaire de ces composés. Je n'ai pas besoin de vous rappeler l'hypothèse des substances dynamophores de Gubler; d'après cette manière de voir, c'était surtout lorsque l'édifice moléculaire se détruisait que l'action médicamenteuse de ces produits se mettait en évidence.

Avec l'heureux choix des images et le discernement tout personnel qui le caractérise et qui donne à son *Traité de thérapeutique et de pharmacologie* un cachet si intéressant et si original, M. Soulier (de Lyon) a bien fait ressortir à ce sujet tout l'intérêt de la conception de Gubler, conception qu'il va jusqu'à qualifier de géniale, et il use, pour son interprétation, d'une image que je ne puis m'empêcher de lui emprunter, tant elle dépeint exactement et d'une façon lumineuse la manière de concevoir ces substances dynamophores. « Soit, par exemple, quatre gymnasiarques se tenant par la main, reposant tous sur leurs pieds. Maintenant, supposons-les exécutant un de leurs exercices d'équilibre, celui, par exemple, dans lequel un seul supporte les autres, ceux-ci faisant double dépense de forces, non seulement pour se maintenir en l'air, mais encore pour s'y maintenir dans une position anormale. Que de force en puissance représentent ces quatre hommes pendant les secondes où, *immobiles*, ils sont comme de l'énergie humaine faisant équilibre à la pesanteur! » Cette comparaison permet bien, en effet, de concevoir les différences d'action physiologique, activité et inertie, de deux substances isomériques par la position différente de leurs molécules élémentaires : la force, dépensée dans un cas pour le maintien en équilibre instable de la combinaison, se trouve tout à coup libérée et susceptible d'agir sur l'organisme. C'est là pure hypothèse, il est vrai, mais c'est une hypothèse qui rend assez bien compte d'un certain nombre de phénomènes pour qu'elle doive être conservée, au moins dans une certaine mesure.

Vous voyez, Messieurs, que parmi les très nombreuses substances dont je viens de vous parler, nous avons des médicaments réalisant d'une façon plus ou moins énergique, plus ou moins efficace, une action antipyrétique et cela par un mécanisme que nous aurons à étudier plus tard, ou bien une action antithermique. Il est nécessaire, en effet, d'établir une distinction entre ces deux termes. Antipyrétique se dirait des agents capables de restreindre la production de la chaleur animale, et antithermique des substances capables de soustraire de la chaleur une fois produite.

A cet égard, nous n'aurons pas de substance médicamenteuse antithermique à proprement parler et le bain froid serait alors l'antithermique par excellence; il en est autrement de l'action antipyrétique qui peut, dans une mesure plus ou moins intense, être réalisée par quelques-unes des substances dont nous allons commencer l'étude; mais, dans tous les cas, nous voyons que, dans la plupart des circonstances, pratiquement, les deux actions antipyrétique et antithermique se combinent, quoique cependant avec une prédominance variable de l'une ou de l'autre de ces deux qualités. Ainsi, par exemple, les acides salicylique ou benzoïque sont capables d'éliminer dans l'économie des matériaux encore susceptibles de combustion, et par conséquent de déterminer une soustraction de chaleur dans une certaine mesure comparable à la soustraction de chaleur déterminée par un bain froid; tandis qu'à des doses assez considérables, ces mêmes substances peuvent entraver l'activité des cellules et agir dans ce cas comme des agents antipyrétiques.

Cela conduirait alors nécessairement à mesurer la température chez les fébricitants, non pas seulement au moyen du thermomètre, mais encore par le calorimètre, en évaluant d'une façon aussi exacte que possible les pertes de chaleur qui peuvent se produire.

Pour pouvoir apprécier exactement la valeur de chacune de ces deux actions, antipyrétique et antithermique, il semblerait nécessaire, d'une part, de mesurer, à l'aide du thermomètre, la quantité de chaleur produite par l'organisme en question et, d'autre part, d'évaluer, à l'aide de procédés calorimétriques, la perte de chaleur subie par cet organisme. En effet, l'hyperthermie que l'on peut observer est, à la fois, la conséquence directe d'oxydations cellulaires augmentées et la conséquence indirecte d'une excitation plus ou moins intense des centres régulateurs, d'un trouble apporté dans le fonctionnement normal de ces centres.

Il y aurait d'ailleurs à tenir compte également d'un nouveau côté de la question qui n'a pas encore été envisagé jusqu'à présent et qui, certainement, changerait dans une mesure très appréciable les conclusions émises jusqu'ici par les physiologistes et basées exclusivement sur l'intervention du système nerveux.

Je fais allusion, en ce moment, à ces diastases particulières auxquelles on a donné le nom d'*oxydases* et que l'on retrouve dans certains éléments anatomiques de l'organisme animal ou végétal, substances dont le rôle dans les actes fonctionnels normaux de l'économie, aussi bien que dans les actions médicamenteuses, est fort peu connu, mais cependant digne d'attirer l'attention, et dont l'étude plus approfondie ne peut manquer de conduire à des résultats très intéressants.

Il est incontestable que, suivant la façon dont ces oxydases sont influencées, soit par des phénomènes physico-chimiques, soit par une action médicamenteuse proprement dite, l'activité des échanges nutritifs est troublée; les oxydations peuvent par conséquent être plus ou moins intenses et leurs produits modifiés dans une certaine mesure.

L'observation nous montre que les phénomènes d'oxydation sont diminués dans une mesure appréciable par les antiseptiques et les antipyrétiques qui sont, comme nous allons le voir, tous plus ou moins énergiquement antiseptiques; d'autre part, l'observation prouve également que l'activité des cellules, surtout dans les organes où l'on a pu déceler la présence des oxydases, est augmentée, dans une notable proportion, par l'introduction à petites doses de tous les métaux ou métalloïdes à poids lourd.

L'intervention persistante, mais à très faible dose, de certains de ces éléments, tels que arsenic, antimoine, plomb, mercure, etc.; se traduit bientôt par des troubles profonds et graves que l'on n'observe pas, ou que l'on ne rencontre qu'à un bien moindre degré, avec d'autres corps; l'action prolongée d'autres éléments tels que iode, soufre, chlore, manganèse, fer, etc., paraît au contraire n'offrir que des avantages. Mais, quelle que soit la résultante finale, les petites doses manifestent toujours, *au début*, la propriété d'augmenter d'une façon très notable les mutations nutritives de l'organisme.

Il y a déjà fort longtemps que ce phénomène avait été mis en évidence, mais il n'avait probablement pas reçu l'interprétation que je vous expose en ce moment, c'est-à-dire l'intervention des oxydases.

Pour fixer un peu vos idées je vous rappellerai qu'il y a une trentaine d'années environ, à propos d'études sur le mercure, MM. Wilbouchewitch et Keyes avaient, chacun de leur côté, signalé chez les syphilitiques auxquels on administrait ce médicament, une augmentation très notable du nombre des hématies, une augmentation de la matière colorante du sang et une diminution parallèle très notable de l'anémie que l'on observe chez ces syphilitiques. On a discuté, à ce moment, sur le point de savoir si le mercure pouvait déterminer directement, comme le fer, l'augmentation du nombre des hématies ainsi que permettait de le croire la disparition de l'anémie. Dans tous les cas, le fait d'observation qui est certain et que l'on peut facilement vérifier est celui-ci : quelle que soit la toxicité d'une substance métallique lourde — j'insiste à dessein sur ce point : substance métallique lourde — l'administration de petites quantités de ces substances est toujours suivie d'une augmentation du nombre des hématies, d'une augmentation de la matière colorante du sang; ce qui, pour moi, est en relation avec une action particulière exercée, au moins au début, sur les oxydases.

Tandis que certains des métaux donnent naissance, à doses plus considérables ou plus longtemps continuées, à des phénomènes toxiques, d'autres, vous le savez, comme le fer, le manganèse surtout, ne jouissent pas de propriétés toxiques et portent à son summum cette action stimulante sur l'organisme. C'est à ce point de vue particulier qu'on leur doit les si bons résultats observés dans les cas de chlorose et d'anémie.

Du fait seul d'une action médicamenteuse, on peut donc se trouver en présence, soit d'une exagération, soit d'une diminution dans l'intensité des combustions locales. D'autre part, les modifications subies par l'organisme retentissent à leur tour sur les substances actives, médicamenteuses ou normales, qui se trouvent au contact des tissus dont la nutrition est ainsi modifiée.

En définitive, on peut dire actuellement, étant donné nos connaissances acquises sur ce point, que toute cellule vivante sécrète, comme les microbes, des produits à action plus ou moins énergique sur le système nerveux. L'état normal, on pourrait dire l'état d'équilibre, résulte du fonctionnement régulier et de la sécrétion de produits déterminés provoquant une stimulation mesurée, régulière, constante de l'organisme.

Qu'il survienne une variation dans cette régularité, ou bien qu'il apparaisse des produits de formation nouvelle, et de suite, comme conséquence, on verra survenir des désordres variés, de telle sorte que, pour tirer logiquement tout le parti de la conception que j'expose, j'en viendrais à dire que ce que l'on a appelé *diathèse* ne serait pas autre chose qu'une habitude vicieuse, une orientation réactionnelle particulière prise par un organisme sous l'influence d'une stimulation normale troublée dans ses modes quantitatif et, surtout, qualitatif.

Je vous disais à l'instant que toutes les substances antipyrétiques étaient, dans une certaine mesure, des antiseptiques, et, en effet, lorsque l'on étudie la façon dont les différents éléments de l'organisme, les différentes cellules réagissent en présence de ces substances antipyrétiques, on s'aperçoit que, toujours, leur activité vitale — sans que je veuille attacher ici à ce mot un sens surnaturel, particulier et nébuleux, comme celui que l'on y attachait autrefois, j'entends simplement la série des phénomènes physico-chimiques qui signalent l'existence de la vie de cette cellule, — on voit que l'activité vitale est toujours plus ou moins entravée, quelquefois même suffisamment pour que, en présence de doses extrêmement faibles, là mort de la cellule arrive dans un temps plus ou moins court. Dans tous les cas, on constate toujours, dans quelque circonstance que l'on se place, un abaissement plus ou moins notable du taux de l'activité vitale. Dans quelques cas même, les propriétés hypothermisantes que l'on peut voir manifester par certaines de ces substances sont exclusivement dues à l'entrave apportée au développement d'un germe infectieux; et alors, c'est une action, non pas sur la thermogenèse qui s'exerce en réalité, mais une action qui porte directement sur la cause du processus fébrile, ainsi que nous en avons des exemples tout à fait remarquables dans l'action exercée par la quinine sur l'hématozoaire de Laveran dans le paludisme, et, dans un autre ordre d'idées, peut-être moins probant, dans l'action exercée par l'acide salicylique sur le rhumatisme, toute réserve étant faite ici pour cette bactérie que l'on prétend être spécifique de l'infection du rhumatisme articulaire.

D'ailleurs, à tout prendre, il n'y a pas et il ne peut pas y avoir d'antipyrétique vrai et absolu, c'est-à-dire qu'il ne peut pas exister de substance qui, sans s'attaquer à la cause même de l'élévation thermique, empêcherait l'organisme de réagir sous l'influence de cette cause par une production de chaleur, ou même qui déterminerait dans cet organisme des phénomènes physiologiques opposés.

S'il existait une semblable substance, son emploi serait irrationnel attendu qu'il ne nous fournirait que le moyen de lutter contre un symptôme et non contre la cause qui le suscite, et, comme nous allons le voir, contre un symptôme qui, dans certaines circonstances particulières que je m'en vais m'efforcer de définir, doit être respecté, au moins dans une certaine mesure.

D'ailleurs, ce que l'on pourrait appeler les actions collatérales des antipyrétiques, ces actions qui sont indépendantes de l'action antithermique vraie, sont au moins aussi utiles que leur action sur la température. C'est ainsi que l'action névrosthénique et l'action tonique de certaines substances antipyrétiques sont peut-être plus utiles que l'action antithermique qu'elles peuvent exercer sur l'organisme. Ceci m'amène tout naturellement à examiner, à propos du mécanisme par lequel peut se produire l'antipyrèse, quelques-unes des théories qui ont été proposées pour expliquer la fièvre, et certains points qui seront plus particulièrement utilisables pour nous à propos de l'étude des antipyrétiques.

IIe LEÇON

THÉORIES DE LA FIÈVRE

Comme vous le savez, un certain nombre de phénomènes caracté-risent la fièvre. Parmi eux, les plus importants consistent dans l'accé-lération cardiaque et respiratoire : les battements du cœur sont plus forts ou plus faibles qu'à l'état normal, mais toujours accélérés; et il en est de même de la respiration dont la fréquence peut atteindre une valeur considérable. On constate aussi des modifications sécrétoires, du côté de la bile, du côté de l'urine, du côté de la sueur, du côté des fonctions glycogéniques du foie. On voit quelques troubles nerveux, représentés le plus souvent par un malaise général, un état de lassi-tude, d'affaissement, de courbature, d'assoupissement ou, d'autres fois, au contraire, par une excitation des centres nerveux. Mais, le phénomène qui, de tout temps, a attiré le plus l'attention, parce que, si vous voulez me permettre cette expression, c'est le plus tapageur, c'est celui qui est relatif à la température. On voit la température monter plus ou moins rapidement, se maintenir à un degré souvent beaucoup plus élevé que celui de la température normale. Tout cet ensemble de manifestations n'est pas autre chose, en somme, que la preuve d'une altération matérielle de la substance organisée vivante.

Eh bien, Messieurs, sans vouloir entrer dans le détail de toutes les théories, de toutes les interprétations proposées, je veux seulement vous parler de quelques-unes qui nous seront indispensables pour interpréter l'action de certaines substances antipyrétiques.

L'un des premiers auteurs qui se soit occupé de chercher une explication au phénomène d'élévation de température est Traube, qui a institué la théorie qui porte son nom, et que l'on appelle encore : *théorie de la rétention du calorique.*

Pour Traube, sous l'influence des phénomènes dont la fièvre est la manifestation, il se produit un trouble dans l'innervation vasculaire, trouble qui, par contraction des artérioles et notamment des artérioles de la surface cutanée, détermine une diminution notable dans l'irrigation de la peau, dans l'irrigation des poumons et par là même produit un affaiblissement très notable dans la déperdition du calorique. Cette théorie est conforme à certains phénomènes expérimentaux, absolument indiscutables, et qui ont été vérifiés par beaucoup d'expérimentateurs ; elle est conforme, entre autres, à la remarquable expérience de Heidenhain qui consiste dans le fait suivant : lorsque l'on vient à exciter les nerfs périphériques chez les animaux sains, on voit se produire une dilatation des petits vaisseaux périphériques et l'abaissement de la température centrale ; si l'on vient à exécuter la même expérience chez un fébricitant, chez un animal mis en état de fièvre, on voit que, pour la même excitation, il ne se fait ni vaso-dilatation ni abaissement de la température centrale.

Cette théorie de Traube est encore en concordance avec une très curieuse expérience de Senator, qui consiste à inoculer des lapins avec l'agent infectieux produisant l'érysipèle chez le porc ; on voit que, chez ces animaux, il se manifeste une vaso-constriction intense des vaisseaux de l'oreille que ne peuvent vaincre ni la chaleur ni des frictions énergiques.

Il est incontestable que ces phénomènes doivent contribuer, pour une large part, à l'élévation de la température ; mais ils ne constituent pas l'essence même de ce phénomène et il faut chercher, en dehors d'eux, d'autres explications.

M. Marey a donné une explication qui emprunte en partie la théorie de Traube ; pour lui, il y a non seulement rétention de calorique, mais, en même temps, accroissement dans la production de la chaleur en vertu de phénomènes sur lesquels nous allons jeter les yeux dans un moment.

Enfin Claude Bernard a fait intervenir l'action du sympathique ; c'est lui qui, le premier, a parlé de nerfs frigorifiques, de nerfs calorifiques, et a mis en évidence, par une série d'expériences aussi nombreuses que variées, l'intervention du système sympathique dans les phénomènes de calorification de l'organisme.

On a même été jusqu'à donner, empruntant en partie aux expériences de Claude Bernard et des auteurs que je viens de citer, une explication assez séduisante au premier abord; on a dit que le système nerveux des fébricitants se trouvait réglé pour une température normale qui se rapprocherait, dans une certaine mesure, de la température des oiseaux, assez élevée, vous le savez. Mais ce fait est contredit par l'observation qui montre des rémittences et des intermittences détruisant absolument cette dernière hypothèse.

Qu'il y ait un trouble de la régulation, cela est absolument certain, mais ce trouble peut aussi bien se traduire par une augmentation de température que par une diminution.

Un autre fait, dont il est important de tenir compte, est celui de l'*exaltation des propriétés vitales* que l'on constate pendant l'évolution de la fièvre, exaltation qui est en accord avec l'activité plus grande des phénomènes physiologiques de nutrition et des combustions intimes.

Ici, on se trouve en présence de phénomènes dont l'appréciation est sinon plus certaine, du moins dont la mesure est beaucoup plus facilement accessible à l'expérience. On s'est efforcé de chercher quelle était la quantité d'acide carbonique exhalé par les individus ou animaux en état de fièvre, et on a trouvé que cette quantité d'acide carbonique était constamment augmentée lorsque l'on observait simultanément une élévation de la température centrale.

On a cherché aussi comment variaient, dans la même condition, les autres substances éliminées par l'organisme et, parmi elles, c'est tout naturellement l'urée qui a attiré tout d'abord l'attention.

On a constaté une élimination plus considérable de l'urée; et même on a voulu trouver dans l'expérience que je vais vous rappeler la preuve de cette élimination plus considérable, quoique cette expérience ait été faite dans des conditions qui ne me paraissent pas à l'abri de toute critique.

On a mesuré la quantité d'urée produite chez un fébricitant à jeun et chez un autre malade, à jeun également, soumis aux mêmes conditions de refroidissement et atteint de cancer stomacal; on a constaté que la quantité d'urée éliminée par le fébricitant était beaucoup plus considérable; mais je répète que cette expérience n'est pas à l'abri de toute critique, car, non seulement nous ne sommes pas fixés sur la valeur des mutations qui se produisent chez les individus infectés de cancer, mais encore, à elle seule, cette expérience ne serait pas probante, tant s'en faut.

Cependant on constate, en général, une augmentation considérable de l'urée chez les fébricitants. A côté de l'urée, on a recherché également de quelle façon variait l'élimination des produits de combustion incomplète accompagnant l'urée, c'est-à-dire de l'acide urique et des matières extractives en général.

On a trouvé que ces produits augmentaient notablement, sinon pendant la période même de l'accès fébrile, au moins dans la période qui suit immédiatement celle de l'accès. On a constaté, d'une façon à peu près constante, l'augmentation de l'urée et des produits de combustion incomplète pendant la fièvre, et M. Jaccoud a même constaté cette augmentation avant le stade de frisson, chez les individus atteints de fièvre intermittente : l'élimination de l'urée précède si régulièrement et d'une façon tellement nette le début de la fièvre, que l'on peut dire, d'après la seule augmentation du chiffre des oxydations, que l'accès de fièvre est absolument imminent.

Lorsque l'on suit attentivement l'évolution des phénomènes, on ne tarde pas à voir que le maximum d'élimination de l'urée ne correspond pas toujours avec l'acmé de la fièvre. Bien mieux, si, comme je viens de vous le dire, on peut voir l'augmentation précéder la période de fièvre proprement dite, beaucoup plus souvent encore on assiste à une véritable débâcle d'urée au moment de la défervescence, c'est-à-dire quand la fièvre tombe.

Il ne faut pas perdre de vue que l'activité normale des cellules de l'organisme est nécessairement plus ou moins efficacement troublée au cours du processus fébrile : il peut se produire une modification plus ou moins profonde dans la nature des produits élaborés par les différents éléments anatomiques et même un arrêt dans la production des substances qui doivent être éliminées; et, d'autre part, ces modifications peuvent rendre l'élimination de ces substances tout à fait différente suivant l'imprégnation subie par les cellules de l'organisme sous l'influence de tel ou tel agent médicamenteux.

Au cours de l'accès de fièvre, il se fait toujours dans l'organisme une accumulation de matériaux de déchets qui doivent être, ou bien éliminés, ou immédiatement brûlés dès le retour de l'activité normale des cellules. Mais il faut tenir compte, en plus, des conditions dans lesquelles la température peut être influencée par cette élimination ou mieux par la combustion de ces matériaux de déchets. Si l'on vient à envisager les circonstances dans lesquelles cette combustion vient à se produire, on est tenté de penser que la production des matériaux incomplètement oxydés doit contribuer à élever la température; c'était l'opinion, en effet, de Sénator, mais cette opinion n'a pas tardé à être démontrée absolument inexacte.

Les recherches thermo-dynamiques faites par M. Berthelot et son école ont montré que c'était surtout les hydrates de carbone qui étaient capables de déterminer une élévation notable de la température, tandis que les albuminoïdes sont de mauvais agents de combustion, de mauvais agents de calorification, à peu près incapables de fournir à eux seuls une quantité notable de chaleur et d'élever d'une façon appréciable la température d'un organisme vivant. Cette accumulation des matériaux de déchets ne peut donc être regardée que comme un facteur additionnel, capable, certainement, de produire des troubles plus ou moins graves, entre autres l'adynamie, d'entretenir la fièvre, mais à peu près incapable de déterminer ces élévations notables de température que l'on peut voir dans certaines circonstances. D'ailleurs, il faut tenir compte ici, non seulement de la combustion directe de ces matières albuminoïdes, mais encore de la formation des produits de dédoublement qui peuvent prendre naissance par hydratation, par réduction, par oxydations successives; toutes circonstances qui peuvent, dans certains cas, déterminer une augmentation de température, dans d'autres, au contraire, une diminution, les phénomènes de réduction et d'hydratation donnant lieu plutôt à une dépense qu'à une production de chaleur.

C'est même la considération de ces produits de dédoublement des albuminoïdes, par hydratation, réduction et oxydation successives, qui permet aussi d'interpréter les différences, souvent fort considérables, observées par les différents expérimentateurs dans les quantités d'acide carbonique exhalé et d'oxygène absorbé. Ces différences sont, ici, encore plus sensibles et accentuées que les différences de température. Les écarts les plus considérables peuvent être relevés et deviennent compréhensibles du moment que les phénomènes de combustion ne portent plus directement sur les albuminoïdes, mais sur leurs produits de métamorphose.

Si, au lieu de mesurer l'acide carbonique exhalé ou l'urée éliminée, on cherche quelle est la variation de l'oxygène employé par l'organisme en état de fièvre, on arrive à des résultats absolument contradictoires : tandis que, au début de l'accès, on voit, en général, la quantité d'oxygène consommé par l'organisme augmenter dans une assez notable proportion, à la période de défervescence, on voit au contraire une diminution assez notable de cette quantité.

Bien plus, des observations et des expériences extrêmement nettes dues à M. d'Arsonval, observations et expériences qu'il a réalisées à l'aide d'un calorimètre de sa construction, lui ont permis de voir que l'absorption de l'oxygène pouvait coïncider avec une diminution de la thermogenèse — je ne dis pas une diminution de la température — tandis que, au contraire, un accroissement de la température centrale pouvait coïncider avec une production moindre de chaleur.

Comme vous le voyez, il n'y a donc pas à tirer grandes déductions de l'ensemble des phénomènes dont je viens de vous parler, c'est-à-dire de la mesure de l'acide carbonique exhalé pendant la période de fièvre, de celle de l'urée éliminée ou de l'oxygène consommé; en d'autres termes, il n'y a vraiment pas de formule générale qui puisse servir d'expression invariable pour dépeindre le processus fébrile.

Il y aurait d'ailleurs impossibilité complète pour une semblable formule de tenir compte de certains faits, les uns prouvés, les autres seulement hypothétiques, mais très probables, en raison même des circonstances où ils ont pu être observés.

Il y a cependant, je ne voudrais pas dire une définition, le mot serait trop prétentieux et irait certainement au delà de la pensée de son auteur, il y a une sorte de définition qui me plairait assez; c'est celle de M. Albert Robin. Pour lui, le processus fébrile consiste essentiellement en un mouvement à la fois troublé et exagéré de désintégration moléculaire coïncidant avec des oxydations insuffisantes. Cette formule me paraît représenter assez bien les divers phénomènes que je viens de vous exposer : l'augmentation d'acide carbonique, d'urée, et la variation dans la quantité d'oxygène qui entre en conflit dans l'organisme. Il en résulte une abondance dans le sang de produits de désassimilation incomplètement oxydés.

Mais il faut aussi tenir compte de ce point sur lequel M. Bouchard a insisté le premier, je fais allusion à ce que cet observateur a appelé la *résolution des forces de tension*, c'est-à-dire la difficulté et l'impossibilité dans laquelle se trouvent ces forces de tension de se livrer à la réalisation des actions physiques et chimiques auxquelles elles devraient donner lieu si ces forces étaient libres.

Je m'explique : les travaux de Ranke ont montré que, dans une cellule vivante, le noyau était électrisé positivement tandis que l'enveloppe l'était négativement et que, dès que la cellule vient à mourir, c'est-à-dire n'est plus capable de donner naissance à cette série de manifestations d'ordre physico-chimique en corrélation étroite avec ce que nous appelons la vie, on ne peut plus constater cette opposition des deux électricités, les forces ne sont plus en tension, elles s'équilibrent, l'électricité positive vient neutraliser la négative. De même, on a pu constater que le cylindre-axe du tube nerveux possède une réaction acide, tandis que l'enveloppe manifeste une réaction alcaline : il y aurait encore là ce phénomène des forces de tension s'opposant, pendant la vie du cylindre-axe, à la neutralisation de l'acidité par l'alcalinité : dans tous ces cas, les forces de tension s'opposent au libre développement des actions physiques et chimiques, et il en résulterait que, avec la même intensité de combustion, si cette force de tension diminue, une certaine quantité de la force va être mise en évidence sous forme de chaleur.

Tout hypothétique que soit son intervention dans les phénomènes de thermogenèse et de régulation thermique, il y a lieu évidemment de tenir compte de ce phénomène, attendu qu'il est basé sur des observations absolument certaines. Des forces de tension s'opposent au libre développement des phénomènes physico-chimiques, à la neutralisation des électricités contraires, à la neutralisation de l'acide par l'alcali.

Mais, dans la fièvre, il est évident que la quantité de matière organique détruite dans l'organisme augmente puisque, à une certaine période de la fièvre, on en a la preuve, d'une part, par l'augmentation de l'acide carbonique exhalé et, d'autre part, par celle des matériaux de déchets; et cependant, à cette même période, malgré la consommation plus active de l'oxygène, on voit que l'oxydation de la matière organique détruite est bien moins complète, moins avancée qu'à l'état normal, ce qui est prouvé par la nature des matériaux de déchets incomplets qui s'accumulent dans l'économie : la proportion des matières extractives de l'urine arrive à atteindre ou même à dépasser la quantité de l'urée, le coefficient d'oxydation diminue, le coefficient urotoxique augmente, comme on l'a observé à maintes reprises dans ces dernières années. D'autre part, l'accélération cardiaque et respiratoire que je signalais précédemment, les grands troubles nerveux, l'ataxie, l'adynamie, les dégénérescences parenchymateuses paraissent surtout sous la dépendance de cette accumulation. Il en résulte que, dans les conceptions que j'ai exposées tout à l'heure, celles de Traube, de Marey, de Claude Bernard, de Senator, s'il y a un certain nombre de phénomènes qui sont mis en évidence, ce dernier est presque complètement passé sous silence.

Il en est tenu beaucoup mieux compte dans la façon dont Vulpian envisageait le phénomène fébrile. Pour lui, la fièvre devait être rapportée à trois ordres principaux de causes sensibles, objectives, de causes que l'on pouvait mettre en évidence. La première était relative au système nerveux, aussi bien celui de la vie animale que celui de la vie organique, et aux réactions du système nerveux sur l'appareil vaso-moteur : cette influence exercée par le système nerveux et par l'intermédiaire des vaso-moteurs consisterait d'abord dans une constriction des petits vaisseaux cutanés pendant la période de frisson, puis dans une vaso-dilatation pendant la période de chaleur; en même temps, il se produirait une dilatation des vaisseaux profonds, surtout viscéraux, même pendant la période de frisson; et, avec cette dilatation concorderait une suractivité des actes physico-chimiques donnant naissance à un développement de chaleur. En second lieu, le système nerveux interviendrait encore par les fibres agissant directement sur la substance organisée vivante, c'est-à-dire par les filets nerveux qui sont en rapport immédiat avec les éléments anatomiques dont l'activité se trouverait exaltée et qui réagiraient par un dégagement de chaleur. Enfin, il faudrait tenir compte également ment d'une action particulière exercée sur la substance organisée vivante par les agents pyrétogènes, quels qu'ils soient.

A mon avis, cette manière d'envisager le phénomène de la fièvre me semble englober tout à fait les différents syndromes que nous venons de passer en revue et bien préférable aux théories de Traube, de Claude Bernard, de Marey qui n'envisageaient qu'un point particulier du phénomène.

Je ne puis négliger ici, Messieurs, une opinion particulièrement intéressante, mise en évidence dans ces dernières années, et à laquelle M. Maurel, agrégé à la Faculté de médecine de Toulouse, est venu apporter dernièrement l'appui de recherches très exactes; je veux parler de cette opinion relative à la façon dont les leucocytes interviendraient dans le phénomène. On a voulu voir dans la fièvre, et c'était là une théorie ancienne déjà rajeunie par Gamaléia, puis reprise par Maurel, une sorte de réaction vitale de la cellule vivante.

Sous l'influence des phénomènes fébriles, les leucocytes se développeraient avec une activité exagérée dans leurs lieux d'origine : la rate, la moelle osseuse. Cela n'exclut pas, bien au contraire, le rôle du système nerveux dans les phénomènes de calorification et de régulation thermique, attendu qu'il y a lieu, comme je l'ai déjà indiqué, de tenir compte de l'influence trophique qui, bien qu'indépendante en réalité, est corrélative de la mise en activité des influences thermogénétiques et sensitives, et cette influence trophique ainsi que l'influence exercée par le système nerveux jouent un rôle évident pour la production de la leucocytose.

Les recherches de M. Maurel ont démontré un certain nombre de points qu'il est important de considérer dans la question qui nous occupe. C'est d'abord ce fait que les leucocytes possèdent leur maximum d'activité aux températures correspondant aux températures fébriles moyennes des différents animaux ; au-dessus ou au-dessous de ces températures fébriles moyennes — et, pour l'homme, ce sera 40° comme température axillaire —, cette activité des leucocytes décroît dans une notable mesure.

Cela permet, précisément, de comprendre l'intérêt que peut présenter un abaissement de température de 1° à 2°, ainsi que le bénéfice pouvant en résulter pour le malade. Une température axillaire de 41°5, correspondant à une température centrale de 42°.5 à 43°, est tout à fait incompatible avec la conservation de la vie de l'individu et avec le maintien des propriétés fonctionnelles de ses leucocytes. L'abaissement de cette température axillaire à 40°-39°5 réalise au contraire celle du maximum d'activité des leucocytes ; elle suffit pour faire passer ces leucocytes des températures sûrement mortelles à celles où ils reprennent leur plus grande énergie. Il importe seulement que cette température de 39°5 à 40° ne soit pas trop longtemps prolongée en raison de l'épuisement rapide entraîné par cette suractivité factice.

Lorsque les leucocytes sont placés à cette température optima, leur énergie est portée au maximum ; ils présentent une augmentation de résistance vis-à-vis des différentes substances toxiques en présence desquelles on peut les placer. D'autre part, la virulence d'un certain nombre de bactéries est plus ou moins atténuée dans ces mêmes conditions et, par conséquent, la phagocytose est favorisée ; en outre, la résistance d'un certain nombre d'éléments anatomiques de l'organisme est augmentée et, au début, tout au moins, la leucocytose est activée dans une certaine mesure.

Mais, il faut prendre garde qu'il s'agit ici d'applications devant être faites à chaque cas particulier ; il s'agit de températures fébriles moyennes et non de températures exagérées, car, dès que cette température moyenne, qui a été déterminée exactement par M. Maurel pour la leucocytose d'un certain nombre d'animaux, est dépassée, on voit aussitôt les leucocytes prendre l'état sphérique et arriver très rapidement à la mort.

Nous savons, d'autre part, que l'élévation de température que l'on réalise dans les expériences pratiquées sur des animaux, peut être due à l'intervention de certaines toxines et plus spécialement des toxines qui exercent une action vaso-dilatatrice ; il s'en suit que, dans une certaine mesure, on peut espérer rencontrer, de la part de médicaments exerçant ce que j'appellerais une action anti-toxinique par vaso-constriction ou par dépuration, des médicaments que j'appellerais des *antithermiques occasionnels*.

L'énergie des leucocytes est augmentée par les températures fébriles, mais la durée de leur existence est diminuée dans une proportion analogue à celle suivant laquelle leurs propriétés normales sont exaltées ; en d'autres termes, leur activité n'augmente qu'au détriment de leur longévité. L'hyperleucocytose succède en effet à un mouvement fébrile de courte durée, ainsi qu'à la défervescence de la fièvre ; mais on constate un épuisement des réserves lorsque cette fièvre persiste ; et l'observation a appris qu'il existe toujours une durée plus ou moins considérable, que l'on a pu évaluer au moins à deux septénaires, pour une fièvre typhoïde normale, séparant l'hyperleucocytose du début fébrile de celle qui signale la période de défervescence.

D'autre part, il faut tenir compte de ce fait que, sous l'influence des pyrexies, il se produit une diminution notable du nombre des hématies, condition des plus défavorables au point de vue des oxydations. Or, un point qu'il ne faut pas perdre de vue, c'est que les antithermiques médicamenteux, quels qu'ils soient, exercent précisément une action dépressive plus ou moins intense sur l'activité cellulaire.

Les recherches de M. Maurel ont montré, d'une façon très précise, que lorsqu'on élève la température d'un organisme d'une façon lente et graduelle, c'est le leucocyte qui souffre le premier et à partir d'un certain degré de température — pour l'homme entre 40° et 40°5 —; il s'en suit donc que si la fièvre peut avoir certains effets avantageux, elle manifeste également des effets nocifs; il faut donc, en quelque sorte, établir le bilan pour voir quel est celui des deux effets, le nocif ou l'avantageux, qui l'emportera.

Comme effets nocifs, il y a d'abord à noter la vaso-dilatation paralytique qui succède à la vaso-constriction et qui pourra être cause de congestions et d'inflammations; il faut ensuite faire intervenir une diminution dans l'élimination des produits nuisibles qui s'accumulent dans l'organisme; enfin, on doit tenir compte de l'exagération dans la production des matériaux de combustion incomplète, ce qui est prouvé par l'augmentation notable des matières extractives et réductrices dans l'urine.

D'autre part, il faut nous rappeler que les températures fébriles favorisent les fermentations au sein des tissus; nous savons qu'elles développent et favorisent l'action toxique des alcaloïdes : pour vous donner la preuve de ce fait, je vous rappellerai seulement certains points dont j'ai déjà eu l'occasion de vous parler.

Je vous ai montré que la cocaïne était plus active chez les animaux à température élevée que chez ceux à température normale basse; je vous ai montré aussi qu'il était plus facile d'arriver à une action toxique, en élevant la température d'un animal, pour une même dose de cocaïne. La même chose se passe sous l'influence de la morphine [1]. Bien des fois, vous m'avez entendu parler de l'action de la strychnine sur la grenouille et vous mettre en garde contre les variations de température qui pouvaient changer dans de grandes proportions les phénomènes toxiques que l'on peut voir se développer suivant que les grenouilles sont à une température froide ou relativement modérée.

Enfin, relativement aux antipyrétiques qui vont faire l'objet de notre étude, des expériences précises ont été faites par Ét. Saint-Hilaire; ces expériences portent, entre autres, sur l'antipyrine et le lactate de quinine; il en résulte que, si l'on plonge dans de l'eau à 32° des grenouilles auxquelles on a pratiqué des injections d'anti-

---

1. Voir *Leçons de pharmacodynamie et de matière médicale*, 1re série, p. 528, et 2e série, p. 721.

pyrine et de lactate de quinine, en quantités insuffisantes pour déterminer des accidents lorsqu'on laisse ces grenouilles à la température normale, on voit, sous l'influence de cette immersion dans de l'eau à 32°, survenir de l'hyperesthésie, avec vivacité exagérée des mouvements réflexes, durant de 3 à 4 minutes; puis de la parésie avec une diminution très notable de la sensibilité; la grenouille paraît fatiguée, se laisse renverser sur le dos sans essayer de se relever et réagit faiblement lorsqu'on la pince. Au bout de vingt à vingt-cinq minutes, la rigidité musculaire s'établit d'une façon très nette quoique la sensibilité soit conservée, tout en étant très obtuse. Enfin, si la dose a été suffisante, on voit survenir des contractures qui sont, en général, un signe de mort : ces contractures partent du point où l'injection a été pratiquée et envahissent peu à peu la totalité de l'animal.

Il résulte des expériences de M. Saint-Hilaire que, pour ce qui regarde la rapidité de l'intoxication, la température est beaucoup plus importante que la dose; et c'est là un point dont il faudra évidemment tenir compte dans l'administration de certains médicaments antipyrétiques. Ce point est tellement important que M. Saint-Hilaire a pu assimiler cette action toxique en fonction de la température à une véritable action chimique.

D'autre part, nous savons que les élévations de température favorisent un état de rigidité musculaire et que cet état accompagne les accidents les plus graves que nous puissions observer chez les animaux; il y a tendance à la coagulation, que l'on observe surtout du côté des muscles et des nerfs en particulier.

Les recherches de Rosenthal ont démontré que la céphalalgie, le délire, les convulsions, les courbatures, les malaises subjectifs divers dépendent étroitement d'une élévation thermique excessive.

D'un autre côté, cette élévation de température favorise l'altération des hématies et de l'hémoglobine — sur lesquels agissent également toutes les substances antipyrétiques — et augmente la vulnérabilité des globules.

La fièvre peut être déterminée par l'introduction de substances étrangères dans un organisme; ces substances provoqueront une ascension thermique, et, par conséquent, un certain nombre d'autres phénomènes. C'est, en quelque sorte, une fièvre particulière, une fièvre toxique que l'on peut rapporter à trois groupes différents de substances :

A. — Des substances hyperthermisantes provenant de l'extérieur de l'organisme : un exemple de ce fait nous est fourni par l'élévation de température qu'est capable de déterminer l'injection de caféine ou l'ingestion d'opium à petites doses.

B. — Des substances fabriquées dans l'organisme, mais par des éléments étrangers à cet organisme : ainsi se produisent les fièvres infectieuses dues aux toxines microbiennes.

C. — Enfin, des substances hyperthermisantes fabriquées dans les cellules mêmes de l'organisme par suite de la viciation des phénomènes de la nutrition normale : elles sont l'origine de diverses pyrexies et des fièvres par auto-intoxication.

Je vous rappelle à ce propos que les traumatismes amènent, aussi bien que certains phénomènes comme la thrombose ou l'embolie par exemple, des troubles de nutrition des éléments cellulaires qui deviennent alors capables de sécréter des substances dont la résorption produit l'hyperthermie.

Les déchets normaux de la vie cellulaire étant, sinon tous, au moins pour la plupart hyperthermisants, leur élimination provoquée par une substance médicamenteuse va imprimer à cette dernière substance un caractère antithermique au moins relatif; et les diverses considérations dans lesquelles je viens d'entrer doivent vous montrer combien les termes d'antithermique et d'antipyrétique sont vagues et imprécis.

Maintenant, Messieurs, que nous avons passé en revue les circonstances les plus importantes dans lesquelles nous pourrons voir se réaliser une manifestation fébrile, nous devons nous adresser un certain nombre de questions relatives aux antipyrétiques; nous demander, par exemple, s'ils vont être utiles ou nuisibles; s'ils doivent s'adresser à la cause de la fièvre ou de la maladie; s'ils entraînent la disparition des phénomènes morbides; s'ils diminuent la gravité, la durée et les complications de ces phénomènes; ou si, au contraire, ils vont à l'encontre de l'effet curateur; surtout si, par des troubles nouveaux, ils ne viennent pas ajouter aux troubles déjà existants et nuire aux défenses de l'organisme?

L'élévation de la température est, évidemment, un symptôme commun à des causes morbides fort différentes; la fièvre typhoïde, l'inanition, l'introduction de pus septique, le surmenage, un traumatisme cérébral ou médullaire, voilà autant de causes qui peuvent déterminer une élévation de température plus ou moins notable. Si l'indication causale est atteinte par l'antipyrétique que nous emploierons, il est évident que la fièvre disparaîtra ou sera fort atténuée dans ses conséquences; mais l'action propre des antipyrétiques sur la matière pyrétogène d'origine bactérienne, je veux dire sur ces substances encore fort peu connues sécrétées par les bactéries et désignées le plus souvent par l'appellation de *toxines*, l'action propre des antipyrétiques sur ces toxines bactériennes ou sur les déchets de désassimilation défectueuse n'est pas prouvée d'une façon péremptoire; et, cependant, il existe un certain nombre de faits tendant à prouver le bien fondé de l'hypothèse qui admet cette action. Ainsi, un phénomène bien certain, c'est que les réactions thermiques de l'organisme sont empêchées par un certain nombre de substances antipyrétiques que nous aurons à étudier; il en est ainsi pour la quinine et l'antipyrine qui, lorsqu'on les injecte à un animal, empêchent cet animal de réagir par une hyperthermie sous l'influence de l'injection subséquente de substances septiques, ou de matériaux de déchets oxydés dans l'économie.

Mais il faut tenir compte de ce fait, nous aurons à le vérifier plus tard, que la plupart des antipyrétiques entravent, dans une mesure plus ou moins accentuée, la dépuration urinaire, et cela d'autant plus efficacement qu'ils sont plus nettement antipyrétiques; de telle sorte que c'est là, si l'on peut ainsi dire, une qualité négative, qu'il faut prendre en très grande considération dans l'administration de ces substances. La plupart des antipyrétiques, pour ne pas dire tous, irritent le rein dans une proportion plus ou moins marquée; ils exercent tous une action dépressive sur le cœur; ils exercent tous une action dépressive sur l'activité fonctionnelle du foie, se traduisant par une diminution dans la formation du glycogène et dans sa consommation.

Il en résulte que si, d'un côté, nous trouvons certains avantages, nous voyons qu'ils paraissent compensés par des inconvénients; de telle sorte que, au point de vue des moyens à employer relativement à la médication antipyrétique, il faut ranger les circonstances dans lesquelles cette médication devra être employée, dans trois catégories différentes :

A. — La première sera relative à une élévation de température causée par une infection; par exemple par des germes pathogènes ou leurs produits solubles; dans ce cas, c'est évidemment la médication antiseptique qui va avoir le mieux et le plus facilement raison des phénomènes en question.

B. — En second lieu, dans la fièvre provoquée par suractivité ou activité normale déviée des cellules de l'organisme, par exemple dans la goutte, la chlorose, à la suite de surmenage, de fractures sous-cutanées, ou bien à la suite d'injections d'extraits de rein, de rate, de corps thyroïde; de diastases telles que la pepsine; à la suite de rétention dans l'organisme de produits qui devraient s'éliminer, c'est la médication cellulaire qui répondra le mieux à l'antipyrèse que l'on voudrait réaliser.

C. — Enfin, dans une troisième catégorie, on pourrait ranger la fièvre que l'on appelle nerveuse, c'est-à-dire celle que l'on observe à la suite d'un ictus apoplectique, du goitre exophtalmique, des névroses; c'est alors la médication nervine qui donnera le meilleur résultat.

C'est là une division absolument artificielle et qui répond seulement aux modalités les plus accentuées des types choisis; mais c'est également une classification qui s'impose en quelque sorte, étant donné le phénomène contre lequel on doit lutter et les moyens à l'aide desquels on peut lutter.

Dans ces trois médications, la médication antiseptique tient de beaucoup la place la plus importante; et cette médication peut être subdivisée elle-même en un certain nombre de catégories caractérisées chacune par leurs appropriations : nous aurions ainsi la *médication antipyrétique spécifique* représentée par la quinine en ce qui regarde le paludisme, l'acide salicylique en ce qui regarde le rhumatisme, et l'on pourrait même ajouter le mercure en ce qui regarde la syphilis; une autre subdivision que l'on pourrait appeler *médication antipyrétique banale*, et qui serait représentée par les médicaments précédents, en dehors de leur champ d'action spécifique, auxquels pourraient s'adjoindre tous les antiseptiques. A cette subdivision se rattacheraient étroitement les antiseptiques intestinaux, destinés à modifier les produits toxiques fabriqués dans l'intestin où à diminuer leur accumulation; on pourrait encore y rattacher aussi les substances capables d'amener la solubilisation des déchets insuffisamment transformés; enfin, les modificateurs du terrain dont le but serait de rendre ce terrain inapte au développement des germes, ou d'augmenter sa résistance.

Quant à la *médication cellulaire*, elle est surtout réalisée par ce que l'on pourrait appeler les poisons du protoplasma ; on voit alors, dans ce cas, certaines substances réalisant l'antisepsie, agir d'une façon tout à fait remarquable comme antithermiques : c'est ainsi que l'antipyrine et le naphtol, dans la fièvre typhoïde, peuvent déterminer un certain abaissement de la température en même temps qu'une diminution du coefficient uro-toxique, mais cela dans des conditions très différentes l'un de l'autre.

Tandis que le naphtol, le naphtol α notamment, diminue et la température et la toxicité de l'urine, l'antipyrine abaisse aussi la température mais diminue fort peu et, dans tous les cas, très momentanément, le coefficient uro-toxique. On n'observe plus, après l'emploi du naphtol α, ces crises de débâcle uro-toxique que l'on peut constater à l'époque de la convalescence lorsque l'on s'est servi de l'antipyrine : il y a eu réalisation de l'antithermie par le fait de la diminution de toxicité par l'emploi du naphtol. C'est là, d'ailleurs, un fait compatible avec l'action propre exercée par les antithermiques sur les matières pyrétogènes d'origine bactérienne.

Enfin, Messieurs, parmi les agents de la *médication nervine*, on peut considérer des antipyrétiques vrais, à action élective sur les centres nerveux de la thermogenèse, sur les centres des phénomènes sensitifs et sur les centres trophiques, puisque nous avons vu qu'il était absolument impossible de dissocier ces trois effets.

Quant aux antithermiques proprement dits, comme le bain froid qui agit par soustraction de chaleur, ou comme les inductions graisseuses qui déterminent une augmentation notable des pertes du calorique par rayonnement, on peut bien voir se produire, sous leur influence, une action névrosthénique et tonique générale, s'accompagnant, à un degré plus ou moins marqué, de dépuration urinaire, mais cette action est très éphémère et ces moyens agissent surtout, si l'on peut ainsi dire, comme des soustracteurs de la chaleur organique. Le plus souvent, la médication employée est dirigée, à la fois, contre la fièvre et contre l'infection, et, accessoirement, contre la douleur.

Je vous rappelle qu'un effet analgésique accompagne presque nécessairement la dépression thermique et cela est dû, précisément, à cette confusion des centres thermiques, sensitifs et trophiques. De sorte que l'on a pu dire, en définitive, que les véritables antithermiques sont essentiellement nervins ; ou, sous une autre forme, que les modérateurs thermiques sont nécessairement modérateurs des actes nerveux sensitifs. Cependant, il faut tenir compte d'une certaine spécificité que l'on peut observer et que je distinguerai en absolue et relative.

Spécificité absolue : — autant que ce mot d'absolu est de mise en physiologie — par exemple, la quinine pour le paludisme, le salicylate de soude pour le rhumatisme articulaire aigu.

Spécificité relative : par exemple, dans l'accès de goutte aigu, la quinine abaisse la température de 1° à 1°5 environ, mais ne modifie en aucune manière les fluxions, au point de vue de la douleur, du gonflement, de la rougeur; au contraire, dans la même circonstance, le salicylate de soude calme la douleur, peut quelquefois atténuer et même faire disparaître la fluxion, mais n'a pas d'action sensible sur la température.

Vous voyez donc, en définitive, combien il faut être réservé lorsqu'il s'agit de conclure relativement à l'action d'un médicament, de faire entrer un médicament dans un cadre bien déterminé. Je m'efforce, chaque fois que l'occasion s'en présente, de vous prouver qu'il n'est pas indifférent d'expliquer et d'interpréter l'action d'un médicament de telle ou telle manière; parce que c'est d'une compréhension aussi nette et précise que possible de son mode d'action que résulte une thérapeutique rationnelle, basée sur le déterminisme physiologique du médicament, et permettant d'établir scientifiquement ses indications et ses contre-indications.

Vous voyez que l'emploi d'un médicament est toujours régi par une circonstance occasionnelle; et, à ce sujet, je tiens à attirer votre attention sur ce point que la quinine et l'acide salicylique sont de véritables termes de transition entre les antipyrétiques et les antiseptiques.

Quel ordre allons-nous suivre pour l'étude des antipyrétiques? Les généralités auxquelles je viens de consacrer ces deux leçons montrent toute l'importance d'une semblable question.

Dans notre dernière réunion, je vous ai montré comme quoi les composés azotés, dans lesquels l'azote avait une valence positive, exerçaient sur l'organisme une action antithermique ou antipyrétique plus ou moins énergique, mais cette classification ne tenait pas compte des substances non azotées.

De telle sorte que, pour faciliter l'étude que nous allons aborder maintenant des substances antipyrétiques, il est préférable d'adopter la classification suivante :

I. **Groupe de la quinoléin e.** — Caractérisé par la condensation d'un noyau benzénique avec un noyau pyridique. Dans ce groupe se placent : la quinoléine, la quinine, les cupréines et les bases artificielles qui ont reçu les noms de : kairine, thalline.

II. **Groupe du pyrrol.** — Remarquable par ses analogies avec le noyau pyridique, dans lequel figure l'antipyrine et ses dérivés.

III. **Groupe des hydrazines** [$H^2Az - AzH^2$]. — Ce groupe comprend la phénylhydrazine et ses dérivés.

IV. **Groupe des anilides ou de l'amidophénol** [radical acide substitué à H dans AzH^2 de $C^6H^5 - AzH^2$]. — Ce groupe comprend l'acétanilide, l'exalgine, la phénacétine.

V. **Groupe des acides aromatiques.** — Et notamment celui des acides-phénols; il comprendra les acides parmi lesquels prédominent l'acide benzoïque et surtout l'acide salicylique.

VI. **Groupe des alcools et des phénols.** — Remarquables surtout lorsqu'ils feront partie de la série aromatique, parce qu'il est incontestable que la structure cyclique de la série aromatique exerce une influence très nette sur la propriété antipyrétique de ces substances. Les alcools de la série aromatique, les phénols et les diphénols sont les plus remarquables représentants de ce groupe.

Comme vous le voyez, le pouvoir antiseptique de ces différentes combinaisons va en croissant depuis le premier groupe jusqu'aux derniers (V et VI) pour lesquels on peut se demander s'il faut conserver l'appellation d'antipyrétiques et si celle d'antiseptiques ne leur conviendrait pas beaucoup mieux.

IIIe LEÇON

HISTOIRE NATURELLE DES QUINQUINAS

Historique. — La découverte de la spécificité du quinquina relativement au traitement de la fièvre palustre est entourée d'un assez grand nombre d'obscurités. Il est prouvé que, depuis une période extrêmement éloignée, dans certaines régions de l'Amérique du Sud, notamment dans le Pérou, la Bolivie, les propriétés tout à fait particulières que les écorces des quinquinas manifestaient dans la fièvre paludéenne étaient connues ; mais, ce n'est guère qu'à la suite de voyages effectués à partir du milieu du xviie siècle que l'on est un peu fixé sur la façon dont les arbres à quinquina étaient répartis dans les différentes contrées de l'Amérique du Sud et surtout sur les propriétés médicamenteuses que possédaient les différentes écorces de ces arbres.

Vers 1679, la guérison du roi d'Angleterre Charles II, de Condé, de Colbert, et surtout celle du Dauphin excitèrent l'attention et portèrent au plus haut point la vogue de cette *poudre des Jésuites* dont on se mit alors avec ardeur à rechercher les origines. Quelques années plus tard, observant que le quinquina, seul spécifique contre les fièvres intermittentes, a été placé par la nature dans les montagnes du Pérou, tandis que la fièvre a été distribuée sur toute la surface du globe, Voltaire célébra dans le quatrain satirique suivant les qualités du café et du quinquina.

> Dieu mûrit à Moka, dans le sable arabique,
> Ce café nécessaire au pays des frimats ;
> Il met la fièvre en nos climats
> Et le remède en Amérique.

Heureusement l'observation et l'ingéniosité de l'homme lui firent

reconnaître les propriétés utiles de ces plantes et discerner les avantages qu'il en pouvait tirer, bien que leurs qualités médicamenteuses
fussent dissimulées derrière une amertume propre à la majeure
partie des poisons. La légende raconte que les premières observations furent celles de lions et d'hommes malades de fièvres intermittentes, qui, ayant bu de l'eau des lacs dans lesquels pourrissaient des
troncs de quinquinas, auraient été guéris.

Mais, d'une part, la forme du paludisme, en admettant qu'il en
existe chez les animaux, diffère notablement de celle observée chez
l'homme, et, d'autre part, la région des lacs est beaucoup trop éloignée de celle des forêts de quinquinas pour qu'il ait pu se faire qu'un
tronc de quinquina vienne à tomber accidentellement dans leurs eaux.

Comme toujours lorsqu'il s'agit d'un agent médicamenteux, l'origine certaine de son emploi est entourée de voiles que s'efforcent vai-
nement de percer les légendes; mais les résultats de l'observation et
de l'expérimentation peuvent être suivis avec une grande certitude et
une parfaite netteté à partir du milieu du xviie siècle.

Lors du voyage que La Condamine exécuta en 1735 avec Bouguer et
Joseph de Jussieu pour mesurer l'arc du méridien, il trouva chez les
Indiens de Malacatos, près de Loxa, l'usage établi depuis un grand
nombre d'années de traiter les individus atteints de fièvre palustre
par l'infusion d'écorces de quinquina.

Le terme *kina* est indien et signifie écorce; par redoublement, il a
produit *kinakina* qui veut dire écorce par excellence. A l'époque du
voyage de La Condamine, ce terme était déjà à peu près remplacé
par l'expression espagnole de *Cascara* signifiant grosse écorce, ou de
Cascarilla diminutif signifiant petite écorce. De là est venue l'appellation de *Cascarilleros* donnée ensuite aux chasseurs d'écorce qui par-
taient dans les forêts, souvent inaccessibles, à la découverte de
l'arbre précieux.

Un manuscrit trouvé par La Condamine dans la bibliothèque de la
pharmacie d'un couvent de Loxa constate que, vers l'an 1600, les
Européens fixés dans ces contrées connaissaient très certainement
les propriétés fébrifuges des différentes écorces de quinquina; mais,
aussi bien parmi les Européens que parmi les indigènes, ces écorces
passaient pour avoir des propriétés toxiques et on avait une certaine
crainte de s'en servir; elles étaient recherchées, à peu près exclusivement, pour la teinture et la préparation des peaux.

Plus de deux cents ans après, en 1862, un savant anglais, Markham, qui a donné de ses voyages au Pérou et en Bolivie une relation très intéressante relativement aux connaissances que l'on possède maintenant à propos des quinquinas, faisait cette observation fort judicieuse qu'il était remarquable de voir que, dans la besace des médecins indigènes, chez lesquels la tradition s'était transmise de père en fils, il n'existait en aucune façon d'écorces de quinquina qui étaient cependant utilisées par quelques indigènes pour le traitement de différentes maladies. Comme tous les voyageurs qui avaient passé dans ces régions avant lui, il constata que la fièvre paludéenne était très fréquente dans les régions basses et loin des côtes : et malgré cela, je le répète, il fut surpris de voir le peu d'importance de la consommation du quinquina dans ces pays pour le traitement de la fièvre : non seulement l'écorce n'était pas employée, mais encore elle était même redoutée à titre de substance toxique.

En 1638, la femme du vice-roi du Pérou, la comtesse d'El-Chinchon, fut, sur le conseil d'un corrégidor de Loxa, guérie d'un accès de fièvre paludéenne par l'emploi de cette poudre de quinquina; elle se rétablit parfaitement, et cette guérison fut le point de départ de l'essor que prirent bientôt les différentes écorces de quinquina. Cette guérison fit grand bruit, et bientôt l'usage de l'écorce fébrifuge se trouva très répandu parmi les Espagnols fixés au Pérou. A son retour en Europe, la comtesse d'El-Chinchon propagea le remède et fit distribuer gratuitement aux pauvres la poudre de l'écorce qui fut, pour cette raison, appelée *poudre de la comtesse.*

Grâce à leur talent d'observation et à leur intuition des choses utiles, et surtout utilisables, les Jésuites cherchèrent à s'emparer de ce produit et firent, en 1670, des envois considérables à Rome, par l'intermédiaire du cardinal de Lugo. De là, leurs écorces passèrent en Espagne d'abord, puis en France. Les résultats très remarquables que l'on obtint à la suite de l'emploi de ces différentes écorces pour le traitement des fièvres, émurent fortement l'opinion publique; et sous le nom de poudre de la comtesse, *pulvis comitissæ,* d'abord, puis sous ceux de poudre des Jésuites, *pulvis jesuiticus seu patrum,* de poudre du cardinal de Lugo, *pulvis cardinalis de Lugo,* on répandit les différentes espèces de poudres de quinquinas rapportées de l'Amérique du Sud par les Jésuites. C'est en mémoire de la comtesse d'El-Chinchon et de ses efforts pour en vulgariser les remarquables propriétés que

Linné établit, en 1748, le genre *Cinchona* dans la famille des Rubiacées.

Ce fut surtout par l'intermédiaire de Fonseca, médecin d'Innocent X, que la démonstration des propriétés médicamenteuses de ces poudres se répandit en Europe; et c'est lui qui contribua, pour la plus grande part, à répandre les guérisons dites merveilleuses que l'on obtenait à cette époque; ce fut lui, en un mot, permettez-moi l'expression, qui lança ces écorces. Cela ne se produisit pas toutefois sans une opposition très violente de Guy Patin, alors doyen de la Faculté de médecine, dont il semble que la destinée fut d'écrire de fort intéressantes et caustiques confidences tandis que son décanat se faisait remarquer par son intolérance et son incompréhension des choses de la science médicale qui lui faisait repousser systématiquement les meilleurs médicaments de son temps; c'est à lui que l'on doit cette phrase à propos du quinquina : *Jacet ignotus sine nomine pulvis*. Chifflet (1653) et Plemp (1656), qui appelaient sur cette poudre la « malédiction des races futures », furent, d'autre part, les plus violents adversaires de ces substances médicamenteuses.

A côté de ceux-là, il y eut des défenseurs non moins passionnés; le premier en date est Sébastien Baldi, dit *Baldus*, qui donna le premier, en 1656, une histoire très complète et fort intéressante de la découverte du quinquina, de son introduction en Europe, signala ses propriétés particulières, donna ses indications et réfuta toutes les attaques qui, avant lui, avaient été lancées contre l'emploi de cette poudre des Jésuites. Il convient de citer encore ici les noms de Willis qui, en 1660, se rallia à l'emploi de la poudre; et, surtout, de deux autres auteurs, Richard Morton qui publia, en 1692, une étude très détaillée, et François Torti qui édita, en 1709, son célèbre ouvrage relatif au traitement des fièvres pernicieuses par le quinquina. Mais, celui qui donna vraiment à cette poudre son essor qui ne devait plus ensuite que s'accroître, ce fut une sorte d'empirique nommé Talbor qui, après avoir été commis chez un apothicaire, devint, en 1678, par suite de circonstances très intéressantes mais qu'il serait hors de propos de rapporter ici, le médecin de Charles II d'Angleterre, qu'il guérit d'une attaque de fièvre par l'emploi d'un médicament secret composé par lui et dont le quinquina était la base. Cette guérison eut lieu en 1679 et fut plus tard suivie de celles de Condé, de Colbert, ainsi que de celle du dauphin de France; alors on peut dire que le quinquina avait réellement conquis droit de cité, absolument comme l'émétique avait conquis le droit de cité lorsqu'il eut guéri le Grand Roi.

Ce fut à un tel point que Louis XIV acheta à Talbor le secret de sa préparation ; et ce secret fut révélé en 1682 dans un opuscule de Nicolas de Blégny, intitulé : *Remède anglais pour la guérison des fièvres d'après la recette de Talbor*. Il apparut alors que cette préparation n'était pas autre chose qu'un médicament se rapprochant du vin de quinquina que l'on connaît actuellement.

Une soixantaine d'années après que le roi eut acheté à Talbor le secret de sa préparation, en 1735, une mission scientifique composée de La Condamine, Bouguer et Joseph de Jussieu fut envoyée en Amérique pour mesurer l'arc du méridien. Elle parcourut toutes les contrées de l'Amérique du Sud, à la recherche des localités dans lesquelles se trouvaient les écorces les plus riches des quinquinas, dont la réputation commençait à s'établir en France. En 1776, une mission dirigée par Dombey fut envoyée en Amérique avec le but spécial d'étudier les arbres à quinquina et les localités ainsi que les conditions dans lesquelles on pouvait les récolter. A cette époque, le quinquina était assez répandu en Amérique, mais il était perdu, pour ainsi dire, au milieu des forêts vierges ; et il ne fallait rien moins que des individus ayant une habitude toute particulière de ces régions et de la sorte de chasse nécessaire pour dépister les Cinchona, pour arriver à la découverte de quelques arbres qu'ils abattaient et dont ils recueillaient l'écorce qu'il leur fallait ensuite transporter, quelquefois au prix de grandes fatigues, jusqu'au lieu d'où elles étaient ensuite envoyées en France. L'intérêt de la mission était donc considérable, en ce sens qu'elle avait à rechercher les localités dans lesquelles on pouvait trouver des arbres à quinquina et, accessoirement, à rechercher s'il n'y avait pas moyen d'acclimater ces arbres dans des régions plus facilement accessibles.

Une première difficulté se présenta de suite : l'Amérique était une colonie espagnole ; et il fallait obtenir le bon vouloir de l'Espagne. Celle-ci, naturellement, voulut, de son côté, instituer une mission qui fut confiée à Ruiz et Pavon. Ils parcoururent plus spécialement le district de Huanuco et contribuèrent, pour une large part, aux connaissances que nous possédons maintenant sur la matière médicale des différentes espèces de quinquinas. En 1789, l'Espagne envoya une seconde mission, dirigée par Mutis, chargée principalement de faire des recherches dans la Nouvelle-Grenade.

Enfin, dans la première année du siècle, en 1801, Humboldt et Bonpland firent le voyage dont Humboldt a donné un si remarquable et attachant compte rendu : ils visitèrent la Nouvelle-Grenade, l'Équateur, les régions septentrionales du Pérou.

L'exploration qui produisit les résultats les plus remarquables et les plus décisifs fut la mission dirigée par Weddel qui visita, de 1845 à 1847, la Bolivie et les régions méridionales du Pérou : ce fut à la suite de cette mission que Weddel décrivit le premier l'espèce la plus remarquable des quinquinas, le *Cinchona calisaya*, dont la provenance était absolument inconnue jusque-là et dont les échantillons que l'on possédait étaient très rares et avaient une valeur vénale considérable.

A ce voyage de Weddel se rattache aussi la première entreprise, non seulement d'acclimatement, mais de culture. Weddel rapporta de son voyage des plantes jeunes dont il tenta l'acclimatement dans certaines contrées; mais, malheureusement, les plantes qu'il avait rapportées furent soumises à des intempéries qui les firent presque toutes périr et il ne put sauver que quelques graines qui furent ensemencées au Jardin des Plantes de Paris et au jardin botanique d'Alger, où les conditions climatologiques étaient tout à fait incompatibles avec celles dans lesquelles les quinquinas peuvent se développer. Les Jésuites de Cuzco avaient déjà fait quelques tentatives de culture en Algérie; et l'on avait également essayé, au Muséum de Paris, d'acclimater des plantes exportées d'abord aux Indes et à Java.

Cependant quelques-unes des plantes provenant des graines recueillies au cours de son exploration par Weddel furent transportées aux Indes Néerlandaises en 1852 et servirent de point de départ aux immenses exploitations établies à Java, qui est, actuellement, la source la plus importante du quinquina envoyé en Europe.

A la fin de l'année 1852, une mission hollandaise fut envoyée en Amérique et visita les régions comprenant : le pays de Lima, les Cordillières, la province de Carabaya, la Bolivie. Au cours de cette mission, Hasskarl expédia en Hollande des graines et de jeunes plantes qui furent envoyées à Java et à Batavia, où des tentatives de culture étaient essayées depuis 1830 sous l'influence du Dʳ P. W. Korthals. A partir de ce moment, Java et Batavia sont devenus, je le disais précédemment, des centres de culture très importants de quinquinas.

De 1859 à 1862, les missions anglaises de Markham dans la région des Calisayas, de Pritchett dans le district de Huanuco et de Huamalis, puis celle de Spruce dans la région du Chimborazzo — d'où il rapporta, le premier, l'espèce *Cinchona succirubra* —, enfin l'expédition de Cross dans la République de l'Équateur complétèrent les connaissances que nous pouvons posséder relativement à la matière médicale des différentes espèces de quinquinas.

Dans les colonies anglaises, où les conditions de climat sont propices au développement des quinquinas, à Malabar, au Bengale, à Ceylan, à Madras, les explorateurs purent importer des graines et des jeunes plantes qui poussèrent au moins aussi bien qu'elles le font actuellement à Java. Mais ce qui est le plus important, ils s'occupèrent de replantations dans l'Amérique du Sud, notamment dans les Andes et la Bolivie. Le procédé employé pour se procurer les écorces du quinquina, c'est-à-dire l'abattage des arbres, n'était pas fait pour permettre la conservation et l'extension des quinquinas. De sorte que l'on peut dire actuellement que l'Amérique d'une part, la plupart des colonies anglaises et hollandaises, quelques colonies portugaises, de rares colonies françaises d'autre part, constituent les sources auxquelles s'adresse l'Europe entière pour la production du quinquina.

Histoire naturelle médicale. — Relativement à son histoire naturelle, le quinquina forme un genre particulier, le genre *Cinchona*, de la tribu des Cinchonées qui est très nettement distincte dans la famille des Rubiacées. Les représentants de cette tribu sont constitués par des arbrisseaux ou des arbres dont les feuilles sont opposées, l'ovaire biloculaire, le fruit capsulaire avec de nombreuses graines très petites, à direction verticale ou ascendante ; ces graines sont peltées, ailées et pourvues d'un albumen.

Le genre Cinchona se distingue par des stipules caduques ; des fleurs disposées en panicules terminales et constituées par un calice supère à cinq dents, une corolle tubuleuse à cinq lobes frangés sur les bords, de couleur rosée, pourpre, ou quelquefois blanche. Elle exhale une odeur agréable. Le fruit forme une capsule ovoïde ou à peu près cylindrique, déhiscente à partir de la base en deux valves maintenues au sommet par le calice permanent et épaissi : il renferme de 30 à 40 graines imbriquées verticalement et enveloppées par une aile membraneuse. (Voir fig. 1 à 6.)

Les quinquinas sont des arbres toujours verts qui se caractérisent, suivant les différentes espèces, par la forme des feuilles et des pétioles ainsi que par les inflorescences : les pétioles sont le plus souvent colorés en rouge. Les espèces sont extrêmement nombreuses mais très semblables les unes aux autres : ce très grand nombre tient à ce fait que des croisements ont été réalisés naturellement ou artificiellement, ce qui a multiplié le nombre des formes intermédiaires. De plus, un assez grand nombre d'hybrides ont été constitués par fécondation d'espèces différentes au moyen des insectes. Ces hybrides sont, en général, peu riches en alcaloïdes. Toutes les espèces sont originaires de l'Amérique du Sud, où on les rencontre surtout sur la côte ouest du continent, depuis le 10e degré de latitude nord jusqu'au 22e de latitude sud, c'est-à-dire dans tout cet espace qui comprend, en tout ou en partie : le Venezuela, la Nouvelle-Grenade, l'Équateur, le Pérou, la Bolivie. — La Cordillière des Andes, de Caracas à Potosi, est leur habitat de prédilection. C'est surtout à une certaine hauteur au-dessus du niveau de la mer que l'on peut observer les quinquinas et qu'il faut même faire les plantations pour obtenir le maximum de richesse en principe actif. Comme nous allons le vérifier tout à l'heure, les quinquinas cultivés dans des régions situées à une certaine hauteur sont beaucoup plus riches en principe actif que ceux cultivés dans des régions plus basses. Les quinquinas les plus riches en principes actifs sont, en effet, ceux des régions élevées — 1 200 à 3 300 mètres —; ceux des régions moyennes le sont un peu moins. Ce sont des arbustes ou des arbrisseaux dans les régions élevées, des arbres en groupes épars ou même isolés dans les régions moyennes.

Il est également indispensable, pour la bonne culture, qu'il règne dans la région une température égale, une humidité constante; cela est nécessaire pour le complet développement de la plante, et nous allons voir combien ce complet développement est en relation directe avec la richesse en principe actif.

On a décrit un très grand nombre d'espèces de Cinchona ; mais, parmi elles, les unes sont inutilisées au point de vue médicamenteux, les autres sont réservées à l'extraction des alcaloïdes pour l'industrie, d'autres, enfin, sont des espèces ne présentant absolument aucun intérêt. On rapporte, en général, à trois sortes principales, assez nettement caractérisées, les différentes écorces de Cinchona et on les distingue par les épithètes de gris, rouge et jaune. Ces écorces commerciales sont fournies par une douzaine ou une quinzaine d'espèces.

Le *Cinchona officinalis* serait le type du quinquina gris que l'on appelle encore : *C. condaminea* (Baillon), — *C. uritusinga* (Pavon), — *quina-quina*, — nom que lui avait donné La Condamine et qu'il a trouvé préexistant dans le pays où se rencontrait cette écorce, ce qui montre bien que si l'on en avait une certaine peur, au point de vue de ses propriétés toxiques, on ne se méprenait pas sur son utilité.

Le *Cinchona officinalis* est constitué par un arbre atteignant de 10 à 15 mètres, à feuilles persistantes, étalées, ovales ou lancéolées, aiguës aux deux extrémités, entièrement glabres, vert vif en dessus, vert pâle en dessous; munies de stipules oblongues, membraneuses, brièvement acuminées.

Les fleurs sont petites, pubescentes en dehors et disposées en panicules courtes et lâches; leur calice est rougeâtre, la corolle rosée exhale une odeur douce. Le fruit est ovoïde-oblong ou lancéolé, d'une longueur de 2 1/2 à 3 centimètres, strié longitudinalement; les graines sont brun pâle. (Fig. 1 et 2.)

Les pays d'origine sont le Pérou et l'Équateur; ce cinchona fut le premier introduit en Europe. On en connaît cinq variétés principales. Ce qui caractérise cette espèce, c'est sa très faible richesse en quinine; souvent même on a des écorces ne contenant pas la moindre trace de quinine et c'est soit de la cinchonine et du tannin, soit des alcaloïdes amorphes qui constituent les principes actifs de ces écorces.

Un terme de transition entre l'espèce précédente et la suivante est représenté par le *Cinchona succirubra*. Il constitue des arbres élevés de 15 à 30 mètres; ses feuilles sont longuement pétiolées, elliptiques ou obovales, atténuées à la base, obtuses ou brièvement acuminées au sommet, presque glabres en dessus, pubescentes en dessous, membraneuses, de couleur d'abord rougeâtre, puis verte. Les fleurs sont d'une couleur un peu plus foncée que celle de *Cinchona officinalis* et ornées de franges marginales blanchâtres. Le fruit est oblong, rétréci au sommet. Cette espèce se rencontre surtout dans les régions de Guyaquil et Chimborazzo. Ces quinquinas, d'après certains botanistes, résulteraient de croisements entre le *Cinchona officinalis* et le *Cinchona calisaya*. Les écorces sont épaisses, dures, lourdes, et se caractérisent par une richesse à peu près égale en quinine et en cinchonine. (Fig. 3 et 4.)

Le troisième type de ces écorces serait représenté par le *Cinchona*

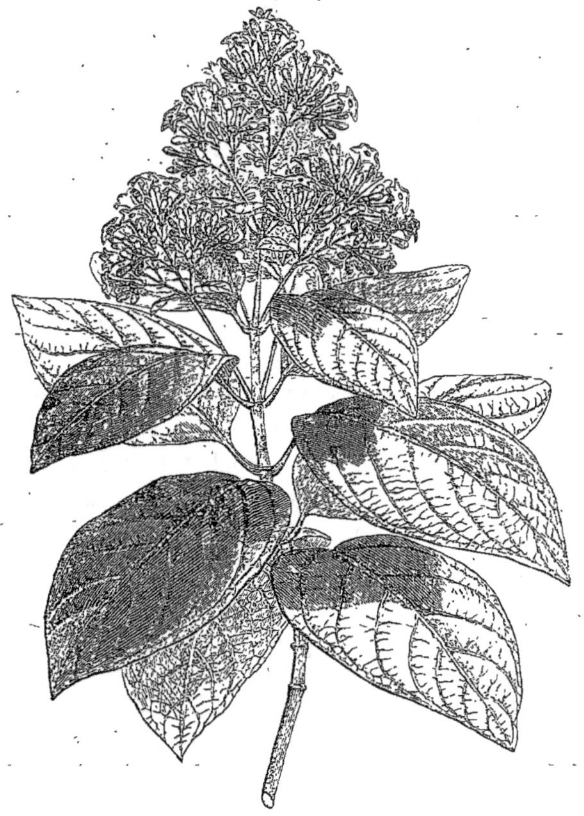

Fig. 4. — CINCHONA OFFICINALIS.
[*C. Condaminea* (Baillon). — *C. Uritusinga* (Pavon). — *Quina-quina* (La Condamine)].
Rameau florifère. (D'après Baillon.)

calisaya [*C. Weddelliana*] qui est un arbrisseau ou un arbre dont la hauteur varie de 2 à 30 mètres. Suivant l'époque de son développement, on a des écorces plus ou moins riches en principe actif. Cette espèce habite les parties les plus chaudes des pentes bordant les vallées de la Bolivie et du sud-est du Pérou. Lorsqu'il est bien développé, le tronc du *Cinchona calisaya* peut atteindre près de 2 mètres de circonférence et il est surmonté d'une touffe de feuillage dépassant toujours celui des autres arbres. Le nombre des variétés de cette espèce est très considérable : on les rapporte aux types *C. vera* [vulgo : cascarilla calisaya], *C. microcarpa* [vulgo : calisaya zamba

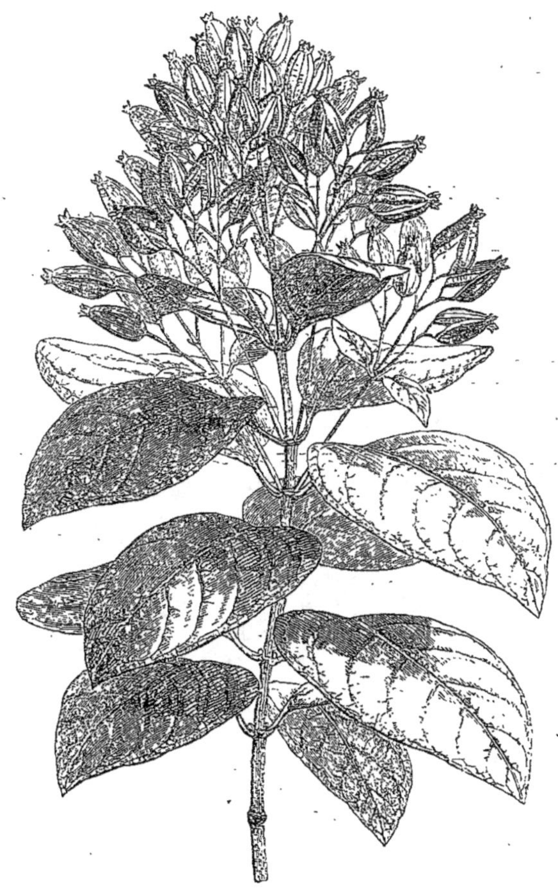

Fig . 2. — Cinchona officinalis.
[*C. Condaminea* (Baillon). — *C. Uritusinga* (Pavon). — *Quina-quina* (La Condamine)].
Rameau fructifère. (D'après Baillon.)

et zambita], *C. Boliviana* [vulgo : cascarilla ou quina merada], *C. oblongifolia* [vulgo : calisaya verde], *C. pallida* [vulgo : calisaya blanca], *C. rugosa* [vulgo : ichu cascarilla itin], *C. elliptica*, *C. Ledgeriana*. Une variété dédiée à Joseph de Jussieu qui l'a étudiée et nommée *C. Josephiana* reste toujours à l'état d'arbuste.

Les feuilles sont assez brièvement pétiolées, ovales ou ovales-oblongues, de 7 à 18 centimètres de longueur sur 4 à 7 de largeur, atténuées à la base, obtuses au sommet dans la plupart des cas, entières, d'un vert pâle en dessus et présentant souvent une teinte carminée sur le pétiole et les nervures principales, de couleur encore plus pâle en dessous, où elles présentent un aspect glabre,

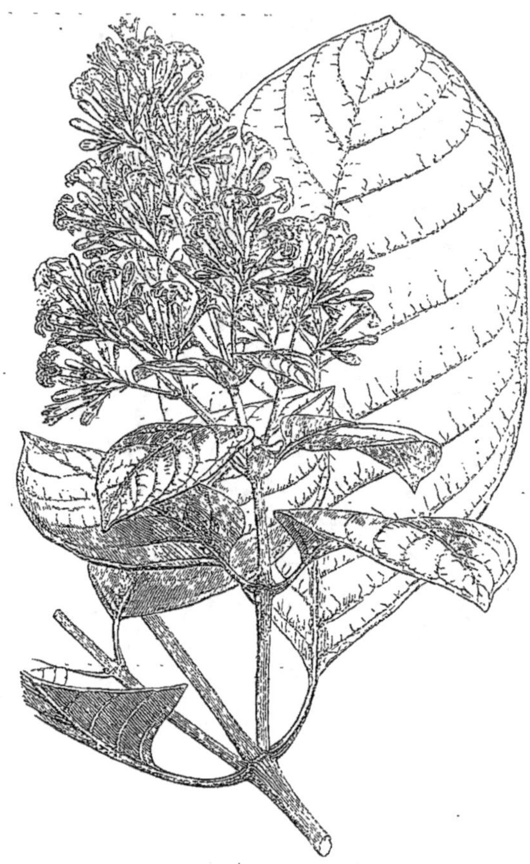

Fig. 3. — CINCHONA SUCCIRUBRA.
[*C. Howardiana*]. — Rameau florifère. (D'après Baillon.)

rarement finement pubescent; elles sont ordinairement pourvues de petites fossettes dans l'aisselle des nervures principales. Les stipules sont oblongues, glabres et un peu plus longues d'abord que les pétioles. Les inflorescences terminales sont plus courtes et moins riches que dans les espèces *C. officinalis* et *C. succirubra*. La corolle est couleur de chair ou rosée et montre cinq fentes longitudinales sur le tube, alternant avec les pétales. Le fruit est ovoïde, lisse, non strié et mesure environ 2 cent. 5 de longueur sur 1 centimètre de largeur. (Fig. 5 et 6.)

Ce *Cinchona calisaya* est-le meilleur, mais non l'unique type connu des écorces riches en principes actifs et surtout en quinine : il renferme également de la cinchonine, de la quinidine, de la cinchonidine et même une certaine proportion, variable, d'alcaloïdes amorphes.

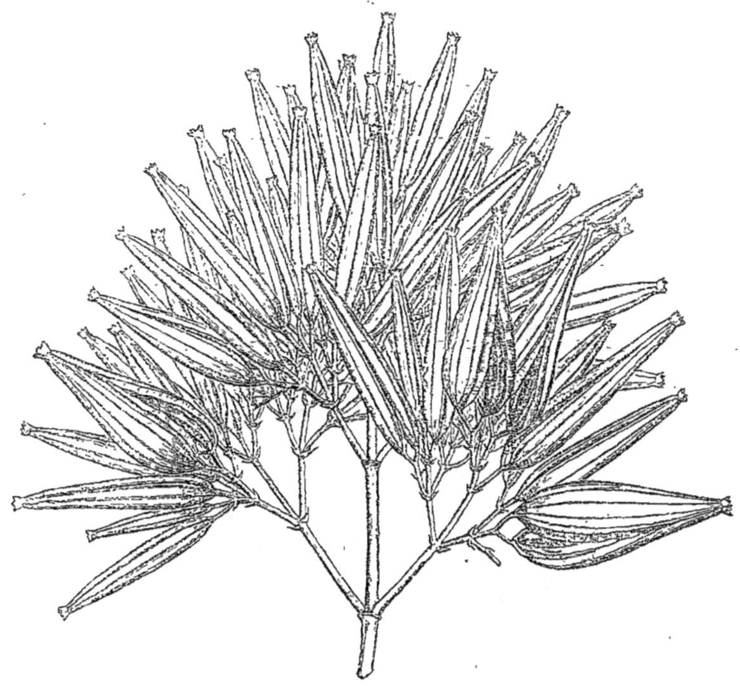

Fig. 4. — CINCHONA SUCCIRUBRA.
[*C. Howardiana*]. — Fruits. (D'après Baillon.)

Pour terminer ce qui a trait à cette énumération des principales espèces, je vous citerai encore comme utilisées, directement ou pour la culture, les espèces : *lancifolia, pitayensis, micrantha, nitida, ovata, cordifolia, caloptera, Pahudiana*.

Les variétés *C. pubescens, robusta, peruviana, magnifolia, Chomeliana, anglica, purpurescens, glandulifera, Pelletieriana*, etc., représentent des hybrides entre les trois types principaux que nous venons d'étudier; et ces formes intermédiaires, bien déterminées et permanentes, sont tellement multipliées que, suivant la remarque de Howard, elles forment une série continue dont les termes extrêmes

sont à peine plus distincts des genres voisins que des plantes de leur
propre série.

Le *Cinchona calisaya* est originaire des régions méridionales du

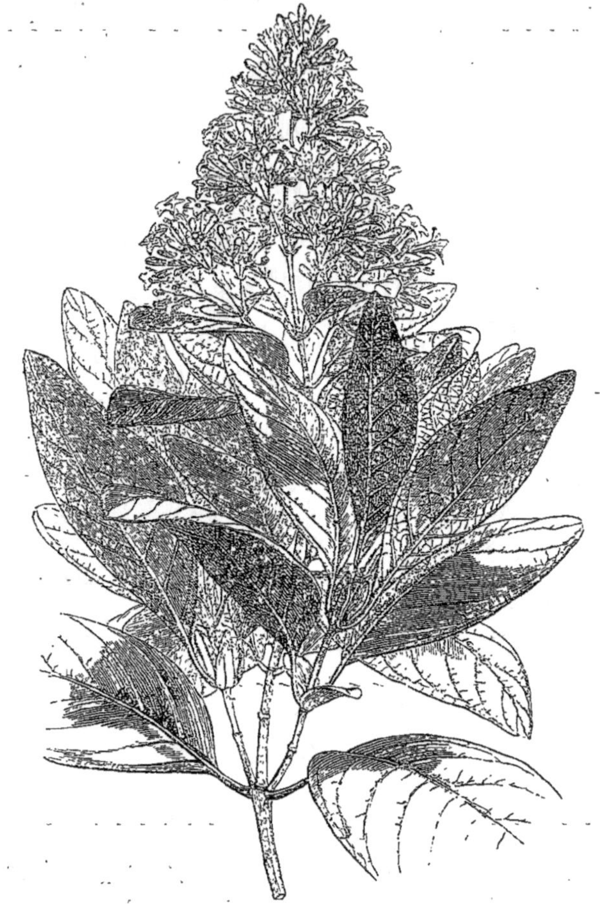

Fig. 5. — CINCHONA CALISAYA.
[*C. Weddelliana*]. — Rameau florifère. (D'après Baillon.)

Pérou, et est maintenant cultivé partout où les conditions de sa culture
sont réalisables, c'est-à-dire où l'on peut avoir une température assez
élevée, constante et une humidité suffisante.

Culture des quinquinas. — La culture du quinquina, ainsi que
je vous l'ai déjà laissé entendre par un rapide historique, a acquis des
proportions telles que la plupart des quinquinas qui viennent en

Europe sont des produits cultivés ; et on a pu arriver, par des artifices de culture dont je vais avoir à vous dire quelques mots, à enrichir dans une proportion considérable les écorces des quinquinas, de telle façon que, maintenant, les exploitations peuvent être dirigées soit en vue d'avoir des écorces extrêmement riches réservées pour l'extrac-

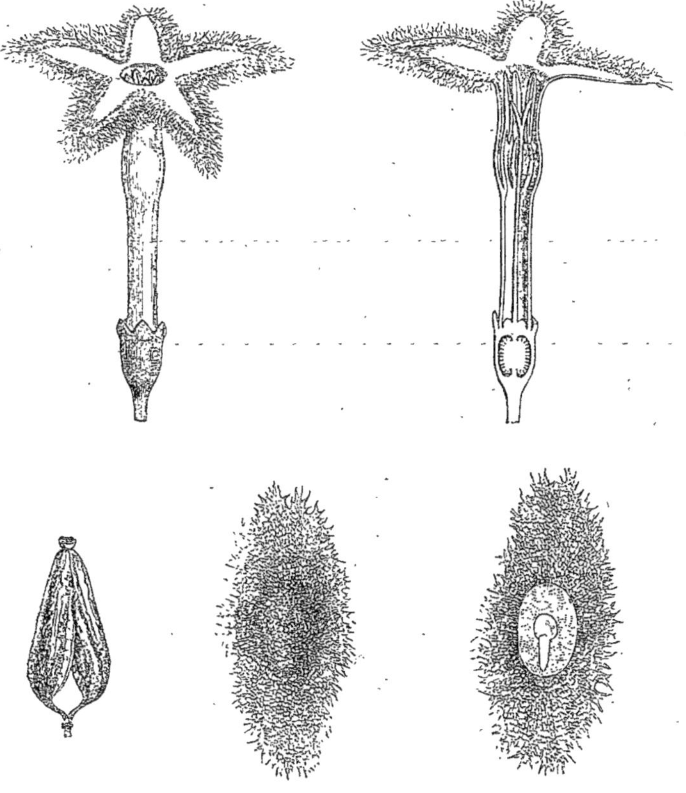

Fig. 6. — CINCHONA CALISAYA.
[*C. Weddelliana*]. — Fleur entière et coupe longitudinale. — Fruit déhiscent. —
Graine entière et coupe longitudinale. (D'après Baillon.)

tion des alcaloïdes, soit en vue d'obtenir des écorces à richesse moyenne que l'on utilise pour les différentes préparations galéniques.

Ainsi que je vous l'ai déjà dit, la culture est impossible en Algérie parce que l'on n'a pas une égalité de température suffisante et surtout parce que le climat est beaucoup trop sec. Le sirocco, en plaine, le froid dans les régions montagneuses, déterminent des conditions absolument préjudiciables à la culture.

Mais, dans les colonies hollandaises ou espagnoles, celles-là mêmes où furent ébauchées les premières tentatives d'acclimatation, les conditions climatologiques sont très favorables, et les essais de culture pratiqués depuis le milieu du xixᵉ siècle ont conduit, par des améliorations successives, à des résultats que l'on peut aujourd'hui regarder comme définitifs et aussi parfaits que possible.

Les procédés employés autrefois par les indigènes de l'Amérique du Sud étaient caractérisés par une insouciance et une imprévoyance telles, que l'on pouvait craindre la disparition complète, à brève échéance, des meilleures et plus riches espèces de quinquina. Déjà, en 1735, Ulloa avait demandé au gouvernement de mettre un terme à cette destruction et de protéger les forêts contre la dévastation des *cascarilleros* qui abattaient les plus beaux arbres ou en enlevaient l'écorce, déterminant sûrement ainsi leur mort par suite de la pourriture ou de l'envahissement par les parasites animaux et végétaux. A propos de son voyage au nord de la Bolivie, en 1845, Weddel écrivait : « Il suffit, évidemment, d'un seul fait pour montrer la diminution constamment progressive des arbres à quinquina; autrefois, on en rencontrait partout aux environs des lieux habités de la région, tandis qu'aujourd'hui, pour trouver un arbre de quelques décimètres de diamètre, il faut, en général, voyager plusieurs journées au sein des forêts. Or, à moins que ces forêts ne soient immenses, ce qui n'est pas, ou que les arbres abattus soient remplacés par d'autres, ce qui, par malheur, n'a lieu que très rarement, comment une exploitation conduite comme celle dont j'ai parlé pourrait-elle trouver à s'alimenter indéfiniment? »

C'est au gouvernement hollandais que revient le mérite d'avoir compris toute l'importance de l'exploitation des quinquinas par la culture; et c'est dans l'île de Java que furent faits les premiers essais sérieux. Le gouvernement britannique ne tarda pas à suivre l'exemple donné.

On a précisément perpétué la mémoire de Pahud, ministre des colonies de Hollande, qui s'intéressa très vivement à ces tentatives d'acclimatation et fut le promoteur de la mission confiée d'abord à Junghuhn, puis à Hasskarl, en donnant à une espèce de *Cinchona* la qualification de *Pahudiana*. De même, le *C. Ledgeriana* rappelle la part prise, dans l'Amérique du Sud, par Charles Ledger à la conservation et à l'amélioration de certaines espèces, remarquables par la richesse de leurs écorces en quinine. C'est grâce aux observations et à la persévérance de savants et d'administrateurs comme Hasskarl, de Vrij, Junghuhn, van Gorkom, Schuhkraft, Moens dans les Indes Néerlandaises, Forbes Royle, Markham, Spruce, Cross, Pritchett, Mac Ivor, Money, Broughton, Lawson, Anderson, Clarke, Wood, Howard, etc., dans les Indes et d'autres colonies britanniques, que les cultures réussirent à ce point qu'aujourd'hui les essais se sont étendus aux colonies françaises, portugaises, et jusqu'aux lieux d'origine des Cinchonas. La Bolivie, la Colombie, le Brésil, le Guatémala, le Mexique s'occupent très activement et très efficacement aujourd'hui de la culture des quinquinas; et il n'est pas jusqu'aux États-Unis où de très heureux essais de plantation n'aient été réalisés dans ces dernières années. On se sert généralement du *C. succirubra* comme support et du *C. Ledgeriana* comme greffe.

De la longue expérience actuellement acquise, un certain nombre de faits ressortent aujourd'hui avec netteté et c'est seulement sur ces points de détail que je veux retenir un moment votre attention, en raison de l'intérêt que ces faits présentent aux points de vue physiologique et biologique.

Les diverses espèces de cinchonas présentent des richesses très différentes quand elles sont soumises aux mêmes conditions ambiantes; mais la richesse en principes actifs d'une seule et même espèce est grandement influencée par certaines conditions telles que : l'altitude, la température moyenne et l'humidité de l'air et du sol, les vents, la lumière. L'altitude dépend elle-même, dans une certaine mesure, de la situation et surtout de la température du pays; et la même altitude, dans un même pays, ne convient pas à chaque espèce. Une altitude plus élevée, une lumière plus intense favorisent la synthèse des alcaloïdes déviant à gauche [quinine, cinchonidine] le plan de la lumière polarisée, tandis que la quantité des alcaloïdes déviant à droite [cinchonine, quinidine] diminue. Les expériences effectuées par Howard à Ceylan sont tout à fait probantes à cet égard, ainsi qu'il ressort de la comparaison des chiffres du tableau suivant, et concordent avec les essais antérieurs de Broughton.

Composition de quelques écorces de quinquinas, d'après Howard
(POUR 1000 PARTIES)

	QUININE	CINCHO-NIDINE	CINCHO-NINE	QUINIDINE	ALCA-LOIDES AMORPHES	TOTAL des ALCALOIDES
CORDILLIÈRE DES ANDES Altitude de 8000 pieds.						
C. Thomsoniana. . .	44,50	2,70	8,20	2,60	7,40	55,40
C. Negra.	54,80	0,00	1,00	Traces	7,80	63,60
C. Pombiana. . . .	44,10	3,40	0,20	Traces	2,60	50,30
C. Tuna.	67,80	4,00	3,80	1,80	4,20	81,60
ALTITUDE						
1800 mètres.	20,60	34,70	6,10	Traces	6,60	68,00
1600 —	17,60	31,70	7,50	—	7,50	64,30
800 —	15,00	8,60	30,60	0,60	11,30	66,10
500 —	4,70	0,50	16,70	3,00	10,60	35,50
CINCHONA SUCCIRUBRA						
Ombre en forêt. . .	11,20	6,10	25,40	9,80		52,50
Culture espacée de 25 pieds.	41,80	11,10	5,00	2,60		60,50

L'âge influe également dans une notable mesure sur la richesse
des différentes écorces ; c'est ainsi qu'une écorce de la même variété,
C. succirubra, cultivée dans la colonie portugaise de Saint-Thomé,
manifeste au bout de deux ans une richesse en quinine de 40,83
p. 1000, au bout de trois ans de 41,21 et au bout de cinq ans de
47,56 ; puis, à partir de cinq à six ans la richesse des écorces reste
stationnaire pendant un certain temps pour décroître ensuite lorsque
les arbres ont atteint l'âge de quinze à seize ans. En moyenne, on
peut dire que, de quatre à dix ans, la richesse augmente et qu'au
delà elle diminue ; d'autre part, pendant cet espace de quatre à dix
ans, l'écorce augmente en épaisseur, et par suite non en richesse
absolue mais en richesse relative pour ce qui est des alcaloïdes.

Composition de quelques écorces de quinquinas.

	QUININE	CINCHONIDINE	CINCHONINE ET ALCALOIDES AMORPHES	TOTAL des ALCALOIDES
CULTURES DE SAINT-THOMÉ [1]				
C. succirubra, 2 ans. . . .	40,83	»	1,64	42,47
» 3 ans. . .	41,21	»	2,24	43,45
» 5 ans. . .	47,56	»	7,24	54,80
CULTURES DE JAVA [2]				
C. Ledgeriana, 12 mois. .	21,80	»	26,40	48,20
— 18 — . .	44,90	»	19,20	64,10
— 21 — . .	51,50	0,40	22,10	74,00
— 24 — . .	69,00	0,70	18,20	87,90
— 36 — . .	96,00	2,10	14,00	112,10
— 48 — . .	104,30	3,00	11,00	118,30
— 60 — . .	106,00	3,00	11,50	120,50

D'ailleurs, ce n'est pas tant de la richesse totale en alcaloïdes qu'il faut tenir compte que de la richesse en quinine et, sous ce rapport, on peut observer des variations considérables : à l'état sauvage, le *Cinchona Pahudiana* renferme en moyenne, pour 1000 parties d'écorce, 2 de quinine et 16 d'alcaloïdes — c'est l'espèce la plus pauvre en alcaloïdes — tandis que le *Cinchona officinalis* titre 17 à 18 de quinine et 44 d'alcaloïdes.

L'amélioration déterminée par les soins apportés à la culture arrive à changer ces quantités relatives dans des proportions assez considérables, mais les questions d'altitude et de lumière ont une importance encore plus grande. Ainsi Broughton avait déjà montré, avant les travaux de Howard, que le *Cinchona peruviana* cultivé à Nediwattam renfermait à peine de quinine et jusqu'à 33 de cinchonine, tandis qu'en le cultivant sur la partie la plus élevée de Dodobetta, la quantité de cinchonine diminuait, alors que le chiffre de la quinine arrivait à atteindre 7 p. 1000.

Mais c'est surtout par la mise en pratique de certains artifices que l'enrichissement en quinine atteint la proportion la plus élevée. Deux méthodes sont aujourd'hui principalement utilisées pour cela : l'une,

1. D'après Moens.
2. D'après van Leersum.

appelée procédé du *moussage*, est due à Mac Yvor, directeur du jardin d'Otokamund, sur la côte du Malabar; la seconde, le procédé du *raclage*, a été préconisée par Moens, à Java.

Voici un certain nombre de tableaux représentant la quantité de quinine, de cinchonine, de quinidine, de cinchonidine et d'alcaloïdes amorphes que l'on peut observer dans différentes espèces de quinquinas : vous pouvez voir que ces chiffres sont très variables les uns par rapport aux autres.

Composition moyenne des principales écorces de quinquinas
(POUR 1000 PARTIES)

CINCHONA		QUININE	CINCHONIDINE	QUINIDINE	CINCHONINE ALCALOIDES AMORPHES
Succirubra	tronc	8 à 14	32 à 51	»	20 à 43
	racines	6 à 11	26 à 42	»	35 à 68
	après moussage.	15 à 43	8 à 22	0 à 6,5	23 à 70
	après raclage. .	23 à 34	22 à 31	»	30 à 52
Calisaya	tronc. . . .	10 à 40	5 à 20	1 à 30	5 à 30
	racines . . .	7 à 25	8 à 15	3 à 5	19 à 35
Jamaïca (Java)		30 à 40	33 à 50	»	5 à 15
Boliviana —		15 à 45	21 à 35	»	3 à 13
Mapiri —		5 à 37	4 à 36	»	5 à 28
Verde —		5 à 14	5 à 26	0	14 à 32
Zamba Merada (Bolivie). .		10 à 22	2 à 10	2 à 12	8 à 14
Microcarpa (Java).		11 à 25	3 à 10	2 à 12	9 à 15
Duras milo —		3 à 22	2 à 10	0	24 à 42
Angelica —		10 à 20	11 à 23	1 à 2	25 à 35
Josephiana	tronc. . . .	2 à 16	1 à 7	1 à 19	11 à 26
(Bolivie)	racines. . .	7 à 16	4 à 13	1 à 5	23 à 37
Ledgeriana	tronc. . . .	40 à 135	5 à 15	1 à 5	2 à 35
(Bolivie)	racines. . .	48 à 83	8 à 25	1 à 8	6 à 20
Hybride (Java).		5 à 12	1 à 55	1 à 5	12 à 35
Robusta (Ceylan).		14 à 40	25 à 70	1 à 3	8 à 45
Pubescens —		8 à 40	15 à 50	1 à 2	5 à 18
Pahudiana	tronc. . . .	1 à 14	5 à 13	Traces	2 à 16
(Pérou)	racines. . .	4 à 18	2 à 13	0 à 2	15 à 48
Hasskar-liana (Pérou)	tronc. . . .	2 à 27	2 à 18	1 à 10	8 à 21
	racines. . .	5 à 27	6 à 22	1 à 3	10 à 35
Caloptera (Pérou).		3 à 19	1 à 13	0 à 2	15 à 48
Micrantha —		Traces	8 à 20	»	25 à 54
Cocola (Java, Bolivie). . .		1 à 5	8 à 15	0	2 à 26
Lancifolia Nouvelle-Grenade	tronc. . . .	4 à 22	11 à 28	»	17 à 30
	racines. . .	13 à 22	22 à 29	»	25 à 30
Pitayensis.		23 à 68	8 à 29	0	48 à 97
Cordifolia (Pérou, Bolivie).		5 à 10	4 à 6	0	35 à 60
Calisaya officinalis	tronc. . . .	17 à 105	5 à 40	0 à 4	2 à 20
	racines. . . .	18 à 52	15 à 25	0 à 12	13 à 35
	après moussage.	48	1	3	13
	après raclage. .	52	0	1,5	7

Mais ceux sur lesquels j'attire surtout votre attention sont ceux relatifs aux analyses de Howard qui vous montrent le bien fondé des observations, relativement à l'action de l'altitude et de la situation, sur la quantité et l'espèce des alcaloïdes, ainsi qu'à l'influence de la lumière sur les différentes écorces : ces analyses ont été publiées par Howard dans un travail très complet, en 1883, à la suite d'études sur les quinquinas qu'il était allé faire sur place à Ceylan et qu'il a complétées à son retour en Angleterre.

L'observation n'avait pas tardé à faire reconnaître que l'ombre augmentait dans une notable mesure la richesse des écorces en principes actifs; et partant de cette observation que plus les feuilles sont développées, c'est-à-dire exposées à la lumière, plus grande est la richesse en alcaloïdes, on eut l'idée d'entourer de mousse les troncs et les grosses branches des quinquinas dans le but de rechercher quel serait l'effet de cet enveloppement et si la quantité d'alcaloïdes ne deviendrait pas plus considérable. Mais on se heurta à une difficulté de pratique : la mousse permettait à des insectes et à d'autres petits animaux de se loger dans l'écorce, ce qui faisait périr les arbres. Alors on chercha à remplacer ce procédé par une autre pratique.

L'expérience avait également appris qu'au bout d'un certain temps les couches extérieures se décortiquaient spontanément et que l'écorce jeune était plus riche en alcaloïdes que l'ancienne; on eut alors l'idée de réaliser cette décortication d'une façon artificielle et le raclage montra que, dans certaines conditions dont la principale est de ne pas attaquer le cambium, c'est-à-dire en respectant la zone génératrice de l'aubier, cette pratique pouvait enrichir en principes actifs les écorces des quinquinas.

Les tentatives effectuées démontrèrent que chez le *C. succirubra* surtout, l'écorce renouvelée après raclage est toujours plus riche en quinine que l'écorce primitive, tandis que la quantité de cinchonidine diminue en même temps.

Des analyses effectuées en 1886 par M. David Hooper ont conduit aux résultats suivants sur des écorces recueillies de douze en douze mois.

	Quinine	Autres alcaloïdes	Total
Ecorce primitive	13,50	58,70	72,20
Une fois renouvelée	24,60	42,20	66,80
Deux —	36,00	39,90	75,90
Trois —	38,70	37,10	75,80

Sur les arbres un peu âgés, le renouvellement de l'écorce donne
de moins bons résultats, comme le montre le tableau comparatif que
voici :

C. SUCCIRUBRA DE 12 ANS.

	Quinine	Total des alcaloïdes
Écorce primitive	24,30	74,10
Écorce renouvelée	27,10	70,10

C. SUCCIRUBRA DE 6 ANS.

	Quinine	Total des alcaloïdes
Écorce primitive	13,40	50,00
Écorce renouvelée	25,40	69,50

Mais les résultats obtenus par le renouvellement ne répondirent
pas aux espérances, car on ne tarda pas à observer que c'est seulement dans les écorces renfermant de la cinchonidine que la quantité
de cette base se trouvait diminuée et remplacée par une proportion
équivalente de quinine, de sorte qu'il paraît exister entre ces deux
alcaloïdes une relation très étroite, déjà mise en évidence par leur
pouvoir rotatoire de même sens. D'autre part, les écorces susceptibles
de donner une augmentation de teneur en quinine sont précisément
celles qui sont employées dans la droguerie et qui n'ont de valeur
que sous forme de tuyaux, comme les écorces du *C. succirubra* par
exemple, tandis que celles du *C. Ledgeriana* servent surtout à l'extraction de la quinine et à la préparation de ses sels, et leur teneur
en quinine n'augmente pas après raclage ; souvent même elle diminue
en raison de la grande formation de liège qui suit l'emploi de cette
pratique. Le raclage est, en effet, beaucoup plus préjudiciable encore
à la santé et au développement de la plante que le moussage, mais
il a été préféré cependant à cette dernière méthode en raison des
difficultés considérables que l'on rencontrait dans sa pratique.

La méthode de Mac Yvor consiste à faire, sur des arbres de sept
ans au plus, des incisions verticales dans l'écorce, à égale distance les
unes des autres et en pénétrant jusqu'au bois. On détache la moitié
de ces bandes, à partir de 10 centimètres du sol jusqu'au point le
plus élevé qu'on puisse atteindre, en ayant soin d'en laisser une
intacte entre deux. On les enlève de l'arbre avec un couteau spécial
et en prenant bien soin de ne pas blesser le cambium. La plaie est
ensuite recouverte par une double couche de mousse qui entoure
tout l'arbre. Environ trois ans après, on retire la mousse pour enlever

les bandes laissées précédemment intactes, tandis que les portions d'écorce jeune sont respectées et réservées pour la récolte suivante. Dans le procédé du raclage ou de Moens, la mince couche d'écorce primitive, composée surtout de tissu fibreux, qu'on laisse volontairement à la surface du cambium, sert à le protéger et rend les mêmes services que la mousse dans le procédé de Mac Yvor. La blessure du cambium ou sa dessiccation empêchent complètement l'écorce de se reformer.

Depuis une soixantaine d'années l'acclimatation des quinquinas a réalisé des progrès considérables; et, dans ces derniers temps surtout, les procédés de culture ont atteint une perfection relative. En 1872, dans la présidence de Madras [Hindoustan anglais], il existait plus de trois millions de pieds de quinquina, les plantations privées ne figurant pas dans ce relevé. Ces plantations de l'État anglais renfermaient des arbres de 9 mètres de hauteur et de 90 centimètres de circonférence; elles couvraient une superficie de 400 hectares. Dans la présidence de Bombay [Inde anglaise], une superficie de plus de 800 hectares était consacrée à cette culture. A partir de 1867, les écorces des plantations de l'Inde furent importées sur le marché anglais. Actuellement, les plantations des Indes néerlandaises, et notamment celles de Java, dépassent encore en importance celles des Indes anglaises, aussi bien pour la superficie des plantations que pour la variété des espèces cultivées. Ceylan, la Jamaïque, l'Australie contribuent aussi pour une large part à l'approvisionnement des marchés européens en écorces de quinquina, de même que les colonies portugaises, notamment Saint-Thomé; j'ai dit déjà que la culture était largement pratiquée dans les pays d'origine des quinquinas, la Bolivie et la Colombie principalement.

Une observation qu'avait faite également Weddel dans son voyage, mais dont il avait tiré des conclusions inexactes, se trouve reproduite encore dans certains ouvrages. Weddel avait cru remarquer que les écorces les plus riches en quinine étaient celles dont le derme se trouvait réduit au liber par suite de l'exfoliation successive des tuniques les plus extérieures ou par leur adjonction au périderme : remarquant, en outre, que les variétés de quinquinas gris sont, pour la plupart, des écorces jeunes des autres espèces, il en avait conclu que la quinine siégeait de préférence dans le tissu cellulaire interposé entre les fibres du liber, tandis que la cinchonine serait plus particulièrement localisée dans le tissu constituant la tunique ou l'enveloppe cellulaire proprement dite.

Les recherches de Howard l'ont amené à des conclusions absolument opposées. Se basant sur une série d'analyses très précises, Howard arriva à démontrer, au contraire, que c'était dans la portion extérieure de l'écorce que se localisait plus particulièrement la quinine, et il basa cette observation sur un grand nombre d'expériences. Le tableau suivant est des plus probants à cet égard.

Howard divisa en deux parties les écorces sur lesquelles il opérait : la première partie, correspondant à la paroi extérieure, était formée par la couche du parenchyme mélangée à quelques fibres corticales ; la seconde partie, correspondant à la paroi intérieure, était constituée par les couches du liber. L'espèce employée pour ces essais fut le *C. lancifolia mutis* : l'écorce, de un demi-pouce d'épaisseur, contenait des cristaux de sels de quinine dans les couches extérieures.

	Quinine	Cinchonine et autres alcaloïdes
Partie externe cellulaire.	11,80	10,20
Partie interne fibreuse	0,00	9,40
Ecorce jeune.	10,70	8,80
Ecorce de un quart de pouce	10,00	9,00
Ecorce de un demi-pouce.	7,10	10,30

Ces résultats furent confirmés d'abord par M. Müller et M. Flückiger, qui avaient obtenu la séparation des portions fibreuse et parenchymateuse par lévigation, le premier au moyen d'un courant d'air et le second au moyen d'un courant d'eau ; puis par M. Carles, qui effectua le dosage de la quinine non seulement dans les couches intérieure et extérieure, mais encore dans la couche médiane : ce dernier put conclure de ses analyses que la proportion de quinine diminue presque régulièrement de la couche extérieure à la couche intérieure.

De nombreuses analyses faites par MM. Broughton, Howard, Moens, montrèrent encore que les alcaloïdes en général, mais plus spécialement la quinine, se rencontrent surtout dans la partie extérieure ou parenchymateuse de l'écorce.

Voici quelques chiffres obtenus par M. Carles avec les écorces de *C. succirubra* et *calisaya* :

		Quinine	Cinchonine et autres alcaloïdes
Succirubra	partie externe..............	22,50	57,50
	liber...................	7,00	53,00
	écorce entière............	20,40	6,48
Calisaya	partie externe............	23,40	4,20
	liber.................	13,20	4,89

L'opinion de Weddel ne doit donc pas être acceptée ; c'est, au contraire, celle de Howard qui est exacte, c'est-à-dire que la quinine est surtout contenue dans la partie extérieure et parenchymateuse de l'écorce. Ces résultats furent, en outre, confirmés en 1897 par des études micro-chimiques très complètes dues à M. Lotsy : c'est la couche cellulaire sous-épidermique de l'écorce primaire qui se montre la plus riche en alcaloïdes.

Mais, à ce sujet, une très intéressante remarque due à de Vrij, un des nombreux observateurs envoyés dans les colonies hollandaises, doit nous intéresser davantage.

D'après les recherches qu'il poursuivit pendant de nombreuses années, de Vrij fut amené à conclure qu'il existait seulement un ou deux alcaloïdes amorphes dans les feuilles de la plante vivante et que ces alcaloïdes, sous l'influence des processus vitaux, se transformaient en alcaloïdes cristallins. Ces alcaloïdes amorphes contenus dans le tissu de la feuille seraient en dissolution dans le liquide cellulaire ; et, portés vers l'écorce, ils s'y déposent sous forme de petits grains amorphes devenant peu à peu cristallins.

Les observations micrographiques de M. Lotsy sont venues confirmer ces déductions des premiers essais de de Vrij. Pour apprécier la valeur de la synthèse des alcaloïdes dans les feuilles, M. Lotsy coupe une feuille le long de la nervure médiane, laissant celle-ci avec l'autre moitié sur l'arbre ; puis, au bout d'un certain temps, il examine la portion du limbe qui est restée adhérente à l'arbre par l'intermédiaire de la nervure médiane et il constate ainsi une notable différence dans la quantité des alcaloïdes. Il suffit quelquefois d'une durée de douze heures pour que la feuille rende tout son contenu d'alcaloïdes qui descendent dans les autres parties de l'arbre : aussi, les tiges des feuilles et l'écorce primaire des jeunes branches sont-elles les parties les plus riches en alcaloïdes, ces régions étant les voies par lesquelles le suc élaboré dans les feuilles chemine dans le reste de la plante.

La quantité d'alcaloïdes qui se forme dans les feuilles est même tellement grande que si la totalité passait dans l'écorce, on aurait des produits d'une teneur infiniment supérieure à celle des écorces les plus riches. Une partie de ces alcaloïdes reste localisée dans la feuille où il est possible de les retrouver après un temps assez long, même si cette feuille, détachée de l'arbre, a été conservée, soit à la lumière, soit dans l'obscurité. Si l'on vient à fixer sur le tronc d'un arbre une feuille ne contenant pas d'alcaloïdes, elle peut recommencer à en élaborer dans un espace de moins de douze heures; et, d'autre part, une feuille coupée et maintenue humide peut encore en former pendant quelques jours : c'est donc évidemment dans le tissu de la feuille que s'effectue la synthèse des alcaloïdes. Il ne serait pas impossible qu'il s'en formât aussi dans l'écorce, mais en bien moindre quantité. Plus les feuilles sont développées, plus grande est la richesse en alcaloïdes. Tout cela est en concordance avec l'influence que nous avons reconnue précédemment à la lumière et à l'altitude.

Cette descente du principe actif des feuilles dans le tronc explique précisément pourquoi les écorces contiennent beaucoup plus d'alcaloïdes dans le bas des arbres que dans les parties supérieures, ces dernières ne faisant que transmettre les alcaloïdes tandis que, dans les parties basses, la transmission cesse et la quantité d'alcaloïdes augmente. En même temps, s'il était nécessaire d'invoquer un pareil argument en présence des résultats tout à fait différents indiqués par les chiffres qui figurent sur les tableaux ci-dessus, ce serait un argument de plus pour montrer l'inanité des classifications basées sur les caractères extérieurs des écorces, telles que celles reproduites dans le grand ouvrage de Weddel, l'ouvrage certainement autrefois le plus complet et le plus remarquable au point de vue de la connaissance des quinquinas. Aujourd'hui, cette *Quinologie* n'a plus de raison d'être, il n'y a plus d'autres divisions à établir que celle sur laquelle je vais revenir dans un moment à propos de la richesse différente des écorces et de leur application à la pharmacie et à l'usage médical : c'est leur richesse moyenne en principes actifs et non leur aspect extérieur qui fait la valeur des écorces et permet de les classer dans telle ou telle catégorie. Il résulte, en effet, de toutes ces observations relatives à la culture et à la formation des alcaloïdes que les caractères sur lesquels on se basait pour établir une classification des quinquinas n'ont plus de raison d'être.

On doit cependant reconnaître que les diverses espèces de *Cinchonas* présentent des différences considérables au point de vue du développement de leur écorce : certaines se font remarquer, dès le début, par une abondante exfoliation de leur surface, tandis que d'autres ne se décortiquent que fort peu, ou bien seulement lorsque l'écorce est déjà vieille. L'aspect extérieur de ces écorces varie donc beaucoup, en raison du plus ou moins grand développement de la couche subéreuse. Une teinte grisâtre plus ou moins foncée caractérise les écorces provenant des jeunes tiges et des branches, tandis que celles récoltées sur des tiges et des rameaux déjà vieux offrent une coloration brune ou rougeâtre plus ou moins intense, notamment quand elles ont été dépouillées de leur portion corticale. Ces colorations n'acquièrent leur intensité complète que sous l'influence de la dessiccation et du contact de l'air. Les écorces présentent seulement une coloration très pâle sur la plante vivante. Certaines colorations sont, cependant, caractéristiques de certaines espèces, ou tout au moins de certains groupes; de sorte que les distinctions établies dès le début par les cascarilleros ne sont pas absolument dépourvues d'intérêt.

On peut rapporter à quatre types les différentes variétés d'écorces de quinquina.

Les quinquinas gris, dont l'écorce se présente le plus généralement sous forme de tubes de 5 à 10 et même 20 millimètres de diamètre, diversement tordus et contournés, d'ordinaire très minces. La coloration de la couche extérieure est brun-noirâtre ou noir-grisâtre, parsemée de taches grises, comme argentée, et souvent de grandes plaques de lichens. La surface est rugueuse, rude au toucher, ridée longitudinalement et sillonnée de crevasses transversales. La face interne est colorée en brun-jaunâtre clair et présente une fine striation. Cette écorce est fragile, et la cassure montre du côté de la face interne des fibres très courtes. Sa saveur est astringente et amère. Elle possède une odeur spéciale aromatique et agréable. Le type de cette variété d'écorces est celle fournie par le *Cinchona officinalis*. Elle est pauvre en alcaloïdes et renferme surtout de la cinchonine et de la quinidine.

Quelques espèces, comme celles fournies par les *C. Huanuco* et

Loxa, sont remarquables par les fentes nombreuses, fines, régulièrement espacées du périderme. Elles renferment en moyenne 15 p. 1000 d'alcaloïdes, sur lesquels il y a de 8 à 10 de quinine.

Quelquefois, on y trouve seulement des traces de quinine, ce qui en fait une sorte de terme de transition entre le type des écorces grises et celui des écorces blanches.

Le **quinquina rouge** se présente sous l'aspect de morceaux aplatis ou recourbés en forme de gouttière, d'une épaisseur dépassant souvent un centimètre et revêtus d'une enveloppe subéreuse, rugueuse et verruqueuse. La couche extérieure revêt une teinte argentée dans les écorces jeunes. La surface interne montre un tissu serré et fibreux; elle est colorée en rouge-brique foncé. La cassure transversale est courte et fibreuse. Le type de cette variété d'écorce est celle fournie par le *Cinchona succirubra*. Elle est assez riche en alcaloïdes et renferme sensiblement autant de quinine que de cinchonine. L'écorce du *C. succirubra* renferme, en moyenne, 25 p. 1000 d'alcaloïdes sur lesquels il y a environ 15 de quinine. Ce type est, en quelque sorte, un terme de transition entre le précédent et le suivant.

Le **quinquina jaune** est le type de l'écorce la plus riche et la plus estimée. Cette écorce se présente soit en morceaux plats, soit en tubes. Les morceaux aplatis sont irréguliers, de dimensions variables, d'épaisseur inférieure à un centimètre, dépourvus de suber et formés presque uniquement de liber. Leur texture est uniforme, compacte; leur densité est assez considérable. Leur coloration varie du jaune-feuille-morte au brun-orange rouillé; on observe quelques taches plus foncées sur la face externe remarquable encore par des dépressions longitudinales que l'on voit caractérisées, dans certains ouvrages, par l'appellation de *sillons digitaux* parce qu'elles ressemblent aux empreintes que laissent les doigts passés sur de l'argile humide. La face interne présente une texture fibreuse et serrée; la cassure transversale est fibreuse. L'écorce en tubes est toujours revêtue d'une couche subéreuse épaisse, rugueuse, sillonnée de crevasses longitudinales et transversales profondes : cette couche subéreuse est colorée en blanc argenté ou grisâtre; elle se détache facilement de la couche moyenne colorée en brun-cannelle. La face interne est colorée en brun-foncé et finement fibreuse. La cassure transversale est fibreuse et très courte. Cette écorce en tubes, lorsque les morceaux sont petits et proviennent de petites branches d'arbres jeunes, peut être facilement confondue avec les écorces grises, notamment avec l'écorce de Loxa. Le type de cette variété d'écorce est celle fournie par le *Cinchona calisaya*. Elle est riche en alcaloïdes parmi lesquels la quinine prédomine : elle renferme, en moyenne, 35 p. 1000 d'alcaloïdes sur lesquels il y a, au moins, 20 de quinine. Elle est riche également en sels solubles de calcium, et la décoction aqueuse précipite par addition de sulfate de sodium.

Les écorces des *C. calisaya, Ledgeriana, javanica*, sont ordinairement réservées pour la confection des préparations officinales, tandis que celles des *C. pitayensis, lancifolia*, sont utilisées pour l'extraction des alcaloïdes : l'écorce des racines des jeunes arbres de deux à quatre ans arrive en effet à renfermer jusqu'à 120 et 150 p. 1000 d'un mélange d'alcaloïdes très riche en quinine.

Un quatrième et dernier type est celui des écorces blanches remarquables surtout en ce qu'elles renferment des alcaloïdes différents de la quinine : on les reconnaît à leur épiderme uni, non fendillé, de couleur argentée, adhérent à la couche corticale. L'écorce des *Remijia* serait le type de cette variété; car il paraît fort probable que l'on a confondu sous la dénomination d'écorces blanches celles d'espèces voisines des quinquinas dont les principes actifs, de nature alcaloïdique, présentent avec la quinine des liens aussi étroits que leur parenté botanique. Jusqu'alors, ces écorces blanches ne sont pas utilisées en médecine.

Parmi ces écorces blanches, il convient de mentionner spécialement celles des *Remijia*, dont une étude attentive a été faite dans ces dernières années par MM. Triana, O. Hesse, et d'où M. Arnaud a isolé, en 1881, la *cinchonamine* et MM. Paul et Cownley, à peu près à la même époque, la *cupréine*. La cinchonamine, mélangée à la cinchonine, existe dans le *Remijia purdicana* [environ 15 à 20 p. 1000 de cinchonamine et 7 à 10 de cinchonine]; tandis que la cupréine se rencontre dans le *Remijia pedunculata* (*Quina cuprea*), mélangée à de la quinine et à de l'homoquinine. D'après Hesse qui, contrairement à Howard, pense que la formation de la quinine dans les végétaux est absolument indépendante de celle de la cinchonidine, ce dernier alcaloïde ne se trouverait jamais dans les écorces de cuprea.

C'est également dans ce groupe que l'on devrait ranger les écorces appelées autrefois FAUSSES ÉCORCES DE QUINQUINA et appartenant aux genres voisins *Buena, Cascarilla, Ladenbergia*, si l'on s'en tenait uniquement à leur structure, car les caractères microscopiques de ces écorces sont les mêmes que ceux des écorces de quinquinas, bien que leur aspect extérieur soit très différent. Et je fais ici cette remarque, seulement pour insister sur l'inanité de certains caractères, la structure microscopique, par exemple, auxquels on ajoutait autrefois une importance capitale, alors qu'ils ne peuvent permettre en aucune façon d'émettre une opinion certaine sur la valeur d'une écorce, soit au point de vue de l'emploi médicamenteux, soit au point de vue de l'extraction des alcaloïdes.

Dans tous les cas, le seul point qui permet d'être fixé actuellement sur la valeur médicamenteuse d'un quinquina, est le titrage et la détermination des alcaloïdes que l'écorce de ce quinquina renferme. Il est évident, en effet, que la valeur, non seulement commerciale mais encore thérapeutique, d'une écorce déterminée est surtout fonction de la quantité et de la nature des alcaloïdes contenus dans cette écorce, alcaloïdes qui ont tous un intérêt plus ou moins immédiat relativement à l'action physiologique qu'ils peuvent exercer.

Composition immédiate des écorces. — Un mot maintenant, Messieurs, de la composition immédiate des écorces.

Le premier observateur qui se soit occupé de rechercher quel pouvait être le principe rendant les écorces de quinquina actives au point de vue médicamenteux, paraît être le comte Claude de la Garaye qui, dans sa *Chimie hydraulique pour extraire les sels essentiels des végétaux, animaux et minéraux avec l'eau pure*, publiée en 1745, fit connaître sous le nom de *Sel essentiel de La Garaye* un extrait sec de quinquina que les recherches ultérieures de Hermbstadt, de Berlin, en 1785, montrèrent comme constitué principalement par un mélange de principes astringents et de sels de calcium et de potassium.

En 1790, C. A. Hoffmann, pharmacien à Leer, dans le Hanovre, isola de ce sel essentiel un acide dont il décrivit quelques propriétés, qu'il appela *chinasäure* et qui fut, un peu plus tard, étudié plus complètement sous le nom d'*acide quinique* par Vauquelin, et dont la composition fut définitivement établie, en 1830, par Liebig.

A cette époque, c'était seulement au moyen de l'épuisement à l'aide de liqueurs aqueuses ou alcooliques que l'on tentait d'extraire les principes actifs; et l'on considérait comme tels les mélanges de substances salines, résineuses, gommeuses, extractives, etc., que ces procédés permettaient d'isoler. Tels furent les résultats obtenus par Buquet et Cornette qui, en 1779, arrivèrent à extraire de la poudre de quinquina une substance résineuse, une substance terreuse et un sel essentiel auquel ils attribuèrent la propriété thérapeutique de ces écorces : plus tard, on reconnut encore que ce sel essentiel n'était pas autre chose que du quinate de chaux. En 1790, Fourcroy, reprenant et dirigeant cette étude dans le sens des recherches qu'il effectuait alors sur les principes médicamenteux, arriva à séparer une substance résiniforme et une matière colorante rouge particulière qui est le *rouge cinchonique*.

En 1800, Westring fit remarquer que la plupart des écorces des quinquinas, les plus actives tout au moins, renfermaient une matière tannante et que c'était à cette matière tannante, dont il définissait la qualité en l'appelant *vis coriaria*, qu'il fallait attribuer la propriété fébrifuge ; en quoi il était absolument dans l'erreur. A la même époque, un pharmacien de Lyon, Deschamps, prépara un *sel essentiel fébrifuge* qui fut reconnu plus tard constitué par du quinate de chaux et qui n'était, par conséquent, que la reproduction du sel essentiel de Buquet et Cornette.

En 1802, Armand Séguin montra que les écorces des quinquinas les plus actifs précipitaient abondamment par le tannin et la noix de galle, tandis que les écorces des quinquinas moins actifs ou inertes précipitaient seulement par le sulfate de fer et par la gélatine. Il déduisit de ses recherches que le principe fébrifuge était précipité par le tannin et qu'il existait dans les quinquinas une substance tannante analogue ou même plus ou moins identique à celle contenue dans l'écorce de chêne.

Cette expérience, que nous interprétons avec une très grande facilité aujourd'hui, fut interprétée d'une façon bien fâcheuse par Séguin ; je dis bien fâcheuse au point de vue surtout de la gloire qu'il aurait pu tirer de l'interprétation exacte de ce phénomène. Il semble en effet extraordinaire que Séguin, après avoir touché de si près la vérité, s'en soit éloigné pareillement. Si, après ces essais préliminaires, il avait cherché à isoler le principe actif du précipité produit par le tannin ou la noix de galle, peut-être n'aurait-il pas laissé à un autre la gloire de la découverte du premier des alcaloïdes.

Mais c'était alors l'époque du blocus continental, l'écorce de quinquina ne pouvait pour ainsi dire plus parvenir en France.

Séguin fut hanté par cette idée que, le principe fébrifuge étant précipité par le tannin, puisque la gélatine était aussi précipitée par le tannin elle devait pouvoir remplacer le principe fébrifuge du quinquina, et il proposa de substituer la gélatine au quinquina dans le traitement de la fièvre intermittente. Ce fait montre comment une conclusion, en apparence logique, peut faire perdre à un observateur de la valeur de Séguin le fruit des longues et minutieuses expériences qu'il avait entreprises auparavant.

En 1803, Vauquelin effectua des analyses immédiates des différentes écorces et les notions acquises par ses recherches furent beaucoup plus intéressantes. Il perfectionna les connaissances relativement à l'acide quinique qu'il étudia et qu'il démontra être le principe des sels essentiels de La Garaye, de Buquet et Cornette et de Deschamps; et en même temps, il montra que ce n'était pas à cette substance qu'il fallait attribuer l'action fébrifuge due, en réalité, à une *matière résinoïde* contenue exclusivement dans les bons quinquinas. Mais, comme Séguin, il ne poussa pas plus loin ses recherches et n'arriva pas à isoler la quinine.

Plus tard, dans le *Journal de Pharmacie* de 1815, Pfaff consigne les résultats d'un examen approfondi auquel il a soumis la substance résinoïde. Il montre que ça n'est pas un principe simple et qu'elle est engagée dans des combinaisons particulières, puisque, bien qu'elle soit soluble dans l'eau et dans l'alcool, elle ne peut être isolée directement par ces dissolvants. Il pense que la substance précipitable par l'infusion de noix de galle — ce sont précisément les alcaloïdes — est la véritable cause de l'amertume du quinquina, et que la substance formant un précipité avec la gélatine diffère complètement de ce principe amer qui serait constitué par cette modification du tannin colorant en vert les sels ferriques, tannin que l'on rencontre dans quelques mauvaises espèces de quinquina ne contenant pas de principe amer.

A la même époque, en 1803, Duncan (d'Edimbourg), serrant la question de plus près, démontra qu'en précipitant une décoction de quinquina calisaya par une infusion de noix de galle, on obtenait un précipité dans lequel l'action fébrifuge était de beaucoup exaltée, c'est-à-dire dans lequel se trouvait condensé le principe actif, ce que nous appellerions maintenant l'alcaloïde : il donna à cette substance le nom de *Cinchonin*.

Puis, en 1809, Reuss (de Moscou) signala une substance faiblement alcaline à laquelle il donna, en raison de ses propriétés organoleptiques, le nom d'*Amer cinchonique*; il retrouva la substance mise en évidence par Fourcroy sous le nom de rouge cinchonique, prépara un cinchonate de chaux identique avec le quinate de Vauquelin et reconnut la présence du tannin déjà signalée par Séguin; les principes *muqueux* et *ligneux* complétaient les éléments que ses tentatives d'analyse immédiate lui avaient permis d'isoler des écorces de quinquina.

En 1810, Gomez (de Lisbonne), médecin de la Marine espagnole, montra qu'une solution de potasse agissant sur la solution aqueuse de l'extrait hydro-alcoolique de quinquina laissait précipiter une matière résineuse à laquelle il donna le nom de *Cinchonino* et à laquelle il attribua la propriété fébrifuge : ce cinchonino était, d'après lui, constitué par une résine. Ces recherches furent complétées par Laubert, qui montra que l'on pouvait exalter les propriétés médicamenteuses de cette substance en la purifiant au moyen de redissolutions et de précipitations successives jusqu'à ce que l'on obtienne une résine entièrement blanche et pure.

Les propriétés basiques de ce cinchonino furent étudiées par Houton-Labillardière, dans le laboratoire de Thénard; et c'est du produit ainsi obtenu que, en 1820, Pelletier et Caventou montrèrent que l'on pouvait séparer deux alcaloïdes distincts qui reçurent le premier le nom de *cinchonine*, le second celui de *quinine*. Cette fois, la composition et les propriétés des principales bases alcaloïdiques des quinquinas étaient définitivement fixées.

En 1833, Ossian Henry et Delondre isolèrent d'une variété d'écorce une substance alcaloïdique différant un peu de la quinine et pour laquelle ils proposèrent l'appellation d'*hydrate de quinine*. Vingt ans plus tard, en 1853, Pasteur fixa définitivement la constitution et les propriétés de la *Quinidine*, dont l'étude avait été déjà ébauchée par Winckler en 1844 (mais ce savant avait désigné par cette appellation la *Cinchonidine* vraie), et il démontra son identité avec un certain nombre de prétendues modifications de la quinine signalées jusqu'alors. On s'accorde généralement à reconnaître que l'hydrate de quinine d'Ossian Henry et Delondre doit être identifié avec cette quinidine, bien que cela ne puisse être absolument prouvé, aucun échantillon de la base primitive ne permettant de faire la comparaison.

Les travaux de Pasteur amenèrent à cette conclusion que la quinine et la cinchonine sont accompagnées, dans les écorces de quinquinas, par deux isomères, la *Quinidine* et la *Cinchonidine*, et que deux autres isomères, la *Quinicine* et la *Cinchonicine* peuvent encore se former, aux dépens des quatre bases précédentes, sous l'influence de la chaleur et des acides.

La *Paricine* est un alcaloïde isolé en 1845 par Winckler d'une écorce de faux quinquina, *Buena hexandra*, et que l'on a retrouvé depuis dans des écorces de *Cinchona succirubra*.

L'*Aricine*, la *Cusconine* ont été rencontrées dans des écorces de qualité inférieure, notamment le *Cinchona pubescens*, var. *Pelletieriana*. Ces alcaloïdes ont été étudiés par Hesse en 1877. Le même savant avait isolé, en 1872, la *Quinamine* de l'écorce du *C. succirubra* et, en 1870, la *Paytine* dans une écorce blanche de provenance incertaine. Je tiens à appeler, en passant, votre attention sur ce point, c'est que la formule de l'Aricine en fait un isomère de la brucine; et cependant, rien dans leurs propriétés physiologiques n'autorise un pareil rapprochement.

La *Cupréine* a été isolée des Remijià par MM. Paul et Cownley, en 1881. Les recherches de Grimaux et Arnaud ont montré que la quinine est l'éther méthylique de la cupréine; et on a signalé la présence, dans quelques écorces, d'un alcaloïde constitué par une combinaison moléculaire de cupréine et de quinine et auquel on a donné le nom d'*Homoquinine*.

La *Cinchonamine*, isolée en 1881 par M. Arnaud, paraît, ainsi que je vous l'ai déjà dit, ne se rencontrer que dans le Remijia purdieana : c'est un alcaloïde énergiquement toxique, comme nous le verrons plus tard.

Enfin, pour terminer ce qui a trait à l'énumération des composés alcaloïdiques provenant des écorces de quinquina, je mentionnerai une substance à laquelle Sertuerner donna, en 1829, le nom de *Quinoïdine* et qui paraît n'avoir été qu'un mélange des divers alcaloïdes contenus dans les écorces ayant servi à sa préparation. Depuis cette époque, d'ailleurs, la dénomination de quinoïdine a toujours servi à désigner des mélanges, plus ou moins purs et nettement déterminés, des divers alcaloïdes des quinquinas.

Le tableau que je mets en ce moment sous vos yeux énumère les divers principes immédiats que l'analyse chimique a permis d'isoler des écorces qui vont incessamment faire l'objet de nos études quant à leur action physiologique.

Composition chimique des écorces de quinquinas.

ALCALOÏDES.

Quinine $C^{20}H^{24}Az^2O^2$
Cinchonine $C^{19}H^{22}Az^2O$ } et leurs isomères.
Quinamine $C^{19}H^{24}Az^2O^2$.
Cinchonamine $C^{19}H^{24}Az^2O$.
Paytine $C^{21}H^{24}Az^2O$. H^2O.
Paricine $C^{16}H^{16}Az^2O^2$.
Cusconine $C^{23}H^{26}Az^2O^6$. 2 H^2O (et isomères).
Aricine $C^{23}H^{26}Az^2O^4$.
Homoquinine $C^{39}H^{46}Az^4O^4$.
Cupréïne $C^{19}H^{22}Az^2O^2$. H^2O.
Hydroquinine $C^{20}H^{26}Az^2O^2$.
Diconquinine $C^{40}H^{46}Az^4O^3$.
Hydrocinchonine $C^{19}H^{24}Az^2O$.
Oxycinchonine $C^{19}H^{22}Az^2O^2$.
Chairamine $C^{22}H^{26}Az^2O^4$.

ACIDES.

Quinique $C^7H^{12}O^6$ [non exclusif aux écorces de quinquinas].
Quinotannique $C^9H^{13}O^6$ (?).
Quinovique $C^{24}H^{38}O^4$.

GLUCOSIDES.

Quinovine $C^{30}H^{48}O^8$ [dextrogyre : combinaison d'acide quinovique et de mannitane].
Rouge cinchonique.

ALCOOLS.

Cinchol $C^{20}H^{34}O$ [lévogyre ; alcool voisin de la cholestérine. Il est accompagné de ses isomères, cupréol et québrachol : le cupréol existe en plus grande quantité dans les écorces de cuprea, le cinchol prédomine dans les écorces de quinquinas vrais, le quebrachol n'a été rencontré jusqu'ici que dans les écorces du C. Ledgeriana].

MATIÈRES COLORANTES.

Jaune, verte, rouge.

MATIÈRES GRASSES.

Solide, liquide.

HYDRATES DE CARBONE.

Gomme, Amidon, Ligneux.

Mais cette composition fort complexe peut être résumée plus utilement pour nous. En nous tenant seulement au point de vue de la pharmacologie et de l'emploi thérapeutique, nous pouvons dire que ce qui distingue les écorces grises, c'est la prédominance des principes astringents et de la cinchonine ; tandis que dans les écorces rouges la masse des alcaloïdes, en même temps qu'elle devient plus considérable, est constituée par un mélange à peu près à parties égales de quinine et de cinchonine, la proportion des principes astringents restant elle-même assez élevée ; dans les écorces jaunes, c'est la quinine qui prédomine, la cinchonine et les autres alcaloïdes y existant seulement en proportions faibles et variables et la quantité des principes astringents étant moindre que dans les espèces précédentes ; enfin, les écorces blanches sont caractérisées par la présence de l'aricine, de la cupréine, de l'homoquinine et des alcaloïdes autres que la quinine et la cinchonine.

IVᵉ LEÇON

ABSORPTION ET ÉLIMINATION DE LA QUININE.
DIFFUSION ET TRANSFORMATIONS DANS L'ORGANISME.

Avant d'aborder l'étude physiologique proprement dite de la quinine et des autres alcaloïdes existant dans les quinquinas, il y a un certain nombre de questions préliminaires qu'il est très intéressant d'éclaircir, relativement à la façon dont la quinine peut circuler dans l'économie, à son mode d'administration et à sa dissociation dans l'organisme, à la rapidité de l'absorption et de l'élimination. C'est à l'étude de ces quelques points que nous allons consacrer cette leçon.

Comme je crois vous l'avoir déjà dit, la quinine est soluble dans les acides, insoluble dans les alcalis ; par conséquent, absorbable seulement, lorsque, dans l'économie, elle se trouve au contact de milieux acides : il en résulte que, pourvu qu'il soit normal, l'estomac est la voie notablement préférable pour l'absorption des sels de quinine. D'ailleurs, l'absorption de cet alcaloïde et sa pénétration dans l'organisme sont démontrées par sa présence dans le sang et dans les sérosités. Je dois même, à ce sujet, vous présenter quelques observations qui, comme vous allez le voir, ne manqueront pas d'intérêt, tout au moins lorsqu'il s'agira de préciser les conditions dans lesquelles la quinine peut se trouver dans l'économie, les circonstances dans lesquelles cet alcaloïde peut se trouver dans le sang.

Nous verrons, en effet, que, pour le traitement du paludisme notamment, on a été amené par ces observations à des conclusions intéressantes et très précises permettant de délimiter très exactement le moment auquel il convient d'administrer la quinine pour qu'elle produise son maximum d'action dans le traitement des fièvres.

Tout d'abord, la solubilité des sels de quinine dans les différents véhicules est très variable. Lorsque nous ferons l'étude chimique de la quinine et de ses principaux sels, je vous indiquerai leur solubilité dans l'eau et les différents milieux, mais, dès aujourd'hui, je veux vous soumettre quelques vues intéressantes et qui sont à retenir, au point de vue de l'absorption et de la dissociation dans l'économie des sels de quinine.

La solubilité de ces sels est très différente, non seulement dans l'eau, mais encore dans les diverses solutions salines analogues au sérum sanguin. Ainsi, les sels les plus solubles, le bromhydrate et le chlorhydrate, précipitent abondamment lorsque l'on met leur solution saturée en présence du sérum sanguin ou d'un liquide artificiel répondant, autant que possible, à la composition de ce sérum sanguin. Au contraire, le sulfate qui est fort peu soluble — puisqu'il faut 780 grammes d'eau pour en dissoudre 1 gramme —, voit sa solubilité notablement accrue dans les mêmes conditions. C'est là un point assez intéressant lorsqu'il s'agit d'interpréter la façon dont les sels de quinine peuvent circuler dans l'économie.

Mais il y a un autre point, intéressant aussi, celui relatif à l'influence exercée par l'acide carbonique sur la solubilité de ces sels. Il est incontestable que, dans le sang, les sels de quinine se trouvent en présence d'un milieu de constitution acide, malgré sa réaction alcaline; ils se trouvent aussi en présence d'acide carbonique en excès; dans ces conditions, la solubilité des divers sels semble très différente; et, grâce aux expériences que l'on peut faire *in vitro*, on acquiert la certitude que cette solubilité, dans le sang vivant, est très différente de ce qu'elle est dans les liquides plus ou moins analogues que l'on peut préparer artificiellement.

D'autre part, les sels à acide organique, et plus particulièrement le lactate, sont plus facilement solubles dans le sérum sanguin, surtout en présence de l'acide carbonique sous pression, qu'ils ne le sont dans les liquides artificiels présentant une composition plus ou moins analogue à celle de ce sérum. Il se manifeste cependant, à ce point de vue, un phénomène assez remarquable et qui, pour le moment, n'est pas susceptible d'explication. Lorsque l'on cherche à réaliser la solubilisation du lactate de quinine dans du sérum artificiel et sous l'influence de l'acide carbonique en excès, on voit qu'il se forme bientôt une masse comme gélatineuse qui reste en suspension dans la liqueur sans se dissoudre. A la pression ordinaire, la solubilisation ne s'opère qu'à la longue. C'est là un phénomène différent de ce que l'on observe dans le sang vivant où cette précipitation ne se fait pas, sans quoi les injections intra-veineuses de lactate de quinine devraient donner lieu à des embolies mortelles pour les animaux. Or, de toutes les combinaisons solubles de la quinine, le lactate est celle avec laquelle on réussit le mieux; chez les animaux, les injections intra-veineuses. On peut donc dire que, dans le sang à l'état normal, l'acide carbonique joue un rôle très important pour la solubilisation des sels de quinine, rôle que les expériences de laboratoire ne permettent pas encore d'expliquer convenablement.

Je vous ai dit que le sulfate et les autres sels peuvent circuler facilement dans le sang à cause de la constitution chimique acide du milieu sanguin, révélée par l'existence des bicarbonates, bien que sa réaction soit alcaline; et la preuve est que, dans ce même milieu, vous savez qu'il existe des phosphates de calcium et de magnésium qui ne seraient pas maintenus à l'état de dissolution sans cette particularité du milieu chimique acide. D'ailleurs, c'est pour cette raison que toutes les solutions de sels d'alcaloïdes peuvent circuler dans le milieu sanguin sans être décomposées, sans être précipitées comme elles le sont dans des solutions simplement alcalines.

Dans ces dernières années, une combinaison fort intéressante a été signalée par M. Torozyi : c'est un albuminate de quinine, renfermant 56 p. 100 d'alcaloïde. Cette combinaison présenterait le grand avantage, outre sa stabilité, d'être facilement soluble dans l'eau, dans l'alcool, dans les solutions salines et dans les liqueurs faiblement alcalines ainsi que dans les liqueurs acidulées avec de l'acide chlorhydrique ou de l'acide lactique. L'addition d'acide sulfurique à sa dissolution précipite de l'albumine. Ce composé se formerait par réaction de l'albuminate sodique sur le sulfate de quinine.

D'ailleurs, l'intervention de l'albumine dans la solubilisation des sels de quinine et leur circulation dans le milieu sanguin peut être facilement démontrée. La quinine récemment précipitée par un alcali minéral de la solution d'un de ses sels est assez facilement soluble dans une solution d'albumine d'œuf, surtout en présence de certains sels tels que sulfate ou chlorure de sodium. La dissolution peut ensuite être rendue légèrement alcaline ou acide sans que l'albumine ou l'alcaloïde en soient séparés, et cette constatation permet de résoudre la difficulté de la solubilisation et de la circulation de la quinine dans les diverses humeurs de l'économie. Je me suis servi de ce procédé de solubilisation pour entreprendre une étude sur les métamorphoses subies par la quinine dans l'organisme animal ou sous l'influence de certains processus vitaux.

Absorption. — Lorsque l'on recherche la façon dont les sels de quinine sont absorbés dans l'organisme, on voit que cette absorption est, en général, d'autant plus rapide que le sel est plus soluble et que la dose administrée en une seule fois a été plus considérable. Ces faits résultent avec certitude des recherches qui ont été effectuées d'abord par Lannaux et Follin, puis par Ossian Henry et Fordos.

Lannaux et Follin ont démontré, les premiers, la présence de la quinine circulant dans le sang des individus auxquels elle avait été administrée. Cela fut encore mis en évidence, d'une façon précise, par les recherches de Piorry et Lavallée, qui ont signalé et étudié l'élimination urinaire de la quinine; et enfin, cela a été tout à fait nettement déterminé par les recherches de Briquet et Quévenne, sur lesquelles je vais vous donner quelques renseignements plus circonstanciés.

La présence certaine de la quinine dans le sang des individus auxquels elle avait été administrée montre donc la vérité du fait sur lequel j'appelais tout à l'heure votre attention, à savoir que la quinine conserve, dans une certaine mesure, sa solubilité dans le sang; et cette conservation ne peut être interprétée que grâce à la constitution acide du milieu sanguin. Il est très probable, comme l'ont pensé Briquet et Quévenne, que les sels de quinine circulent dans le sang à l'état de bicarbonate solubilisé par l'acide carbonique en excès.

Lorsqu'il s'agit de l'ingestion, la quinine se trouve solubilisée par le fait de l'acidité du suc gastrique. Arrivée dans l'intestin, elle se trouve dans un milieu à réaction alcaline qui devrait précipiter, en totalité ou en proportion plus ou moins considérable, la quinine existant dans le sel dissous; mais elle arrive à être également absorbée à l'état de bicarbonate de quinine avec une assez grande rapidité, car, lorsque l'on administre des doses médicamenteuses, il est en général impossible de constater la présence de la quinine dans les matières fécales. Il faut donc que la quinine, qui aurait dû être précipitée dans le milieu alcalin intestinal, se trouve solubilisée et absorbée pour circuler dans l'organisme. Ce milieu intestinal est, d'ailleurs, comme le milieu sanguin, de constitution acide malgré sa réaction alcaline, et capable également de tenir en dissolution des sels, minéraux ou autres, qu'une simple liqueur alcaline précipiterait.

Ce que je vous disais tout à l'heure, relativement à la différence de solubilité des sels de quinine dans le sérum et les diverses solutions salines, fait qu'il est assez important de songer aux différents sels que l'on doit administrer selon la voie à laquelle on va recourir. Par la voie d'ingestion, par la voie buccale, on doit utiliser certains sels de préférence à d'autres qui devront être choisis au contraire lorsque l'on voudra avoir recours à la voie hypodermique.

La réaction que je vous montrais tout à l'heure, lorsque l'on met du sulfate de quinine en présence de sérum sanguin, prête à des considérations importantes. Il ne faut pas envisager seulement la constitution acide du milieu ou la réaction alcaline, mais tenir compte de la nature des sels en dissolution ainsi que des réactions secondaires qui peuvent s'opérer dans ces milieux. Ainsi les solutions des sels de quinine sont précipitées par la solution de phosphate sodique; et ça n'est pas du phosphate de quinine qui se précipite, mais bien de l'hydrate. Et ce qui nous intéresse bien davantage, c'est que ce précipité, même après avoir été filtré et bien débarrassé par lavage des sels alcalins qui pouvaient l'imprégner, cet hydrate de quinine est assez facilement soluble dans des solutions d'acide carbonique ou d'albumine, et encore mieux des deux réunies. Cela permet précisément d'expliquer la solubilisation de sels fort peu solubles, comme le sulfate et le tannate, et de comprendre comment ils arrivent à pouvoir circuler dans l'économie. Il en résulte que l'interprétation de Briquet, qu'en raison de sa solubilité plus considérable dans le sérum sanguin, le sulfate était le sel qu'il fallait donner de préférence, cette interprétation, qui paraît absolument évidente au premier abord, n'est pas exacte, attendu que, dans le milieu sanguin, le sulfate de quinine se trouvera toujours dans un milieu relativement alcalin au sein duquel se fera la précipitation, la double décomposition et la redissolution que je viens de vous signaler; et ce n'est que grâce à la présence de l'albumine du sérum et de l'acide carbonique en excès que la quinine pourra être solubilisée et circuler dans l'organisme.

Si l'on s'adresse à la voie hypodermique, un certain nombre de sels seront plus heureusement utilisés que d'autres; à ce point de vue, les plus facilement solubles et diffusibles seront le chlorhydrate

et le bromhydrate; ou encore le sulfate dissous dans une solution de sel
marin; la solubilité du sulfate étant plus grande dans une solution de
chlorure de sodium à 7 p. 1000 que dans l'eau pure, on aura encore
là un bon moyen pour utiliser l'action thérapeutique de la quinine.
Quel que soit le procédé qui ait été employé pour introduire la quinine dans l'organisme, nous aurons occasion de vérifier, par l'étude
physiologique, qu'elle exerce une action élective sur certains organes,
notamment sur les centres nerveux, le cœur et la rate.

Élimination. — L'élimination des sels de quinine a lieu à peu
près par toutes les humeurs de l'économie, mais avec une intensité
fort différente. On a retrouvé de la quinine dans les larmes, le lait,
la salive, la sérosité hydropique, le mucus bronchique, la bile et les
urines. De tous ces liquides, l'urine est certainement celui dans
lequel la quinine se retrouve en quantité plus considérable; et c'est
aussi celui qui permet le mieux de juger de l'absorption et de l'élimination de la quinine.

Ainsi que je vous le disais tout à l'heure, c'est aux recherches de
Lannaux et Follin que l'on doit les premières observations relatives
à ce sujet; et il résulte de leurs recherches que la quinine peut être
retrouvée dans le foie environ six heures après l'ingestion. Piorry
et Lavallée, qui se sont occupés surtout de son élimination par la voie
urinaire, ont reconnu que cette voie était la plus importante. La
quinine apparaîtrait dans l'urine dix minutes environ après l'ingestion. Ainsi qu'il résulte des recherches de Piorry et Lavallée, confirmées depuis par celles de Briquet et Quévenne, le maximum de l'élimination se fait au bout d'environ six heures; et, dans l'espace de
douze heures, plus de la moitié de la quantité de quinine qui doit
s'éliminer par l'urine a été expulsée par cette voie; il n'y en a plus
que des traces à peine au bout de quarante-huit à soixante heures. Ce
dernier résultat s'applique à ce qui regarde les doses variant de 30 à
150 centigrammes, donnés en une seule fois, c'est-à-dire ce que l'on
pourrait appeler les doses moyennes ou fortes. Lorsqu'il s'agit
d'absorption quotidienne pendant un certain temps, on constate que
plus de 50 p. 100 de la quinine se trouve éliminée par l'urine; et
que le tiers seulement de la quinine est éliminé par cette voie si la
dose est réfractée de manière que l'absorption ne soit renouvelée que
tous les trois jours.

Les recherches de Briquet, principalement, et celles de Quévenne, ont permis de se faire, relativement à la valeur de l'absorption et de l'élimination de la quinine, une idée absolument précise et exacte. Ces recherches de Briquet, qui ont été reproduites dans un ouvrage fort important paru en 1849 sous le titre de *Traité thérapeutique du quinquina et de ses préparations*, peuvent être synthétisées dans quelques tableaux que j'ai fait représenter ici et que je vais vous interpréter.

Cette évaluation de la valeur et de l'activité de l'absorption des sels de quinine peut être jugée, d'abord, par l'apparition de certains phénomènes remarquables que la quinine exerce sur le système nerveux et qui démontrent avec netteté le commencement d'action physiologique exercée par la quinine; elle peut être déterminée, d'autre part, par la valeur et le coefficient d'élimination urinaire.

Les phénomènes dévoilés par l'action exercée sur le système nerveux consistent surtout en titubation, vertiges, affaiblissement de la vue, dilatation pupillaire et stupeur, tous phénomènes que nous examinerons plus attentivement lorsque nous étudierons l'action exercée sur le système nerveux, mais ils peuvent être déterminés dans des espaces de temps fort différents : A. Immédiatement, lorsque l'introduction de la quinine a été faite par voie d'injection, soit dans les artères carotides, soit dans les veines jugulaires; et on constate alors que ces phénomènes acquièrent tout de suite leur maximum d'intensité; — B. On ne les observe qu'après quelques minutes lorsque la quinine a été introduite par voie d'ingestion, et à condition que la dose soit assez forte, égale au moins à 60 centigrammes, et ingérée en une seule fois; — C. Ces mêmes phénomènes n'apparaissent que lentement et plus d'une heure après l'administration lorsque la quinine a été donnée à dose réfractée; et ils ne se montrent également qu'après un espace de temps encore plus considérable, n'atteignant leur maximum qu'au bout de quatre à cinq heures en moyenne, lorsque l'administration a été faite par voie d'injection dans une artère suffisamment éloignée du centre cardiaque, dans l'artère crurale par exemple, ou bien si l'absorption a eu lieu par la voie de la plèvre ou par le tissu cellulaire sous-cutané. Vous voyez, par conséquent, que, suivant les conditions dans lesquelles la quinine aura été présentée à l'organisme, la rapidité de son absorption et de son élimination peuvent avoir des valeurs très différentes.

Les troubles nerveux que je signalais précédemment sont également dissipés au bout d'un temps variable suivant les conditions dans lesquelles l'absorption a été réalisée. Si la dose est administrée en une seule fois, lorsque l'injection a été faite par les carotides ou directement dans l'aorte, ces troubles sont dissipés au bout de deux à quatre heures; si l'injection a eu lieu par la veine jugulaire, il faut de quatre à six heures; enfin si l'introduction de la quinine a eu lieu par la voie stomacale on compte douze à quinze heures pendant lesquelles ces troubles persistent avec une intensité variable.

Lorsqu'il s'agit de doses réfractées, l'intensité des phénomènes nerveux est peu marquée au début, mais elle s'accroît graduellement et notablement et leur durée est alors beaucoup plus prolongée; elle peut atteindre vingt-quatre, quarante-huit et même soixante-douze heures.

Diffusion dans l'organisme. — Au point de vue de la diffusion dans l'organisme, la façon dont se comporte la quinine peut être évaluée en fonction des effets physiologiques qu'elle détermine ou en fonction de son élimination par la voie urinaire.

Voyons d'abord comment se conduit cette diffusion en fonction des effets physiologiques qu'elle détermine. Lorsque l'on donne, en une seule fois, un gramme de sulfate, on voit que les phénomènes les plus saillants du côté du système nerveux se montrent dans l'espace de quelques minutes à un quart d'heure. A partir de 30 centigrammes, il faut de une demi-heure à une heure, quelquefois plus, et même jusqu'à trois heures, pour voir apparaître les premières manifestations de ce syndrome que l'on a désigné par le nom de *quinisme*. Si les doses sont inférieures à 20 centigrammes, les phénomènes nerveux sont assez difficiles à saisir et ils peuvent même manquer absolument.

Lorsqu'il s'agit de doses réfractées, par exemple, de doses de 20 centigrammes administrées d'heure en heure, on voit rarement survenir des manifestations au-dessous de 60 centigrammes, c'est-à-dire avant l'absorption de la troisième dose, et ce n'est guère alors qu'au bout de deux heures que l'on peut voir commencer à apparaître les phénomènes signalés tout à l'heure.

Mais les renseignements que l'on peut obtenir en fonction de l'élimination urinaire sont plus nets et mieux caractérisés que ceux que je viens de vous indiquer et qui laissent toujours place à une certaine incertitude. D'abord, c'est dans ce cas que l'on peut observer les variations les plus remarquables suivant les modes d'absorption, qu'il s'agisse d'ingestion ou d'injection, et, surtout, suivant les doses.

Chez la plupart des sujets, après ingestion variant de 20 à 100 centigrammes de sulfate de quinine, dont on assure la solubilité en ajoutant de l'acide sulfurique sous forme d'eau de Rabel par exemple, on voit apparaître la quinine dans l'urine environ une demi-heure après l'absorption de la solution renfermant cette quantité de quinine; mais cela n'est exact qu'à partir de 10 centigrammes.

Si l'on suit la façon dont la quinine s'élimine par l'urine, on voit que cette élimination est sensiblement doublée au bout de une heure; qu'elle va en augmentant d'intensité pendant une période d'environ deux heures; et qu'alors elle décroît graduellement pour arriver à 0 au bout d'une période variant de vingt à trente-six heures.

La quantité ainsi éliminée est proportionnelle à la quantité ingérée; et les recherches de Briquet ont démontré que l'élimination des doses de quinine ainsi introduites dans l'organisme varie du tiers, lorsqu'il s'agit de doses réfractées, à la moitié, lorsqu'il s'agit de doses quotidiennes et moyennes.

On observe, après quatre ou cinq jours, un maximum de l'élimination qui dure quarante-huit heures; puis, au bout de quatre ou cinq jours après la cessation de l'absorption de la quinine, on voit que l'élimination par l'urine cesse à peu près complètement.

Il ne faudrait pas penser que les chiffres des tableaux ci-après, établis d'après les recherches de Briquet, aient une valeur absolue et infrangible : les circonstances dans lesquelles Briquet a fait ces recherches lui ont permis d'avoir des résultats essentiellement comparables entre eux, mais ce ne sont pas des circonstances permettant de considérer ces chiffres comme absolus et parfaits.

Je m'explique : il n'était pas possible de chercher à doser d'une façon absolument précise la quantité de quinine éliminée par l'urine, d'autant plus qu'il fallait opérer sur un nombre considérable de malades; les recherches ont été effectuées sur près de 200 malades et quelques-unes ont été poursuivies pendant dix et même vingt jours; il était donc absolument impossible de faire face à une somme de travail aussi considérable et il fallait trouver un procédé rapide, fournissant des indications suffisamment comparables pour pouvoir tirer de ces résultats des déductions assez exactes. Briquet a trouvé dans la réaction qui se produit entre l'urine des individus ayant absorbé une certaine quantité de sel de quinine et la solution d'iode dans

l'iodure de potassium, un caractère assez précis pour pouvoir mener
ces recherches à bien.

Quévenne et lui ont été amenés à modifier la composition primitive de la solution d'iodure de potassium ioduré portant le nom de
Réactif de Bouchardat et qui renferme, pour 300 grammes d'eau,
4 grammes d'iodure de potassium et 15 grammes d'iode : ce réactif
est beaucoup trop riche en iode et donne, avec la plupart des urines
normales, sinon un précipité, au moins un louche qui est fort gênant
et qui peut en imposer pour la présence d'un alcaloïde; dans l'espèce,
il fallait un réactif un peu moins sensible.

Après un certain nombre de tâtonnements, Quévenne s'est arrêté
à une solution présentant la composition suivante : pour 250 grammes
d'eau, 2 grammes d'iode dissous dans 8 grammes d'iodure de potassium; c'est donc un réactif beaucoup moins riche en iode et plus
riche en iodure, mais qui possède, comme avantage, la propriété de
ne donner de précipité sensible que dans des urines renfermant une
quantité appréciable de quinine. Et en effet, les recherches de Briquet
et Quévenne les ont amenés à constater que ce réactif donnait un
précipité de couleur orangé fort appréciable dans des solutions renfermant un 50 000ᵉ d'alcaloïde, c'est-à-dire un demi-centigramme par
litre de liquide, à la condition que ces solutions fussent légèrement
acidifiées. Dans les urines très légèrement acidifiées par de l'acide
sulfurique dilué de quatre parties d'eau, ce réactif précipite nettement
lorsque la quantité de quinine atteint 3 centigrammes par litre [1]. Ils
ont institué des échelles colorimétriques et de précipitation avec des
quantités croissantes, depuis 1 jusqu'à 10 centigrammes de quinine, et ils ont vu que, par une addition déterminée de réactif, on
avait des précipitations ou colorations différentes dans des urines
plus ou moins riches en quinine : c'est à l'aide de ce procédé qu'ils

1. Les essais comparatifs étaient effectués à l'aide d'une solution de sulfate de quinine dans l'eau distillée renfermant de 1 à 10 centigrammes de sel pour un demi-litre
d'eau. Chaque solution était mélangée à son propre volume d'urine préalablement aci-
difiée et soumise à l'action du réactif iodo-ioduré dont on ajoutait un volume égal à
celui du liquide dans lequel on recherchait la quinine. D'autre part chacune des solutions types de quinine était additionnée de son volume d'eau distillée à la place
d'urine, le mélange ajouté à un égal volume de solution iodo-iodurée, et l'on compa-
rait l'intensité des colorations et des précipités formés dans ces conditions. Il était
facile d'enfermer ainsi les résultats entre deux valeurs très rapprochées. Au-dessous
de 4 centigrammes par litre du mélange d'urine avec la solution de sulfate de quinine,
le précipité ne se produisait plus immédiatement et il se manifestait tardivement et
difficilement au-dessous de 2 centigrammes par litre. Le titre optimum des solutions est
de 5 centigrammes de quinine par litre.

ont obtenu les résultats consignés dans les tableaux ci-après que je vais vous interpréter.

Voici d'abord, tableau A, les chiffres représentant les résultats de Briquet et Quévenne à la suite de l'administration, en une seule fois, de 20 centigrammes de sulfate de quinine dans 125 grammes d'eau sucrée, la solubilisation du sulfate étant assurée au moyen d'eau de Rabel. L'absorption avait lieu à six heures du matin; et, de demi-heure en demi-heure, on examinait les urines pour évaluer la quantité de quinine éliminée.

Au bout d'une demi-heure, à six heures et demie, cette quantité était de 2 à 3 centigrammes par litre d'urine; au bout d'une heure, à sept heures du matin, elle était de 8 à 10 centigrammes par litre; après six heures, elle avait passé par un maximum qui n'a pas été déterminé exactement; puis la quantité diminuait ensuite pour tomber à 3 ou 4 centigrammes au bout de quatorze heures. Lorsque, au lieu de réaliser l'administration en une seule fois, on donnait la quinine en quatre prises de quart d'heure en quart d'heure, par conséquent en une heure, la valeur de l'élimination variait, puisque, au bout de deux heures, on pouvait à peine trouver 1 centigramme de quinine éliminé par litre d'urine, tandis que la proportion atteignait 10 centigrammes après dix et quatorze heures.

Tableau A.

ÉLIMINATION URINAIRE		
TEMPS ÉCOULÉ depuis L'ADMINISTRATION dé la quinine.	PAR LITRE D'URINE	
	APRÈS ADMINISTRATION DE 20 CENTIGRAMMES	
	En une seule fois	En 4 prises de 1/4 d'heure en 1/4 d'heure
1/2 heure	2 à 3 centigrammes	
1 —	8 à 10 —	
2 —		A peine 1 centigramme
6 —	8 à 10 —	5 centigrammes
10 —	5 à 6 —	10 —
14 —	3 à 4 —	10 —

Le second tableau, tableau B, représente la valeur de l'élimination sous l'influence de quantités croissantes de quinine; et les résultats prouvent ce fait sur lequel j'appelais tout à l'heure votre attention, que la quantité éliminée est sensiblement proportionnelle à la quantité ingérée. Les individus auxquels furent administrées ces doses de sulfate de quinine étaient affectés de fièvre intermittente.

Tableau B.

ÉLIMINATION PAR VINGT-QUATRE HEURES		
	APRÈS ADMINISTRATION	
DOSES INGÉRÉES	En 5 prises d'heure en heure	En une seule fois
20 centigrammes	4 centigrammes	2 centigrammes
30 —	9 —	3 —
40 —	12 —	4 —
50 —	14 —	6 —
60 —	16 —	7 —
70 —	25 —	»
80 —	28 —	»
90 —	31 —	»
100 —	43 —	50 —

Voici un autre tableau, tableau C, représentant les quantités éliminées lorsque l'on administre la quinine à doses réfractées, mais avec des intervalles de repos. Il concerne une jeune fille atteinte de rhumatisme articulaire aigu. Le premier jour, on donne 1 gramme de sulfate de quinine et on constate qu'il s'est éliminé une quantité de 11 centigrammes; les deuxième et troisième jours, on ne donne pas de quinine, cependant, le deuxième jour, la quantité de quinine éliminée est plus considérable encore que le premier, elle est de 18 centigrammes. La quantité de quinine administrée est portée, le quatrième jour, à 2 grammes, puis à 2 gr. 50, pour revenir, le dixième jour, à 1 gr. 25, remonter ensuite à 2 grammes et revenir finalement à 1 gramme, en laissant régulièrement entre chaque prise un intervalle de deux jours de repos, et vous pouvez constater qu'à chaque quantité plus grande de quinine ingérée correspond également une quantité plus considérable de quinine éliminée par l'urine.

Tableau C.

ADMINISTRATION DE LA QUININE A DOSES RÉFRACTÉES		
DATES	DOSES ADMINISTRÉES	QUANTITÉ ÉLIMINÉE PAR 24 HEURES
1er jour	1 gramme	11 centigrammes
2e —	0	18 —
3e —	0	3 —
4e —	2 grammes	50 —
5e —	0	8 —
6e —	0	2 —
7e —	2 gram. 50 centigr.	64 —
8e —	0	23 —
9e —	0	6 —
10e —	1 gram. 25 centigr.	12 —
11e —	0	8 —
12e —	0	3 —
13e —	2 grammes	40 —
14e —	0	12 —
15e —	0	8 —
16e —	1 gramme	14 —
17e —	0	11 —
18e —	0	3 —
19e —	1 gramme	36 —
20e —	0	4 —
21e —	0	2 —
Totaux . . .	10 gr. 75	3 gr. 38

Les chiffres de ce tableau suscitent encore d'intéressantes remarques. L'administration, le septième jour, de la dose de 2 gr. 50 de sulfate de quinine est immédiatement suivie de l'élimination urinaire de 64 centigrammes de quinine; et il semble que cette élimination soit exaltée par l'influence des doses croissantes depuis la première absorption, mais elle semble aussi se fatiguer et elle tombe, le dixième jour, à 12 centigrammes, malgré l'administration de 1 gr. 25 de sulfate de quinine. Elle remonte à 40 centigrammes, le treizième jour, sous l'influence de l'absorption de 2 grammes de sulfate de quinine; et, en définitive, il paraît se produire une sorte d'accumulation, d'emmagasinement passager sous l'influence des fortes doses, car, le dix-neuvième jour, après deux jours de repos et alors que la précédente administration n'a été que de 1 gramme, l'élimination atteint 36 centigrammes, un des chiffres les plus élevés de ce tableau. Il faut donc admettre qu'il y a eu accumulation de la quinine ingérée les jours précédents, ou, ce qui revient au même au point de vue du résultat, parésie passagère de l'élimination, — si tant est que cette expression puisse être employée en pareille circonstance.

Un dernier tableau, tableau D, reproduit la marche de l'élimination urinaire sous l'influence de l'administration quotidienne de doses de sulfate de quinine variant de 40 centigrammes à 2 grammes, ainsi que la façon dont cette élimination se comporte après que l'on a cessé l'administration de la quinine. Ses résultats confirment entièrement les remarques que je viens de vous présenter au sujet du tableau précédent.

Tableau D.

Élimination urinaire par 24 heures.

DATES	ADMINISTRATION QUOTIDIENNE DE				
	40 centigram.	50 centigram.	1 gramme	2 grammes	2 grammes
1er jour	8 centigr.	2 centigr.	7 centigr.	18 centigr.	9 centigr.
2e —	9 —	8 —	17 —	40 —	90 —
3e —	21 —	11 —	42 —	98 —	88 —
4e —	23 —	17 —	59 —	112 —	124 —
5e —	19 —	20 —	58 —	»	»
6e —	»	43 —	31 —	»	»
7e —	»	40 —	63 —	»	»
8e —	»	38 —	54 —	»	»
9e —	»	33 —	83 —	»	»
10e —	»	37 —	»	»	»
11e —	»	33 —	»	»	»
Après cessation.					
1er jour	10 centigr.	18 centigr.	20 centigr.	90 centigr.	56 centigr.
2e —	6 —	14 —	19 —	11 —	12 —
3e —	2 —	4 —	11 —	9 —	7 —
4e —	»	»	11 —	2 —	3 —
5e —	»	»	6 —	»	»
6e —	»	»	5 —	»	»
7e —	»	»	»	»	»
TOTAUX . . .	98 centigr.	318 centigr.	486 centigr.	380 centigr.	389 centigr.

Les sujets des observations relatives à l'administration quotidienne de 40 centigrammes, 50 centigrammes et 1 gramme de sulfate de quinine étaient des individus affectés de fièvre intermittente. Le premier absorba, au total, 2 grammes de sulfate de quinine et en élimina par les urines 98 centigrammes ; le second absorba, au total, 5 gr. 50 et élimina 3 gr. 18 ; le troisième absorba, au total, 9 grammes et élimina 4 gr. 86. Des deux sujets ayant absorbé au total 8 grammes de sulfate de quinine, par doses quotidiennes de 2 grammes, le premier était atteint de rhumatisme articulaire aigu, il élimina 3 gr. 80 de quinine par ses urines ; le second était atteint de fièvre typhoïde grave, il élimina 3 gr. 89. Ces deux dernières colonnes du tableau peuvent être considérées comme des moyennes, car chez d'autres malades affectés de rhumatisme articulaire aigu, Briquet put constater : après absorption de 8 grammes administrés en quatre jours, l'élimination de 3 gr. 75 ; après absorption de 6 grammes en trois jours, l'élimination de 2 gr. 69 ; après absorption de 4 grammes en deux jours, l'élimination de 1 gr. 50. De même, chez des typhiques, après absorption de 2 grammes ingérés en une seule fois, l'élimination fut de 98 centigrammes, 1 gr. 02, 96 centigrammes, 1 gr. 06. On peut constater encore ici un fait sur lequel j'appelais précédemment votre attention, la durée moyenne de l'élimination est de trois à quatre jours, cinq au maximum, et il n'est pas sans intérêt de remarquer que le sujet chez lequel cette élimination s'est prolongée jusqu'au septième jour était un fiévreux atteint de cachexie chez lequel, par conséquent, les phénomènes d'absorption et d'élimination ne devaient pas avoir leur valeur normale.

Des expériences nombreuses dont je viens de vous retracer les résultats, on peut conclure, avec Briquet et Quévenne, que le tiers de la quinine est éliminé lorsque les doses sont moyennes et administrées à intervalles assez rapprochés ; et que cette élimination atteint la moitié lorsqu'il s'agit de doses administrées quotidiennement en une seule fois.

Il y a un certain nombre d'influences qui sont capables de modifier l'absorption, et j'aurai à attirer de nouveau votre attention sur ce point, à propos de l'accident mortel observé autrefois dans le service de Récamier.

Les observations cliniques, aussi bien que les expériences sur les animaux, ont permis de mettre en évidence que les individus jeunes sont beaucoup plus résistants que les adultes et, à plus forte raison, que les individus âgés, à l'influence toxique de la quinine. Les faits expérimentaux ont été confirmés par les faits cliniques; entre autres observateurs, Guersant, Baudelocque, Blache, sont unanimes pour dire que la quinine est bien mieux supportée par les enfants que par les adultes. Ainsi, ces auteurs rapportent un grand nombre de circonstances dans lesquelles la quinine a été administrée aux doses de 60 centigrammes à 2 grammes par jour pendant toute la durée de la maladie sans qu'il en soit résulté autre chose que du bien au point de vue de leurs malades. C'était, la plupart du temps, chez des enfants affectés de rhumatisme articulaire aigu que se faisait cette administration, à la vérité, un peu exagérée de quinine; à ce moment, le rhumatisme était surtout traité par la quinine à haute dose. Chez ces enfants, pendant toute la durée de la maladie, on ne vit jamais ni vomissements, ni céphalalgie, ni délire, ni titubations, ni coliques, ni diarrhée, tous accidents qui peuvent se montrer à des degrés plus ou moins évidents lorsque la quinine détermine des phénomènes peu graves chez les individus qui en ont absorbé des doses un peu considérables; on vit peu de bourdonnements d'oreilles; en un mot, la médication fut parfaitement supportée.

Chez les sujets âgés, au contraire, il y eut très rapidement de la prostration et très facilement se produisirent des troubles intellectuels, des phénomènes ataxiques; le tube digestif fut aisément influencé, et c'est surtout chez ces individus que l'on vit des accidents gastriques et intestinaux et aussi de la cystite pouvant même aller quelquefois jusqu'à amener de l'hématurie. On a cependant cité des exemples d'hématuries provoquées par la quinine chez des individus assez jeunes; mais les circonstances dans lesquelles ces faits ont été observés permettent de penser qu'il s'agissait, dans ces cas, d'individus à susceptibilité particulière; j'en dirai autant des circonstances dans lesquelles on a vu la quinine provoquer des accidents gastriques, donner même quelquefois naissance à des accidents graves, puisque l'on a parlé d'une perforation gastrique ayant succédé à l'ingestion d'une quantité relativement minime de sel de quinine.

Le sexe a aussi une influence. Briquet et Quévenne, auxquels on doit encore une série d'expériences très suivies à ce sujet, ont donné les résultats suivants : en dissolvant dans une potion de 100 grammes du sulfate de quinine avec un peu d'eau de Rabel et en donnant, en une seule fois, mais à quarante-huit heures d'intervalle, de façon que l'effet de la première dose ne fût pas confondu avec celui de la seconde, des doses variant de 15 à 35 centigrammes et en recherchant la quinine dans les urines trois heures après l'administration, ces auteurs ont constaté que l'élimination, par conséquent l'absorption, était plus rapide, de un sixième environ, chez la femme que chez l'homme. En même temps, ils ont constaté une action physiologique plus intense, c'est-à-dire que les phénomènes nerveux se produisent prématurément et avec des doses plus faibles; il en ont conclu que la dose chez la femme doit être plus faible de un cinquième que chez les hommes. Si j'ajoute que cette conclusion est le résultat de 142 observations, vous pouvez voir que sa prise en considération s'impose et que, si on ne doit pas lui attacher une valeur absolue, elle possède tout au moins une valeur relative.

D'autre part, on sait que les individus ou animaux affaiblis sont plus affectés que les autres; l'exemple du malade de Récamier succombant à la suite de la variole en est une preuve bien évidente.

Mais certaines pratiques peuvent encore amener une élimination, et, par conséquent, une absorption plus rapide de la quinine; et, entre autres, la saignée, dont l'action en ces circonstances a été également étudiée par Briquet et Quévenne; la saignée était encore, vous le savez, assez en honneur à leur époque.

Ces auteurs ont trouvé, et c'est là un fait concordant avec les expériences de Magendie, que la saignée augmentait sensiblement l'élimination de la quinine, élimination dont le coefficient passe alors de la moitié aux deux tiers et même à une proportion plus considérable.

Voici, entre autres, deux faits intéressants : dans un premier cas, il s'agit d'une jeune fille de vingt ans, affectée de rhumatisme articulaire, à laquelle on donne quotidiennement une dose de 1 gr. 50 de sulfate de quinine. Au préalable, on avait fait à la malade, pendant deux jours, une saignée de trois palettes, c'est-à-dire de trois fois 125 grammes chaque jour. Briquet et Quévenne observent que, le premier jour, il y a 38 centigrammes de quinine éliminés en vingt-quatre heures, 135 centigrammes le troisième, 1 gramme le quatrième jour, et enfin seulement 90 centigrammes le cinquième jour.

Puis, l'élimination, après la cessation de la quinine, suit sensiblement son cours habituel, c'est-à-dire qu'à partir du cinquième jour on ne trouve plus de quinine. Dans ce cas, sur les 7 gr. 50 ingérés en cinq jours, il y avait près de 5 grammes, exactement 4 gr. 89, éliminés par les urines.

Dans le second cas, à un homme atteint également de rhumatisme articulaire aigu, on donne 1 gramme par jour de sulfate de quinine; les second, troisième et quatrième jours, on lui fait une saignée de trois palettes, tout en continuant régulièrement l'administration de la quinine, et on voit l'élimination urinaire exaltée dans une proportion considérable. C'est ce que montrent les chiffres reproduits dans le tableau suivant.

Tableau E.

Influence de la saignée sur l'élimination urinaire de la quinine.

DATES	DOSES ADMINISTRÉES		QUANTITÉ ÉLIMINÉE PAR 24 HEURES	
	Fille	Homme	Fille	Homme
1er jour	1 gr. 50	1 gramme	38 centigr.	12 centigr.
2e —	1 gr. 50	1 gr. (saignée).	90 —	64 —
3e —	1 gr. 50	1 gr. (saignée).	135 —	72 —
4e —	1 gr. 50	1 gr. (saignée).	100 —	81 —
5e —	1 gr. 50	1 gramme	90 —	140 —
6e —	»	1 gramme	»	121 —
7e —	»	1 gramme	»	92 —
8e —	»	1 gramme	»	74 —
Après cessation.				
1er jour	»	»	20 centigr.	38 —
2e —	»	»	10 —	15 —
3e —	»	»	4 —	5 —
4e —	»	»	2 —	3 —
5e —	»	»	»	»
TOTAUX . .	7 gr. 50	8 grammes	4 gr. 89	7 gr. 17

Il est donc évident que la saignée augmente l'élimination de la quinine, mais, en même temps, Briquet et Quévenne ont noté ce fait que l'on pouvait voir survenir très facilement dans ces circonstances des accidents plus ou moins graves facilités par la moindre résistance de l'organisme auquel on enlevait ainsi une certaine quantité de sang : je répète que cette observation est tout à fait concordante avec les expériences de Magendie relatives à l'influence exercée par la saignée et l'on sait qu'en effet, on observe, d'une façon générale, une augmentation notable de l'absorption pour toutes les substances actives, après des pertes de sang un peu considérables.

Puisque les expériences montrent que plus de la moitié au moins de la quinine reste dans l'économie, on est en droit de se demander ce qu'elle devient, quel est son sort dans l'économie? A ce sujet, un assez grand nombre d'expériences ont été faites dans ces dernières années, mais les avis ne sont pas précisément unanimes.

Il y avait lieu de penser que la quinine subissait certaines transformations dans l'organisme, puisque, au bout de quelque temps, on ne trouve plus de quinine dans aucune excrétion ni dans le foie.

On a observé que chez les animaux auxquels on donnait de la quinine, on voyait augmenter dans l'organisme cet alcaloïde qui a reçu de Dupré et Bence-Jones le nom de *quinoïdine animale*, et l'on a pensé que la quinine était l'origine de cette augmentation. Pour ceux qui admettent cette interprétation, une partie de la quinine se fixerait donc dans l'organisme, s'y transformerait et agirait comme une substance différente, plus ou moins analogue dans son action physiologique à cette quinoïdine animale.

Mais, d'autres auteurs ont cherché à démontrer que la majeure partie de la quinine éliminée par l'urine n'était plus une quinine jouissant des propriétés physiologiques que nous apprendrons à connaître plus tard, que c'était une quinine amorphe, incapable de cristalliser, ayant subi une modification moléculaire entraînant en même temps la perte de ses propriétés physiologiques. C'était là l'opinion soutenue, en particulier, par Quévenne adoptant ici la théorie des *dynamophores* de Gubler, dont je vous ai déjà parlé à plusieurs reprises; mais elle est peu concordante avec ce fait évident que le lait d'une nourrice à laquelle on donne de la quinine peut occasionner des phénomènes d'intoxication chez le nourrisson qu'elle allaite; il faut donc que cette quinine passe dans le lait sous son état normal.

D'autre part, certains observateurs ont pensé que la quinine pouvait s'assimiler directement à l'organisme, faisant ainsi revivre, au moins en partie, les anciennes explications fournies pour essayer d'interpréter l'action des substances médicamenteuses : on admettait que les substances les mieux utilisées étaient celles qui se trouvaient les plus capables de s'assimiler et de se transformer dans la substance même des divers organes de l'économie; de là, la division en choses naturelles et non naturelles de nos ancêtres. On trouve encore une réminiscence de cette interprétation dans l'opinion adoptée par Delioux de Savignac à propos de l'élimination de la quinine; pour lui, cette partie de la quinine qui reste dans l'économie rendrait compte de ses propriétés toniques et reconstituantes, elle subirait l'assimilation et par cela même s'expliquerait pourquoi la quinine exerce, dans certains cas, une action utile sur les actes nutritifs dans l'organisme.

Pour d'autres, Kerner en particulier, c'est à l'état de *Dihydroxyl-quinine*, $C^{20}H^{26}Az^2O^4$, c'est-à-dire de composé oxydé, que la quinine s'éliminerait de l'organisme; et, pour les auteurs qui adoptent cette interprétation, ce fait expliquerait pourquoi, dans certaines circonstances, chez les paludiques, l'administration de doses même considérables de quinine n'est pas accompagnée de la rémission de température à laquelle on est habitué.

L'exagération des phénomènes d'oxydation et d'hydratation qui s'accomplissent dans cet organisme avec une intensité anormale provoquerait immédiatement la transformation de la quinine en dihydroxylquinine, inactive au point de vue physiologique, et ainsi s'expliqueraient les échecs si surprenants de cette médication spécifique. Comme je vous l'ai fait remarquer dernièrement, au sujet des généralités que je vous ai exposées relativement à la fièvre, l'exagération des combustions étant alors la règle, on pourrait encore expliquer de la sorte le peu de succès de l'emploi de la quinine en ce qui concerne l'abaissement de la température, l'action antithermique ne pouvant se produire par suite de la transformation de la quinine en dihydroxylquinine.

Enfin, une autre opinion est celle de Guyochin, qui admet que la quinine est éliminée par les urines sous forme de quinidine, isomère de la quinine. Depuis quelque temps, j'ai entrepris à ce sujet des recherches qui m'ont prouvé que les explications et les hypothèses ci-dessus sont partiellement exactes, mais que la question est, en réalité, beaucoup plus complexe.

Telles sont les interprétations qui ont été données sur la façon dont se conduit la quinine lorsqu'elle est introduite dans l'organisme; mais en somme, ce qui est plus important, c'est l'étude des actions physiologiques exercées par cette substance médicamenteuse.

Je vous disais que l'élimination s'établit d'autant plus vite que le sel de quinine est plus soluble ; il y a cependant à retenir une particularité fort intéressante à ce sujet, c'est que cette élimination est retardée chez les fébricitants. Kerner a donné un tableau d'après lequel vous pourrez juger la façon dont les différents sels s'éliminent de l'organisme normal ainsi que la rapidité de cette élimination.

**Durée de l'élimination de quelques sels de quinine
dans l'organisme normal, d'après Kerner.**

SELS DE QUININE	COMMENCE APRÈS	FINIT APRÈS
Chlorhydrate.	15 minutes	48 heures
Carbonate.	15 —	48 —
Sulfate neutre.	30 —	48 —
Sulfate basique..	45 —	60 —
Acétate.	30 —	48 —
Citrate..	30 —	60 —
Tannate.	3 heures	72 —

DOSES DU SEL DE QUININE	QUANTITÉ ÉLIMINÉE EN 24 HEURES
20 centigrammes.	4 centigrammes, soit 1/5
30 centigrammes.. . . .	10 centigrammes, soit 1/3
1 gramme..	50 centigrammes, soit 1/2

Vous verrez par exemple que, tandis que l'élimination du chlorhydrate de quinine commence quinze minutes après l'absorption, celle du tannate, le sel le moins soluble, ne commence qu'après trois heures ; et, tandis que l'élimination du chlorhydrate est terminée au bout de quarante-huit heures, celle du tannate met au moins soixante-douze heures à se faire. Vous verrez également sur ce tableau que l'élimination par l'urine est d'autant plus grande que la dose est plus considérable, sans être, cependant, exactement proportionnelle à cette quantité.

Il en résulte une conséquence fort importante au point de vue thérapeutique, la nécessité de fractionner les doses pour amener au maximum l'effet que la quinine peut produire dans l'organisme, afin, d'une part, de réduire les pertes par l'élimination et, d'autre part, de laisser l'économie sous l'influence persistante de la substance médicamenteuse.

En prenant le bourdonnement d'oreilles comme critérium de la durée d'action, on peut estimer qu'elle se prolonge de deux à trois heures après l'ingestion d'une dose de 20 à 30 centigrammes de sulfate de quinine et, au plus, de trois à cinq heures après une dose de 1 gramme.

L'action médicamenteuse est loin, en effet, de croître avec la dose ingérée : il semble qu'il y ait une certaine dose efficace, capable de se localiser dans les différents territoires de l'organisme pour y développer son action utile, et que tout ce qui pénètre en plus de cette quantité tende à être éliminé plus ou moins rapidement. Dans les faits d'intoxication accidentelle ou expérimentale, on peut constater cette élimination qui atteint alors des proportions considérables, témoignant en quelque sorte de l'effort violent accompli par l'organisme pour se débarrasser de la substance étrangère dont l'action toxique n'est précisément pas tellement intense qu'elle arrive aisément à entraver cette libération de l'économie.

La sécrétion urinaire est suractivée et, par une sorte de compensation que nous sommes habitués à rencontrer fréquemment, la sécrétion de la sueur est plus ou moins considérablement diminuée. Elle n'est pas nulle cependant; et la preuve que cette dernière sécrétion peut aussi jouer un rôle dans l'élimination nous est révélée par les éruptions cutanées dont je vais avoir à vous parler et que l'on peut observer à la suite de l'ingestion de sels de quinine. D'ailleurs, on a pu reconnaître la présence de la quinine en nature dans la sueur, mais seulement en très petites quantités.

La bile est également une voie d'élimination pour la quinine, mais seulement lorsque l'alcaloïde est introduit par la voie gastrique. Il détermine alors une hypersécrétion biliaire, encore bien plus accentuée lorsque l'on emploie le quinquina en nature. Une dose de 60 centigrammes d'un sel de quinine suffit pour qu'on puisse retrouver l'alcaloïde dans la bile au bout d'une durée de deux à cinq heures. La quinine est alors directement mais lentement portée au foie et à la rate par les veines porte et splénique, et l'on peut s'expliquer ainsi l'effet utile et constant sur ces organes. Il n'en est plus de même lorsque la quinine est introduite dans l'organisme par voie d'injection hypodermique ou intraveineuse. Il ne se fait plus alors d'élimination par la bile; c'est à peu près exclusivement par l'urine que l'émonction se produit.

Ces points sont à retenir et à utiliser pour le traitement du palu-

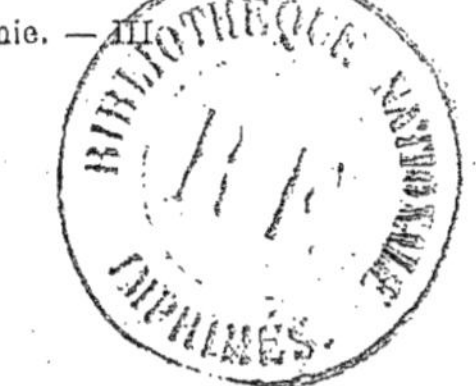

disme. Ils expliquent fort bien l'insuffisance, démontrée par l'observation clinique, des injections de quinine, hypodermiques ou veineuses, dans les cas d'accès pernicieux à forme grave et la nécessité de recourir, en même temps, à l'ingestion de sels de quinine, ou, mieux encore, de préparations galéniques de quinquina. Nous verrons en effet que l'introduction de la quinine dans le sang réalisée à bref délai par les injections hypodermiques et, encore mieux, intraveineuses, ne peut répondre qu'à une indication passagère mais essentiellement pressante, celle d'atteindre, le mieux et le plus rapidement possible, les hématozoaires en circulation dans le sang, mais elle ne peut, aussi efficacement tout au moins, atteindre ces hématozoaires dans les organes hématopoétiques, leur meilleur refuge, alors que l'ingestion des préparations de quinquina pourra conduire, lentement mais sûrement, à ce but.

La persistance de la quinine dans le foie et dans la rate, lorsqu'elle a été introduite dans l'organisme par la voie stomacale, est encore une preuve de l'exactitude de cette interprétation.

On a même été jusqu'à dire, comme l'a fait Schroff, que les effets physiologiques étaient plus accentués, tandis que les effets thérapeutiques étaient très affaiblis, à la suite des injections hypodermiques de quinine. On expliquait également que les accidents de quinisme fussent moins fréquents et moins intenses par ce fait qu'à la suite de l'ingestion une notable proportion de la quinine était éliminée par la bile, à laquelle l'apportait la circulation porte, et sans avoir passé par la grande circulation lui permettant d'impressionner les divers territoires de l'organisme. Mais cette opinion n'a pas été confirmée par l'observation clinique ni par les faits expérimentaux, et les phénomènes de quinisme peuvent être fort intenses après l'ingestion; c'est surtout une question de dose et de susceptibilité individuelle.

Une proportion notable de la quinine passe toujours dans la grande circulation, quelle que soit la voie d'introduction; et la seule chose qu'il soit possible d'affirmer, c'est que la localisation dans le foie et la rate est, dans le cas d'ingestion, d'une précocité et d'une durée plus grandes que dans tous les autres organes. Cette particularité permet, précisément, de se rendre compte de l'efficacité des préparations de quinine et de quinquina dans la prophylaxie et le traitement préventif du paludisme. Je vous en expliquerai, plus tard, le mécanisme.

Vᵉ LEÇON

ACTION PHYSIOLOGIQUE DE LA QUININE. — ACTION TOPIQUE. DERMATOSES QUINIQUES. PATHOGÉNIE. — ACTION DYNAMIQUE. TOXICITÉ.

Pour le quinquina, comme du reste pour un grand nombre de substances fournies à la thérapeutique par le règne végétal, les alcaloïdes qui constituent le principe actif de ce produit végétal sont bien loin de résumer toutes les propriétés médicamenteuses de la drogue; ici, et peut-être plus encore que nous ne l'avons vu à propos de l'opium et de la morphine, il y a des différences considérables entre l'action physiologique des principaux alcaloïdes et celle du composé tel que nous le présente la nature. Le quinquina est, en quelque sorte, plus spécial, au point de vue thérapeutique, que la quinine; et la différence que je me suis efforcé de vous faire saisir entre l'opium et chacun de ses principaux alcaloïdes, et notamment la morphine, est encore certainement plus accusée entre la quinine, les autres alcaloïdes qui l'accompagnent et le quinquina lui-même.

De telle sorte que, pour le quinquina comme pour l'opium, il y a à faire une sorte de dissociation, à étudier à part les principaux alcaloïdes du quinquina en commençant par le plus important, la quinine, et à appliquer les résultats de cette étude à l'interprétation de l'action physiologique du quinquina en nature. En raison de la spécialisation dont je parlais à l'instant, je crois devoir changer ici l'ordre adopté précédemment pour l'étude de l'opium et envisager d'abord l'action des principaux alcaloïdes, puis terminer par celle du composé entier, le quinquina.

J'avais cru devoir faire l'inverse pour l'opium parce qu'il me semblait que l'étude de la drogue entière ayant été faite d'une façon fort suivie et complète, rendait plus facile l'interprétation physiologique des principaux alcaloïdes. Ici, l'ordre inverse me paraît préférable. Nous allons donc commencer par l'étude de la quinine ; et, à ce sujet, je ne saurais mieux faire que de vous citer la phrase qu'écrivait, il y a quelques années seulement, Fonssagrives : « On peut certainement affirmer que l'adoption à peu près exclusive de la quinine pour l'usage thérapeutique et l'oubli des services qu'a rendus jadis le quinquina entre les mains des Sydenham, des Morton, des Torti, etc., constituent une erreur et une injustice de la pharmacologie contemporaine. Il est arrivé pour le quinquina ce qu'on a constaté pour l'opium, on a oublié ces médicaments composés, ces *thériaques naturelles*, pour se servir uniquement d'un de leurs alcaloïdes les plus saillants, quinine d'un côté, morphine de l'autre ; et si le quinquina ne figurait en quantité habituellement insignifiante dans ces vins amers que prescrit la routine et dont la spéculation multiplie abusivement les formules, le quinquina n'appartiendrait guère plus qu'à l'histoire de la matière médicale. » Cette phrase me paraît résumer, aussi parfaitement qu'il est possible, ce qu'il y a à dire, d'une façon générale, sur l'action du quinquina et celle des principaux alcaloïdes dont nous allons nous occuper.

Pour certaines substances, par exemple pour ce qui regarde l'atropine et la belladone, l'aconitine et l'aconit, la strychnine et la noix vomique, on peut faire l'étude de chacun des principes actifs et du même coup l'étude thérapeutique et physiologique de la substance telle que la présente la nature ; mais ici, il s'agit de substances très différentes ; en effet, les préparations de quinquina d'une part et celles de quinine d'autre part, forment deux séries aussi distinctes par leurs propriétés que par leurs applications ; et on peut dire, en résumé, que si l'alcaloïde vise mieux certaines lésions, certains symptômes, s'il simplifie d'une façon considérable, dans un grand nombre de cas, la thérapeutique et la rend par cela même plus efficace et plus rationnelle, il n'en reste pas moins établi qu'il ne répond pas, au moins aussi efficacement, à certaines indications bien plus exactement remplies par les préparations galéniques du quinquina. Nous allons donc commencer l'étude des actions physiologiques de la quinine et nous nous occuperons ensuite des différences d'action physiologique que l'on peut rencontrer dans les autres alcaloïdes des quinquinas, d'abord de la cinchonine, puis la quinidine et la cinchonidine.

Action topique. — Tout d'abord, la quinine présente une action topique qu'il est intéressant d'étudier. Cette action est irritante dans une mesure plus ou moins intense; et elle l'est d'autant plus que le sel de quinine employé est plus soluble et qu'il agit sur une surface dont la susceptibilité, la délicatesse est elle-même plus grande.

Il y a déjà fort longtemps que l'on avait remarqué chez les ouvriers employés à l'excortication des quinquinas et, mieux encore, chez ceux qui étaient occupés à fabriquer les différents sels de quinine, des affections cutanées qui ont été bien étudiées et dont je dois vous dire quelques mots.

On avait pensé tout d'abord que, chez les ouvriers fabriquant les sels de quinine, la détermination de ces affections cutanées pouvait, dans une plus ou moins large mesure, relever des substances acides ou alcalines ultilisées pour la fabrication des différents sels de quinine et de cinchonine, et on avait été jusqu'à incriminer exclusivement l'action locale de ces acides ou de ces alcalis pour expliquer les dermatoses observées. On laissait ainsi complètement de côté les observations faites autrefois par les différents médecins qui avaient relevé des affections cutanées chez des individus manipulant seulement les écorces; mais des faits plus précis sont venus lever à cet égard toute incertitude, et on a la preuve absolument certaine de l'action topique irritante par ce fait que l'on a pu voir des papules de lichen aigu succéder à l'emploi d'un bain dans lequel on avait fait dissoudre 20 grammes de sulfate de quinine. D'autre part, on a vu aussi chez les enfants, principalement chez ceux à peau tendre et délicate, des frictions pratiquées dans un but thérapeutique, d'ailleurs absolument illusoire puisque l'absorption ne peut se faire dans ces conditions, des frictions avec des pommades contenant de la quinine, donner lieu à des dermatites; ce qui est encore là une preuve de l'action topique irritante de la quinine.

Quelques mots, comme applications au point de vue de l'hygiène, de ces dermatoses déterminées, soit par le quinquina, soit par les différents sels de quinine.

Le premier observateur qui se soit occupé des dermatoses provoquées par la manipulation du quinquina en nature est Girard, qui avait remarqué que des éruptions plus ou moins analogues à celle pro-

duite par le *Dolichos pruriens*, cette plante que l'on appelle vulgaire-
ment le pois à gratter, survenaient assez facilement chez les individus
manipulant les écorces du quinquina. Chevallier, en 1850, attira un
des premiers l'attention sur les éruptions cutanées que l'on pouvait
voir survenir chez les ouvriers fabriquant le sulfate de quinine, et il
fit à ce sujet une étude très importante consignée dans les *Annales
d'hygiène publique et de médecine légale*. Il remarqua que les sujets
lymphatiques et scrofuleux étaient plus particulièrement exposés à
la production de ces dermatoses que ceux bien portants et de santé
résistante; c'est là un fait dont l'importance est d'autant plus grande
qu'il ne se confirme pas lorsqu'il s'agit d'éruptions provoquées par
l'usage interne, médicamenteux, des sels de quinine.

Je m'occupe actuellement des dermatoses provoquées exclusivement par l'usage externe. A cet égard, la susceptibilité individuelle
est extrêmement remarquable. On cite, par exemple, le fait suivant
qui met bien en évidence cette susceptibilité particulière : il est relatif
à une femme ayant simplement dévidé de la soie teinte avec une substance colorante portant le nom de *Thalléïochine* ou vert de Kœchlin,
et qui résulte de l'action successive du chlore et de l'ammoniaque sur
la quinine. La production de cette coloration verte constitue, d'ailleurs, une des réactions colorées caractéristiques de cet alcaloïde.
Après avoir simplement dévidé cette soie, le sujet eut une éruption
cutanée qu'il fut absolument impossible de rattacher à aucune autre
cause qu'à l'action irritante produite par cette matière colorante.

La façon dont les accidents débutent chez les ouvriers qui manipulent le quinquina, et surtout chez ceux qui fabriquent des sels de
quinine, est assez nette et constante pour que l'on puisse admettre
chez eux une sorte de saturation générale de l'organisme au moment
où ces phénomènes se produisent. Le début est, en effet, très brusque.
Les accidents se manifestent principalement sur les parties découvertes, les régions en contact immédiat soit avec la poudre de quinquina, soit avec les sels de quinine : c'est sur les bras, les mains, la
face interne des cuisses, aux parties génitales que se montrent les
éléments éruptifs. Ils consistent en de nombreuses vésicules, très
confluentes, exulcérées en certains points et qui, par leur réunion,
forment parfois de grosses bulles simulant les bulles de pemphigus.
A la face, où le contact est moins immédiat, moins répété qu'il ne
l'est aux bras et à la partie antérieure du corps par le fait même des

manipulations auxquelles sont obligés les ouvriers, on voit simplement la peau rouge, tuméfiée et couverte de plaques eczémateuses;
souvent, les paupières sont œdématiées, les yeux larmoyants et
injectés. Ces phénomènes se montrent principalement après un
mois de travail environ; et on les remarque surtout chez les individus employés à ce que l'on appelle le travail des cuves, c'est-à-dire
chez ceux qui manipulent des solutions acides de sels de quinine et
qui sont exposés plus que les autres aux éclaboussures de ces solutions, c'est-à-dire pour lesquels le contact est plus immédiat et plus
fréquent. L'acidité des solutions peut intervenir efficacement ici
comme facteur étiologique.

La susceptibilité à ces dermatoses est exagérée par une première
atteinte qui, loin de déterminer une sorte d'accoutumance, produit,
au contraire, une susceptibilité exagérée. Aussi, les récidives sont-
elles très fréquentes; on voit très souvent des ouvriers obligés de
changer leur travail ou même leur métier, pour échapper à ces phénomènes qui sont, sinon graves, tout au moins fort désagréables. On
a signalé aussi, chez les femmes, quelques accidents que je ne ferai
que citer parce que nous allons les retrouver dans l'étude de l'action
exercée par la quinine sur les grands appareils : ce sont des métrorrhagies assez fréquentes — nous verrons, en effet, que la quinine
possède des propriétés hémorrhagipares assez intenses; — on a également signalé de l'albuminurie, de la cystite qui n'existent que très
rarement, comme phénomènes absolument extraordinaires, chez les
hommes. Ces faits concordent bien avec la sensibilité plus grande du
sexe féminin pour la quinine.

La forme eczémateuse est très constante pour les éruptions d'origine externe déterminées par la quinine; je le répète, on les observe
surtout chez les ouvriers fabriquant les sels de quinine; et il est
incontestable que si le contact des mains et avant-bras avec des solutions acides ou alcalines n'est pas exclusivement cause de la détermination de ces phénomènes, il doit tout au moins les favoriser dans
une mesure assez considérable.

Quant aux éruptions d'origine interne, médicamenteuses, ce sont
des éruptions essentiellement polymorphes qui, la plupart du temps,
se traduisent par de l'exanthème scarlatiniforme capable de revêtir
quelquefois une forme assez grave et dégénérant assez facilement en
purpura. D'ailleurs, MM. Bergeron et Proust ont donné de cette der-

matose, chez les fabricants de sulfate de quinine, une étude très détaillée, publiée en 1876 dans les *Annales d'hygiène et de médecine légale*, et leurs conclusions sont absolument conformes aux faits que je viens d'exposer ; elles sont les suivantes :

Chez les ouvriers employés à la fabrication du sulfate et des sels de quinine et de cinchonine, on constate une éruption à caractère eczémateux. Cette éruption succédant, au contraire, à l'administration interne des sels, affecte plutôt la forme érythémateuse et la susceptibilité individuelle joue un rôle très considérable relativement à sa détermination. Les récidives sont des plus faciles ; il n'y a pas d'accoutumance, mais, au contraire, une prédisposition à la réapparition de phénomènes ultérieurs. D'autre part, ces manifestations sont sans gravité ; elles cèdent le plus souvent par l'emploi de moyens d'une grande banalité (émollients, quelle que soit leur nature), mais elles exigent impérieusement l'éloignement des causes provocatrices, c'est-à-dire le changement de profession lorsque l'on a affaire à un individu susceptible.

On s'est évertué à distinguer différentes formes parmi les éruptions d'origine interne, et l'on a décrit :

A. — Une forme scarlatineuse qui serait rare, mais très remarquable chez les individus sensibles à la quinine, chez lesquels on la verrait apparaître soit sous l'influence de doses même faibles de quinine, soit à la suite de l'emploi de préparations galéniques du quinquina. Elle s'accompagnerait de frissons, céphalalgie, fièvre, malaise général, au point de rendre le diagnostic des plus incertains. On voit la face injectée, légèrement tuméfiée, parfois même il existe du larmoiement et du coryza ; la muqueuse bucco-pharyngienne est rouge ; les amygdales ne sont ni tuméfiées ni douloureuses ; la température peut atteindre 39° et même au delà, le pouls monter à 110-115 pulsations ; il y a de l'agitation ; enfin on constate la présence d'un rash scarlatiniforme sur la poitrine, le cou et la face, on a même signalé la desquamation, notamment des doigts et des orteils.

B. — Une forme rubéolique, beaucoup plus fréquente que la précédente, caractérisée par l'apparition brusque, après plusieurs jours d'absorption de quinine, de taches rosées, petites, sans relief, généralisées à toute la surface cutanée. Cette éruption s'accompagne, le plus souvent, de violentes démangeaisons et elle est quelquefois

suivie d'une desquamation aussi prononcée que celle d'une scarla-
tine. Les éruptions de ce groupe manifestent fréquemment l'aspect
d'une roséole ou d'une urticaire.

C. — Une forme érythémateuse, semblable à la précédente, mais
dans laquelle les taches présentent une saillie manifeste, offrant ainsi
une étroite ressemblance avec l'érythème papuleux. Les taches sont
constituées, en général, par de larges plaques généralisées. Au début,
il y a congestion de la face, éblouissements, vertiges ; puis apparaissent les taches papuleuses, le plus souvent d'abord à la surface des
membres, se généralisant ensuite et s'accompagnant de vives démangeaisons.

D. — Une forme purpurique, tout à fait exceptionnelle et, dans
tous les cas, bien distincte de la forme du purpura hémorrhagique
que l'on observe parfois au cours des fièvres infectieuses. Cette
éruption présente l'aspect de taches ecchymotiques légères, petites,
localisées à certaines régions, apparaissant brusquement et disparais-
sant rapidement. Cette forme paraît surtout se produire lorsque la
quinine est administrée dans les cas de fièvres infectieuses où elle
semblerait alors favoriser la production du purpura hémorrhagique :
elle s'accompagne parfois de gingivite, d'hémorrhagie buccale, d'épistaxis et même d'hématurie.

Ces éruptions s'observent de préférence chez les sujets arthritiques
et elles sont remarquables par la multiplicité des formes. La susceptibilité individuelle est parfois excessive. Ringer cite l'exemple d'une
malade chez laquelle l'emploi d'une faible dose de sulfate de quinine,
sous forme de pilules, a produit, à plusieurs reprises, une éruption
rubéolique ou urticarienne très intense, généralisée, avec gonflement
de la face et des paupières telle qu'il lui était impossible d'ouvrir les
yeux ; une lotion faite sur le cuir chevelu avec une préparation à base
de quinquina produisit, chez la même personne, une éruption érythémateuse qui s'étendit à toute la face ; enfin, l'usage d'une poudre
dentifrice à base de quinquina occasionna un gonflement considérable
des gencives et des lèvres.

Ainsi que je vous le disais précédemment, les éruptions de cause
externe revêtent surtout la forme vésiculeuse : les éléments éruptifs
sont particulièrement abondants au niveau des régions découvertes,
mains, avant-bras, face, qui sont plus facilement et immédiatement
en contact avec la substance irritante. Ces éruptions laissent à leur

suite des croûtes entourées d'une aréole rouge et provoquant de vives démangeaisons; leur durée est longue.

Un mot, pour terminer cette question, sur la pathogénie des différentes formes de dermatoses que l'on peut observer sous l'influence de l'ingestion des sels de quinine. Elles sont assez fréquentes et, comme nous venons de le voir, à détermination polymorphe. Pour expliquer certaines formes, et principalement les formes hémorrhagiques qui peuvent se présenter surtout chez les sujets préalablement affaiblis, on a voulu invoquer certains phénomènes sur lesquels nous aurons à revenir en étudiant l'action de la quinine sur différents organes ou appareils, sur certains liquides et notamment ur le sang.

Briquet, qui, je l'ai déjà dit et je le répète, a fait, à propos de la quinine, un travail magistral, avait cherché quelles pouvaient être les modifications que la quinine apporte dans la composition du sang chez l'homme sain et chez l'homme malade. Ses analyses lui montrèrent une augmentation de la fibrine du sang, une augmentation légère de l'eau, une diminution du nombre des globules, tandis que la proportion des sels et de l'albumine restait à peu près invariable. Il crut pouvoir en conclure que la quinine rendait le sang comparable à celui des chlorotiques et que c'était par un mécanisme analogue à celui provoquant le purpura chez les chlorotiques qu'il fallait expliquer la facilité avec laquelle la quinine déterminait des éruptions purpuriques chez certains individus employant la quinine à l'intérieur.

Mais, si l'on réfléchit à ce fait que presque toutes les expériences de Briquet, j'entends celles qui lui ont donné des résultats absolument certains et indiscutables, étaient faites sur des rhumatisants, on ne tarde pas à penser que le rhumatisme, à lui tout seul, est suffisant pour amener une déglobulisation réelle; d'autre part, si l'on réfléchit qu'à cette époque on pratiquait assez souvent des saignées et que, dans toute phlegmasie, l'hyperinose va croissant au fur et à mesure que la quantité de sang retiré de la veine est plus considérable, on arrive à estimer que les conclusions de Briquet sont peut-être un peu prématurées. Sans vouloir contester la valeur des expériences de Briquet, ses conclusions peuvent être envisagées comme un peu prématurées et insuffisamment démontrées : pour moi, je crois qu'il ne faut pas faire à la quinine une part aussi exclusive et qu'il est préférable de dire que la quinine peut, dans certaines circonstances, jouer le rôle de cause provocatrice.

On a invoqué d'un autre côté les actions vaso-motrices, une action exercée sur les capillaires, la production d'une lésion vasculaire, car il ne peut y avoir diapédèse; et on a pensé que le mécanisme de ce purpura comportait quelque chose d'analogue aux altérations de paroi que l'on pouvait observer dans certains cas de purpura hémorrhagique. L'altération du sang déterminée par la quinine entraverait la nutrition, et par suite la réparation et l'entretien des parois des capillaires; et ce serait pour cette raison que le sang parviendrait à traverser ces capillaires et à s'épancher au dehors. On a encore donné comme interprétation cette hypothèse, acceptable également dans une certaine mesure, que l'hypérémie généralisée déterminée par la quinine pouvait amener un encombrement des capillaires tel que leur rupture s'en suivrait et qu'ainsi apparaîtrait le purpura.

Chacune de ces hypothèses est partiellement acceptable, mais je crois qu'il y en a une autre n'ayant pas été faite et qui me paraît suffisante pour interpréter ce phénomène, c'est celle d'un trouble trophique qui serait exercé par l'intermédiaire du système nerveux. Je vous rappelle ce point, sur lequel j'ai déjà attiré votre attention, que les centres de thermogenèse, les centres de sensibilité et les centres trophiques étaient en quelque sorte absolument confondus; et que toutes les fois que nous verrions une substance exercer une action physiologique certaine sur l'un de ces centres, les autres se trouveraient également, et en même temps, plus ou moins énergiquement affectés; de telle sorte que la quinine exerçant, nous le verrons, d'une façon absolument certaine, une action évidente sur les centres de thermogenèse et de sensibilité, doit exercer aussi une action non moins évidente sur les centres trophiques. Ce fait seul me paraît suffisant pour interpréter, dans la plupart des cas, les phénomènes sur lesquels j'attire actuellement votre attention.

Je reprends maintenant l'étude de l'action topique exercée par la quinine; cette action, qui est assez énergique lorsqu'elle est exercée sur la peau, est encore évidemment beaucoup plus intense lorsqu'elle s'exerce sur des muqueuses ou sur des plaies. Il est de connaissance déjà ancienne qu'autrefois, lorsque l'on se servait de la méthode hypodermique pour administrer une substance active, le fait d'appliquer un vésicatoire et de saupoudrer la surface mise à vif avec une poudre contenant une proportion plus ou moins considérable de quinine déterminait une douleur tellement intense que l'on était obligé de renoncer à ce moyen d'administration. En effet, le contact même de sels de quinine parfaitement neutres avec une muqueuse, pour peu que celle-ci soit sensible, détermine très rapidement des phénomènes douloureux et même de la mortification des tissus. On a signalé des eschares qui ont presque toujours succédé à la pratique dont je vous parlais à l'instant et consistant à appliquer au préalable un vésicatoire et à saupoudrer ensuite la surface mise à nu avec une poudre renfermant des sels de quinine.

D'autre part, je vous rappelle que lorsque l'on emploie la quinine par la voie hypodermique, on provoque une sensation très douloureuse et que, dans bien des cas, on est obligé d'y remédier en ajoutant soit de la cocaïne ou une autre de ces substances analgésiantes dont nous avons déjà fait l'étude[1], telles que l'orthoforme ou l'eucaïne par exemple.

– Certaines muqueuses, relativement à l'action topique que la quinine peut exercer sur elles, prêtent à des considérations particulières. C'est ainsi que la muqueuse gastrique est beaucoup moins sensible que la plupart des autres muqueuses; elle est surtout moins sensible à l'action des sels acides, sans doute parce qu'ils sont très rapidement absorbés, et elle présente pour certains sels de quinine peu solubles, notamment pour le tannate, une tolérance véritablement remarquable. Je vous rappelle à ce propos la facilité avec laquelle s'accomplit la solubilisation des différents sels de quinine par le fait des acides; par conséquent l'acidité du suc gastrique facilite la dissolution des sels et leur absorption ultérieure.

La muqueuse rectale présente une sensibilité tout à fait particulière à l'égard des sels de quinine; cette sensibilité est telle qu'il est véritablement dangereux — j'insiste sur ce mot, *dangereux* — de mettre des sels de quinine, en proportion un peu considérable, au contact de la muqueuse rectale. En effet, tandis qu'à l'instant j'attirais votre attention sur la facile solubilisation des sels au contact de la muqueuse gastrique par suite de l'acidité du suc gastrique, les conditions se trouvent tout à fait différentes pour la muqueuse intestinale recouverte par un liquide à réaction franchement alcaline. Ici, il va se faire une réaction inverse; les sels de quinine vont être

1. Voir *Leçons de pharmacodynamie et de matière médicale*, 1ʳᵉ série.

décomposés par l'alcalinité du milieu, la quinine va être précipitée et pouvoir exercer, *in situ*, l'action irritante que je m'efforçais de mettre en évidence tout à l'heure.

Cette sensibilité de la muqueuse est particulièrement intense chez les enfants; et je ne saurais trop retenir sur ce point votre attention, parce qu'il existe nombre de formulaires dans lesquels vous verrez recommander les suppositoires à la quinine, suppositoires qui, dans certaines circonstances, — pour ma part j'en connais deux — ont déterminé la mort de l'enfant; la dose cependant n'avait absolument rien de répréhensible au point de vue thérapeutique, il y avait seulement, de la part de celui qui avait fait cette prescription, un oubli fâcheux, je serais tenté de dire ignorance fâcheuse, de cette action particulière exercée par la quinine sur la muqueuse rectale. J'aurai à revenir encore sur cette action topique de la quinine, à propos de l'influence qu'elle exerce sur le cœur et la circulation : nous verrons alors la part qu'il convient d'attribuer, dans la production des phénomènes, à cette action locale exercée par la quinine sur les propriétés fonctionnelles des éléments musculaires du myocarde.

Action dynamique. — Nous arrivons maintenant à l'étude de l'action dynamique de la quinine. Nous nous occuperons un peu plus tard, lorsque nous ferons l'étude des différentes préparations des sels de quinine et des quinquinas, de la forme sous laquelle ces substances médicamenteuses peuvent être introduites dans l'économie; pour le moment, nous nous occuperons de la façon dont un organisme vivant va réagir vis-à-vis d'un sel de quinine soluble introduit dans cet organisme.

Les animaux à sang froid réagissent peu en présence des sels de quinine; cependant, on peut voir chez certains de ces animaux, chez les grenouilles en particulier, des phénomènes assez importants et qui sont confirmatifs de ceux que j'ai déjà eu à vous signaler. Pendant l'hiver et avant l'époque de l'accouplement et de la ponte, alors que les grenouilles réagissent difficilement, mal, paresseusement pourrait-on dire, à l'action des différentes substances médicamenteuses, il faut 2 centigr. 5 de quinine en injection hypodermique pour une grenouille d'environ 25 à 30 grammes, c'est-à-dire à peu près 1 milligramme par gramme, pour avoir des manifestations traduisant l'action de la quinine. Ces manifestations consistent en une excitation passagère bientôt suivie de la diminution du nombre des mouvements respiratoires, de la diminution de force et de fréquence des contractions cardiaques, enfin de l'affaiblissement de la sensibilité. Lorsque les doses sont plus considérables ou que la sensibilité des animaux est plus parfaite, on peut observer d'abord l'arrêt des cœurs lymphatiques, puis ceux des mouvements respiratoires, en dernier lieu, l'arrêt du cœur sanguin. Avec une dose de 20 à 25 milligrammes, le cœur met environ quarante-huit heures pour s'arrêter complètement.

Au contraire, après la fécondation, 15 milligrammes suffisent pour déterminer une action physiologique évidente.

Chez le lapin — et ici, nous prenons comme type l'action du sulfate de quinine dissous à l'aide d'une quantité suffisante d'eau de Rabel — chez le lapin de 1 kilogr. 5 à 2 kilogrammes, la dose de 1 gramme est une dose mortelle en deux heures. Chez le cobaye, les quantités sont encore bien moindres ; la dose de 20 à 30 centigrammes est suffisante pour déterminer, dans l'espace de une à deux heures, la mort d'un cobaye de 250 à 400 grammes.

Chez le chien, les phénomènes que l'on voit se développer sous l'influence de la quinine sont intéressants, ils vont nous permettre d'interpréter certains phénomènes que nous aurons à étudier à propos des actions déterminées chez l'homme.

L'injection hypodermique d'une dose de 75 à 100 centigrammes de sulfate de quinine, dissous à l'aide de l'eau de Rabel, à un chien du poids de 12 à 15 kilogrammes, provoque les phénomènes suivants : l'animal chancelle, titube et présente un tremblement de la tête avec balancement latéral qui constitue le plus remarquable symptôme de l'ivresse quinique chez les animaux. En même temps, notre chien est en proie à une stupeur plus ou moins profonde avec insensibilisation générale plus ou moins complète : la sensibilité consciente et douloureuse est abolie en premier lieu, tandis que la sensibilité réflexe persiste encore et ne disparaît à son tour qu'à une période assez avancée de l'intoxication. A ces phénomènes viennent se joindre de la surdité, de l'amaurose, quelquefois des vomissements. Une dose de 2 grammes détermine la mort au bout de deux heures environ.

L'ingestion, chez le chien, est très rarement mortelle, même à doses considérables, à cause de la lenteur avec laquelle s'effectue l'absorption ; et, en effet, lorsque la quinine est administrée soit chez le chien, soit chez l'homme, par la voie buccale, il s'en fait par la bile une élimination assez considérable : la quinine est obligée de passer par le foie qui joue le rôle d'organe protecteur que nous connaissons et il est, en somme, presque impossible d'arriver chez le chien à des accidents toxiques mortels par la voie d'ingestion.

Il en est autrement lorsque l'on se sert de la voie hypodermique; par cette voie, je viens de le dire, la dose de 2 grammes est suffisante pour tuer un chien du poids de 15 kilogrammes dans un espace de temps de deux à trois heures.

Nous aurons à revenir avec quelques détails sur les phénomènes que l'on peut observer sous l'influence de la quinine lorsque nous étudierons son action particulière sur chacun des grands appareils; mais je puis déjà synthétiser de la façon suivante les phénomènes que l'on peut observer chez le chien sous l'influence des injections hypodermiques d'une dose assez considérable :

Au début, il se produit une accélération des contractions cardiaques, puis un ralentissement au bout d'un temps variable suivant les doses; mais ce sont les intermittences de tension sanguine qui sont les plus remarquables : d'abord, on observe une augmentation de la tension, le pouls restant accéléré, et ensuite une diminution progressive qui est très accentuée si la dose est mortelle; on constate en même temps du ralentissement du pouls. L'action toxique, chez tous les animaux, est, en général, encore caractérisée par une série de phénomènes qui consistent principalement en un balancement latéral de la tête, un affaiblissement général accompagné d'incoordination motrice, de vomissements, de titubation, de chutes et, dans quelques cas, de convulsions épileptoïdes et tétaniformes : ces convulsions sont surtout réalisées lorsque l'on emploie de la quinine mal purifiée, renfermant une certaine porportion de cinchonine. Je reviendrai plus tard sur ce point très important, mais cependant je puis vous dire dès maintenant que nous verrons les accidents convulsifs se développer surtout sous l'influence de la cinchonine; et on a été jusqu'à dire que la quinine ne provoquait jamais de convulsions quand elle ne renfermait pas de cinchonine. Je ne saurais adopter cette manière de voir, et mon opinion est basée sur un certain nombre d'expériences que j'ai faites autrefois avec mon maître Vulpian. Il me semble que ce que l'on devrait dire est ceci : la quinine prédispose d'une façon extrêmement instante à l'état épileptoïde ou convulsivant, de telle sorte que, si peu que cette quinine renferme de cinchonine, substance éminemment convulsivante, ou qu'il vienne à intervenir toute autre cause capable de les amener, on verra se développer des convulsions qui font presque toujours défaut avec la quinine, mais que l'on peut cependant observer quelquefois avec la quinine la plus pure dans certaines circonstances dont il est difficile de délimiter les conditions en toute certitude.

Quoi qu'il en soit, on observe chez tous les animaux, d'abord l'abolition des mouvements volontaires, puis l'abolition des mouvements réflexes.

Lorsque l'on opère chez le chien par ingestion, on peut dissocier la façon dont les phénomènes se présentent et distinguer trois degrés dans l'impression exercée par la quinine sur l'organisme : ces trois phases sont très intéressantes en ce sens qu'elles montrent la succession suivant laquelle les grands territoires de l'économie sont intéressés.

Chez un chien de 10 à 15 kilogrammes, lorsque la dose est représentée par 50 à 60 centigrammes, les symptômes que l'on peut observer sont seulement appréciables en ce qui regarde les actes fonctionnels de la respiration, de la circulation et de la température; ils consistent alors en une excitation — en général assez peu marquée — de la respiration, de la circulation et de la température.

Si la dose atteint 100 ou 150 centigrammes, une action dépressive sur ces mêmes fonctions commence alors à se montrer; la température tend à s'abaisser, la circulation présente des alternatives d'excitation et de dépression, le nombre des mouvements respiratoires subit aussi une certaine diminution, mais, en même temps, on voit apparaître certains symptômes généraux d'ordre nerveux révélés par du tremblement épileptiforme, et souvent l'intolérance de la muqueuse gastrique se traduit par des vomissements.

A partir de 2 grammes et au-dessus, on voit alors les phénomènes nerveux se montrer dans toute leur intensité et on constate en même temps une atténuation, ou même l'abolition, plus ou moins complète, des phénomènes de sensibilité générale que nous étudierons plus tard lorsque nous rechercherons en détail l'action exercée par la quinine sur le système nerveux. — S'il s'agit non plus d'ingestion, mais d'injection hypodermique, des doses moitié moindres produiraient sensiblement les mêmes effets.

De quelle manière l'organisme humain va-t-il réagir sous l'influence de la quinine ? Lorsqu'il s'agit de doses relativement faibles, c'est-à-dire de doses de 30 à 50 centigrammes en moyenne, on peut observer le ralentissement du pouls, de la rétraction des capillaires et un abaissement plus ou moins marqué de la température, suivant les circonstances. Les bourdonnements d'oreilles ne s'observent guère chez l'homme qu'à des doses de 60 centigrammes au moins : à doses plus élevées, ces manifestations peuvent acquérir une intensité qui les rend fort gênantes et on a même signalé des cas de surdité temporaire sous l'influence de 1 gramme seulement.

Les phénomènes de sédation dont je viens de vous parler relativement à la température et au pouls sont d'autant plus accusés que les manifestations fébriles sont plus accentuées au moment où l'on introduit la quinine dans l'économie. Lorsque, par exemple, on soumet à l'action de la quinine un individu dont le pouls bat 120 pulsations à la minute, on voit ce nombre tomber à 80 ; si la température était de 40°, par exemple, elle tombe facilement à 38°, alors que, chez un individu normal, dans les mêmes conditions de doses, la sédation est quelquefois nulle, assez souvent même remplacée par des phénomènes d'excitation légère.

On observe en même temps des modifications correspondantes dans la nature des sécrétions : les urines sont plus abondantes, moins chargées en matériaux incomplètement oxydés ; c'est-à-dire que nous voyons ici la quinine faciliter la sortie de l'organisme à ces substances qui agissent sur lui à titre de substances fortement toxiques, comme vous le savez.

Lorsque les doses de quinine sont exagérées — je vais m'expliquer sur ce mot, exagérées, dans un moment — c'est-à-dire lorsqu'elles atteignent 2 à 3 grammes par vingt-quatre heures, on voit alors se produire de la céphalée gravative accompagnée d'étourdissements, de tintements d'oreilles, de vertiges, de surdité, d'obnubilation de la vue ; l'individu titube et présente, en un mot, ce cortège de signes nerveux que l'on a désigné sous le nom d'*ivresse quinique*. C'est là un ensemble de symptômes dont nous aurons à nous occuper plus tard.

Les troubles intellectuels sont parfois assez persistants et les phénomènes cérébraux et sensoriels sont souvent tellement intenses, que l'on est obligé de diminuer les doses de quinine, d'en espacer l'administration, ou même d'y renoncer complètement.

Je vous disais que j'allais m'expliquer à propos de la qualification d'exagérée appliquée aux doses dont je vous parlais il y a un instant. Il est en effet incontestable, actuellement, que ces doses de 2 à 3 grammes sont plutôt exagérées, puisque, comme je vais vous l'indiquer dans un moment, l'équivalent thérapeutique de la quinine est d'environ 5 centigrammes; mais ces doses sont, en réalité, plutôt minimes par rapport à celles employées il y a soixante ans et plus, sinon au début, du moins à la période d'acmé — permettez-moi le mot — de l'emploi des sels de quinine.

J'ai eu à vous signaler, l'année dernière, à propos du sulfonal et du trional, des faits du même genre que ceux sur lesquels je vais avoir à attirer votre attention[1]. Lorsque de nouvelles substances médicamenteuses sont introduites dans la thérapeutique, il y a, en effet, une sorte de période particulière, ce que j'ai appelé la *lune de miel* du médicament, pendant laquelle les accidents ne se montrent pas, soit qu'on les cache ou qu'on ne sache pas les voir, même lorsque l'on donne ces médicaments à des doses qui, plus tard, seront jugées comme dangereuses : ou bien les accidents ne se montrent pas de suite, ou bien l'attention est insuffisamment attirée sur leurs manifestations, ou bien on les attribue à une autre cause, toujours est-il que c'est là un fait qui se montre d'une façon constante pour toutes les substances médicamenteuses; on a commencé à les employer, au début, à des doses énormément supérieures à celles que la pratique est venue sanctionner plus tard.

Pour ne parler que des sels de quinine, et il n'est ici question que des auteurs de la première moitié du xixᵉ siècle, les travaux de Legroux, de Pereira, de Rilliet et Barthez, de Guersant, de Mérat et Delens, de Giacomini, de Mélier, de Monneret, de Blache, de Briquet, et de tous ceux qui se sont beaucoup occupé du sulfate de quinine et l'ont employé avec beaucoup de raison dans un grand nombre de maladies, ont fourni des observations de malades traités d'une façon assez constante par des doses de sulfate de quinine que l'on n'oserait pas administrer actuellement. C'est ainsi, par exemple, que Briquet, dans son travail, rapporte l'histoire d'un jeune homme auquel, pour une mono-arthrite du genou, il avait donné 3 et 4 grammes de sulfate pendant quarante jours.

Il est certain qu'actuellement la responsabilité du médecin qui

____

1. Voir *Leçons de pharmacodynamie et de matière médicale*, 2ᵉ série, p. 30.

prescrirait un semblable traitement serait fortement engagée si son malade venait à mourir au cours d'une semblable médication, ce qui n'aurait rien de particulièrement étonnant.

Briquet dit, à propos de ce jeune malade qui prenait 3 et 4 grammes de sulfate de quinine *pro die*, que pendant tout ce temps, quarante jours, il ne fut pas possible de saisir le moindre trouble imputable à l'action du médicament : il n'y eut pas le moindre trouble des voies digestives, l'appétit fut toujours excellent; en un mot, il ne fut jamais question d'accident, si minime soit-il, sous l'influence de cette dose énorme.

Un autre fait concerne une jeune femme atteinte de fièvre typhoïde grave, qui prit 43 grammes de sulfate de quinine pendant les onze derniers jours de sa vie; elle succomba, et il me semble que l'on est en droit de se demander si la quinine n'y est pas pour quelque chose. On n'observa pas trace d'action fâcheuse de la quinine sur la muqueuse stomacale, ni sur la muqueuse intestinale, dit Briquet; cependant, le même auteur reconnaît assez volontiers que, sous l'influence prolongée de doses de 4 grammes par jour, on voit assez souvent survenir de la diarrhée, non accompagnée d'entérite cependant. Bien plus, sous l'influence de l'administration de ces doses considérables, on voit se produire un flux biliaire qui était précisément recherché par certains médecins comme action substitutive ou curative que l'on pouvait provoquer grâce à l'influence de la quinine. Remarquons ici que l'action sur l'appareil digestif n'est pas la plus importante des actions offensives exercées par la quinine.

Il est certain qu'à cette époque — je parle de 1820 à 1860 — 3 et 4 grammes de sulfate de quinine par jour étaient alors des doses courantes; il faudrait se garder actuellement de doses semblables. Puis je dois ajouter aussi qu'à cette époque, l'action exercée sur le myocarde et les muscles en général n'était même pas soupçonnée, bien que cependant Briquet ait très heureusement mis en évidence, par des recherches très suivies et fort exactes, l'influence des fortes doses de quinine sur la tension sanguine, influence que nous étudierons bientôt. Mais, quelque chose qui n'était même pas soupçonné et qui n'a été mis en évidence que dans ces dernières années, principalement par les recherches de Kerner, c'est l'action nécrobiotique générale de la quinine, action beaucoup trop négligée et qui est tellement importante qu'elle permet de se rendre parfaitement compte d'une foule d'accidents qui ne paraissent pas, au premier abord, être en relation avec les phénomènes physiologiques que nous verrons se développer sous l'influence de la quinine.

. Cette digression terminée — et je crois qu'elle n'était pas hors de propos — je reviens à l'action des doses élevées chez l'homme, et vous comprendrez comment je puis dire que, aux doses subtoxiques et toxiques, en désignant ainsi les doses de 3 à 5 grammes, on voit survenir des phénomènes nerveux plus intenses que ceux que je vous signalais tout à l'heure, c'est-à-dire de l'agitation, des troubles des sens, du tremblement épileptoïde que l'on constate si facilement chez les animaux; de la parésie musculaire avec perte des forces, du délire, même des convulsions; enfin, si l'imprégnation de l'organisme est suffisante, un affaiblissement très notable des contractions cardiaques, prélude d'une syncope mortelle; la mort arrivant dans la stupeur et le coma.

Toxicité des sels de quinine. — Il est bon, avant d'aborder l'étude de l'action physiologique de la quinine, d'avoir une idée du pouvoir toxique de cet alcaloïde. Je crois donc devoir, dès à présent, vous donner à cet égard quelques indications que j'aurai l'occasion de compléter à propos de l'étude détaillée de chacun des alcaloïdes des quinquinas.

Les essais de M. Bouchard ont fixé l'équivalent toxique de la quinine au chiffre de 0 gr. 08 par kilogramme d'animal, et celui de l'équivalent thérapeutique au chiffre de 0 gr. 05. Il en résulte que la dose thérapeutique maxima correspondrait à environ 3 grammes pour un individu du poids moyen de 60 kilogrammes. Cette dose est évidemment une dose forte, plutôt excessive, mais cependant on a pu voir des doses supérieures de sels de quinine administrées à un homme adulte sans qu'il en résultât de dommage. D'autre part, on a vu des accidents d'intoxication succéder à l'ingestion de doses relativement minimes.

. A cet égard, voici les faits les plus saillants que l'on ait observés : Monneret rapporte avoir donné, à plusieurs reprises, en vingt-quatre heures, 8 grammes de sulfate de quinine sans avoir observé d'inconvénients; Maillot, dans le paludisme, a administré jusqu'à 9 grammes en vingt-quatre heures; mais, bien mieux, Giacomini rapporte le fait d'un individu qui, par méprise, absorba, en une fois, une quantité de

12 grammes de sulfate de quinine. L'ingestion de cette dose énorme fut suivie d'un état syncopal très grave pendant lequel on put constater une absence presque complète du pouls radial, du refroidissement cutané, un ralentissement respiratoire notable et un affaiblissement extrême de la voix. Le malade se rétablit cependant et, pour Giacomini et l'École italienne, la dose de 12 grammes ne serait pas, à la rigueur, une dose mortelle.

Mais je vais vous rapporter un fait encore plus remarquable ; c'est celui dû à un médecin anglais, Hayler, qui l'a observé à l'hôpital : un jeune soldat affecté de fièvre intermittente devait un jour, d'après la prescription de Hayler, prendre 80 centigrammes de sulfate de quinine. N'ayant pas de sulfate sous la main, il envoya un infirmier à la pharmacie en chercher une once, c'est-à-dire 30 grammes ; et cet infirmier, interprétant mal la prescription, eut l'idée de donner le tout au malade qui absorba ces 30 grammes en une seule fois. Chose extraordinaire, le seul phénomène subjectif frappant que l'on put observer à la suite de cette absorption consista en une surdité complète accompagnée de stupeur profonde qui persista environ trente-six heures. Ce fut le seul phénomène quelque peu caractéristique de l'absorption de la quinine que présenta cet individu ; et, au bout de huit jours, il quitta l'hôpital, guéri non seulement de son intoxication, mais encore de sa fièvre.

Il ne faut cependant pas oublier certains faits très bien étudiés, il y a environ une cinquantaine d'années, à la suite desquels on observa des cas de mort après l'absorption de doses infiniment moindres. Je vous citerai entre autres le fait qui se passa à l'Hôtel-Dieu, dans le service de Récamier : un individu affecté de rhumatismes mourut après l'absorption, dans l'espace de dix heures, de 5 grammes administrés à doses réfractées. Il est vrai que cet individu se trouvait dans des conditions un peu particulières ; c'était un homme convalescent de variole, en état, par conséquent, d'infériorité physiologique et qui, au cours de sa convalescence, fut pris de rhumatisme franc : il ne put pas résister à la dose de sulfate de quinine assez habituellement utilisée à cette époque dans le traitement du rhumatisme, en raison de cet état d'infériorité physiologique, conséquence de la variole qui avait précédé l'administration de la quinine. Enfin, des doses beaucoup plus faibles ont pu donner naissance à des accidents : on a vu, comme manifestations toxiques, des exanthèmes scarlatiniformes, des hémorrhagies, du purpura, des hématuries succéder à l'ingestion de doses de sulfate de quinine qui n'avaient pourtant rien d'exagéré dans l'espèce, à des doses de 2 grammes, 1 gr. 50 et 1 gramme. Je reviendrai sur ce sujet lorsque nous aurons examiné les conditions qui peuvent rendre plus ou moins active l'action du sulfate de quinine sur l'organisme animal.

VIe LEÇON

ACTION DE LA QUININE SUR L'APPAREIL DIGESTIF, LE FOIE, LA RATE, L'APPAREIL GÉNITO-URINAIRE. — PRÉTENDUE ACTION ABORTIVE. — ACTION SUR LE SYSTÈME MUSCULAIRE, LE CŒUR ET LA CIRCULATION.

Appareil digestif. — Voyons maintenant quelle est l'action exercée par la quinine sur les grands appareils ; et commençons par l'appareil digestif puisque c'est par cette voie que se fait le plus généralement l'introduction de la quinine dans l'économie. Il y a lieu de distinguer l'action exercée par la quinine, suivant que les individus sont en état apyrétique ou en état de fièvre.

Chez les individus apyrétiques, l'ingestion de solution d'un sel de quinine, lorsque la quantité de sel n'est pas exagérée, produit en général les effets déterminés par tous les amers, c'est-à-dire un peu de soif ainsi que des sensations de pincements et de tiraillements de l'estomac, sensations qui s'apaisent assez facilement à la suite d'ingestion d'aliments. Dans ces circonstances, l'appétit est plutôt augmenté et les digestions plus rapides ; il en résulte une suractivation de la nutrition et de l'hématose, en même temps qu'une utilisation plus efficace des réserves et la reconstitution plus facile de ces mêmes réserves. De telle sorte qu'à ce point de vue, on pourrait rapprocher l'action déterminée par les sels de quinine, employés à petites doses, de celle déterminée par certaines substances amères.

Lorsqu'il s'agit, au contraire, d'individus en état de fièvre plus ou moins accentuée, on voit assez souvent l'intolérance gastrique provoquée par l'ingestion des sels de quinine et se traduisant par des nausées et quelquefois des vomissements ; bien plus, on a signalé dans ce cas une action particulièrement remarquable, une action topique pouvant arriver jusqu'à produire des ulcérations de la muqueuse gastrique; et, à cette époque où l'on employait la quinine *largâ manu*, on a signalé de la gastrorrhagie survenant chez les individus en convalescence de fièvre grave et chez lesquels on avait cru devoir continuer l'administration de doses un peu considérables : on expliquait alors ces phénomènes en invoquant les propriétés *hémorrhagipares* de la quinine. J'attire ici votre attention sur un point : les individus en état de moindre résistance, sous une influence quelconque, sont beaucoup plus facilement impressionnés par la quinine que les individus sains et résistants.

Cette action de la quinine, analogue à celle des substances amères et qui se traduit surtout pour les petites doses par une appétence plus grande pour les aliments, est assez facile à concevoir en raison de la saveur extrêmement amère et persistante des sels de quinine; cette saveur est telle que la dilution au 10/1000 d'un sel de quinine, c'est-à-dire 1 gramme de sulfate dissous dans 10 000 parties d'eau, est encore susceptible de provoquer une sensation d'amertume fort appréciable. Sous l'influence de cette amertume, il se produit une augmentation réflexe de la sécrétion salivaire. On a recherché si la quinine était capable d'exercer directement une action sur la sécrétion salivaire : on a injecté de la quinine dans le canal de Warthon et on a constaté la paralysie des filets sécrétoires de la corde du tympan, tandis que les filets vaso-dilatateurs de la corde et les filets sécrétoires du sympathique restaient indemnes. C'est Heidenhain qui a fait cette expérience dans la série de recherches qu'il avait entreprises à propos de l'action de l'atropine sur la corde du tympan; il a démontré ce fait intéressant que la quinine doit être donnée à des doses assez considérables, à doses toxiques, pour arriver à déterminer la paralysie des fibres sympathiques.

Je viens de vous signaler l'intolérance que l'on peut observer de la part de la muqueuse gastrique et qui peut aller jusqu'au vomissement; cette intolérance peut encore être constituée par des crampes ou des douleurs passagères qui, en somme, ne sont que des suites de l'action exercée localement par la substance médicamenteuse. Il faut, bien entendu, prendre en considération la nature de la substance médicamenteuse : lorsqu'elle est introduite à l'état de composé difficilement soluble, la solubilisation plus ou moins rapide et complète donnera nécessairement lieu à des phénomènes topiques d'autant plus accentués que cette solubilisation se fera moins vite.

En définitive, stimulation de l'appétit et suractivité imprimée à la nutrition, tels sont les effets des petites doses; mais ce que l'on constate surtout, comme bons effets de la quinine sur les voies digestives, c'est une heureuse modification des affections gastriques d'origine paludéenne. Les expériences de Giacomini, celles de Briquet ont, depuis longtemps, fait justice des exagérations de la doctrine de Broussais qui regardait la quinine comme attentatoire à l'intégrité de l'estomac et l'accusait de provoquer de la gastrite. Si l'on a soin de tenir compte des contre-indications résultant d'un défaut de tolérance, d'un état d'irritation antérieur à l'administration du médicament; si l'on a soin surtout de fractionner les doses et de choisir judicieusement la forme médicamenteuse du sel de quinine ou de la préparation galénique du quinquina, jamais on ne provoquera ni phlogose, ni action fâcheuse sur la muqueuse gastrique.

Un fait encore absolument incontestable est celui du ralentissement que la digestion des matières albuminoïdes éprouve sous l'influence des sels de quinine; bien que l'on ne puisse pas interpréter d'une façon satisfaisante l'action exercée dans ce cas par la quinine, il n'en est pas moins vrai que la digestion des matières albuminoïdes est ralentie lorsque la dose de quinine est un peu considérable.

Quant aux intestins, ils éprouvent de la part de la quinine une action qui peut se caractériser par une stimulation de leur tunique musculaire : c'est là une action absolument contraire à celle que l'on peut observer sous l'influence du quinquina qui détermine, au contraire, la sédation du même phénomène. Sous l'influence de doses élevées et répétées, on a pu voir se produire une véritable phlegmasie de la muqueuse, une entérite plus ou moins intense, accompagnée ou non de diarrhée : on a noté, par exemple, ce phénomène lorsque la quinine était donnée à la dose de 3 ou 4 grammes pendant dix à vingt jours. C'est là un fait dont il faut tenir grand compte dans certaines circonstances de l'emploi de la quinine, par exemple, lorsque, comme dans la fièvre typhoïde, l'intestin est irrité antérieurement. Au contraire, sous l'influence de doses faibles et espacées, on constate un effet plutôt sédatif et de la constipation qui devient particulièrement remarquable si l'emploi du quinquina est substitué à celui de la quinine : dans ce dernier cas, les principes astringents de l'écorce viennent ajouter leur action propre. On peut réaliser deux effets absolument inverses : la constipation avec les préparations de quinquina; la provocation de l'exonération intestinale avec les sels de quinine à doses moyennes.

Chez les animaux que l'on a pu intoxiquer avec des doses massives, on a constaté des lésions exclusivement intestinales et siégeant dans la dernière portion du duodénum : il est probable qu'il faut tenir compte, pour expliquer la genèse de ces lésions, de ces ulcérations, de ce fait que je vous ai déjà signalé : la précipitation de la quinine en nature grâce à l'alcalinité du milieu intestinal, ce qui permet à l'alcaloïde d'exercer *in situ* son action irritante.

Les appareils annexes du tube digestif qui sont surtout intéressés par la quinine sont la rate et le foie. La quinine est, en effet, de tous ceux actuellement connus, l'agent de résolution le plus actif des engorgements spléniques d'origine paludéenne, après avoir, bien injustement, passé pour provoquer les intumescences glandulaires abdominales : on l'accusait alors de refouler et d'emprisonner le germe de la fièvre dans la rate et dans le foie.

On a cherché à interpréter cette action, mais les interprétations que l'on a pu donner n'entraînent pas la conviction, au moins pour la plupart d'entre elles. Piorry disait que l'on pouvait suivre, en quelque sorte à vue d'œil, la rétraction de la rate sous l'influence de l'administration de la quinine. C'est là un fait évidemment très exagéré, et les expériences qui ont été faites sous la direction de Piorry, en particulier par le docteur Pagès, alors son interne, ont amené à la constatation d'une diminution très évidente mais moindre que celle vantée par Piorry. En effet, Pagès a démontré que chez les animaux dont on mettait la rate à découvert, l'injection intra-veineuse de sels de quinine déterminait une apparence comme chagrinée de la surface, en même temps que l'on pouvait constater une diminution assez considérable du volume de l'organe. Un fait bien démontré par la clinique est celui de la diminution des dimensions de la rate, et il est bien facile à observer au cours des affections paludéennes; toutefois cette expérience de Pagès est d'autant plus intéressante qu'elle a été répétée par Nothnagel et Rossbach, qui ont constaté que cette diminution s'effectuait même après la section des nerfs spléniques chez les animaux.

Il semblerait donc que la quinine exerce, vis-à-vis des éléments anatomiques de la rate, une action particulière et spéciale, d'autant plus remarquable que la quinine se localise fort peu dans la rate, tandis qu'elle s'accumule dans le foie. Les recherches de Lannaux et Follin, celles d'Orfila, ne leur ont pas permis de reconnaître la présence de la quinine dans la rate. Je ne sais ce que donneraient des recherches analogues faites maintenant où les procédés d'étude et de recherches des alcaloïdes ont acquis une perfection qu'ils n'avaient pas à cette époque ; mais il me paraît assez difficile d'admettre que, dans un organe sur lequel la quinine exerce une action aussi élective, on ne puisse démontrer la présence de la quinine, au moins en faible proportion.

Quant au foie, on constate une augmentation très notable de la sécrétion biliaire et une modification des états congestifs de l'organe ; ceci peut se traduire par une diarrhée qui, le plus souvent, est bilieuse quand elle se produit, de telle sorte que si l'on voulait pousser les choses à l'extrême, on pourrait dire que, de tous les médicaments réputés cholagogues, la quinine est l'un de ceux qui manifeste cette propriété avec le plus d'énergie et d'évidence.

La localisation de la quinine dans le foie est facile à vérifier ; c'est, en effet, le foie qui est le lieu d'accumulation le plus considérable : non seulement on y retrouve de la quinine en nature, mais encore on observe l'augmentation de ce produit que j'ai eu déjà l'occasion de vous signaler, la *quinoïdine animale* de Dupré et Bence-Jones. De telle sorte qu'ici, bien que l'influence objective de la quinine soit moins marquée que sur la rate, il y a une accumulation plus accentuée de l'alcaloïde ; c'est là un point fort intéressant relativement à l'action exercée par la quinine sur les glandes annexes du tube digestif.

Appareil génito-urinaire. — Ainsi que j'ai déjà eu l'occasion de vous le faire remarquer, l'influence de la quinine sur l'appareil génito-urinaire peut se traduire par une action irritante assez intense sur les muqueuses vésicale et uréthrale ; cette irritation peut aller jusqu'à provoquer de la cystite et même de l'hématurie, lorsque la quinine est administrée à doses suffisamment fortes. Assez souvent, on a vu coïncider avec cet état d'irritation une albuminurie plus ou moins accusée ; et, en raison même de la façon dont la quinine agit, à certaines doses tout au moins, sur ces muqueuses, on a pu l'employer à titre de médication substitutive contre les cystites et les uréthrites chroniques.

Mais, ce qu'il y a de plus important à envisager à ce point de vue, c'est son action hémorrhagipare et même, a-t-on été jusqu'à dire, abortive; il y a lieu d'envisager cette question avec quelques détails car elle prête à des considérations assez intéressantes.

Lors de l'introduction du quinquina en thérapeutique, la propriété abortive de ce médicament était déjà mentionnée par la plupart des observateurs qui s'étaient servis de cette substance; c'est ainsi que Torti, dans un ouvrage dont je vous ai déjà parlé, son *Therapeutice specialis*, mentionne cette propriété abortive du quinquina, admise par plusieurs auteurs, bien qu'il ne l'admette pas lui-même. Cependant, un certain nombre d'observations très bien relevées semblaient indiquer, de la part du quinquina ou tout au moins de la quinine, une action emménagogue dans un certain nombre de circonstances. Cette opinion acquit même un tel crédit qu'au commencement du siècle dernier, il y eut une sorte de croisade contre l'emploi du quinquina et de la quinine dans les cas où cette substance devait être administrée à des femmes en état de grossesse; et l'on rapporta des observations relatives à des avortements qui auraient été provoqués, assurait-on, par l'emploi de la quinine : c'est ainsi que dans un mémoire très important, le docteur Petitjean, de Seurre (Côte-d'Or), qui exerçait dans une contrée où régnait la malaria, fit à l'Académie de médecine, en 1845, une communication dans laquelle il accusait sans hésitation le sulfate de quinine d'avoir provoqué dans sa clientèle un assez grand nombre d'avortements, bien qu'il ne l'eut administré qu'avec circonspection et aux doses habituelles où on l'emploie dans le traitement du paludisme. Il faut ici tenir compte de l'emploi de la quinine chez des individus déjà affectés de malaria, car le fait seul de l'infection paludique prédispose à un avortement ou à un accouchement prématuré. Pour élucider et trancher cette question, Tarnier, il y a quelques années, fit un certain nombre d'expériences desquelles il semble résulter avec certitude que cette action est non seulement exagérée mais même encore absolument inexacte.

Tarnier choisit quatre femmes dont le bassin était suffisamment rétréci pour que l'obligation de pratiquer un accouchement prématuré s'imposât, et il leur administra de la quinine dans les conditions suivantes : A deux d'entre elles, du sulfate de quinine fut administré à la dose de 4 grammes par jour pendant deux jours; aux deux autres, on donna 1 gramme, pendant huit jours; et sous l'influence de cette médication, plutôt exagérée au moins pour les premières, on ne put observer absolument aucune influence, soit sur la marche de la grossesse, soit sur la vie du fœtus. Bien plus, Tarnier citait encore ce fait, tout à fait remarquable dans la circonstance, d'une mulâtresse qui, ayant entendu parler des propriétés abortives de la quinine, absorba en une fois, dans le but de se faire avorter, une dose de 2 gr. 75 de sulfate de quinine : elle n'obtint d'autre résultat que quelques accidents d'intoxication, assez bénins, en somme, puisque la malade guérit très rapidement et que, quatre mois après l'absorption de cette dose de quinine, elle accouchait, à terme, d'un enfant parfaitement bien portant.

D'ailleurs, cette opinion de Tarnier a été également acceptée par Campbell, par Balker, par Chiara : et il semble actuellement que l'action abortive de la quinine doive être reléguée au rang des choses bien loin d'être démontrées, et plutôt même complètement inexactes.

Cependant, il faut évidemment tenir compte, dans une certaine mesure, des observations qui avaient été produites autrefois dans le but de prouver cette action abortive de la quinine — j'aurai l'occasion d'y revenir à propos de l'action de la quinine sur la circulation — mais je vous ferai remarquer dès à présent combien, pour la quinine comme pour toutes les substances médicamenteuses quelles qu'elles soient, la question de dose et de susceptibilité individuelle est différente. Pour la quinine, comme pour toute autre substance médicamenteuse énergiquement active, l'impression causée sur un organisme particulièrement sensible et manifestant des tendances à la production de tel ou tel accident, par conséquent les métrorrhagies chez la femme, peut être assez profonde pour provoquer l'explosion de cet accident sans en être pour cela la cause directe et nécessaire; c'est là une question et de dose et de susceptibilité individuelle, questions que nous retrouverons absolument à toutes les étapes de l'histoire de la quinine, comme du reste à toutes les étapes de l'histoire d'un médicament actif quel qu'il soit.

Il y a encore un autre point dont il faut, à mon avis, tenir grand compte au sujet de la prétendue action abortive de la quinine. Je vais, dans un moment, vous parler de l'action de cet alcaloïde sur le système musculaire et vous montrer que la quinine exerce sur les muscles, aussi bien et peut-être même plus sur les muscles lisses que sur les muscles striés, une action contracturante; mais cette action contracturante n'est bien certaine et évidente qu'à une condition, c'est que la quinine se trouve *en nature* et en quantité suffisante au contact même de l'élément musculaire. Or, ce n'est certainement pas ce qui peut arriver lorsque la quinine est introduite, à dose thérapeutique, dans l'organisme où elle va circuler à l'état de composé albuminoïde très probablement; mais, dans tous les cas, la proportion de quinine qui vient ainsi par le sang au contact des éléments musculaires lisses est certainement insuffisante pour déterminer cette action contracturante, si nette, si évidente, lorsque l'on met le sel de quinine en nature au contact d'un élément musculaire.

Si cette action est certaine lorsque la quinine est placée au contact direct d'un élément musculaire, lorsqu'elle y est amenée par la voie de la circulation le phénomène qui en résulte serait plutôt différent; et l'interprétation qui me paraît la plus exacte consiste à dire que le muscle serait plutôt paresseux à répondre aux incitations sollicitant ses contractions, bien loin de se trouver dans un état de facile contraction qui aurait pu justifier, jusqu'à un certain point, la réputation d'abortive que l'on avait voulu faire à la quinine.

Il ne faut pas oublier, d'autre part, que, dans une certaine mesure, la quinine est un antagoniste de l'ergot de seigle; celui-ci, en effet, détermine une vaso-constriction ayant pour principale origine la contraction. qui peut aller jusqu'à la tétanisation, de l'enveloppe musculaire des vaisseaux, alors que la quinine, au contraire, lorsqu'elle agit à dose toxique tout au moins, produit, sinon une vaso-dilatation, au moins une inertie de la tunique musculaire des vaisseaux faisant qu'ils peuvent se laisser distendre. Peut-être même, comme je vous l'ai exposé à propos de la pathogénie de certains purpuras, la quinine est-elle encore capable de déterminer une altération de la paroi vasculaire qui expliquerait la production des hémorrhagies.

Système musculaire. — Comment réagit le système musculaire sous l'influence de la quinine?

Son mode de réaction est différent suivant que la quinine vient l'impressionner par la voie de la circulation ou qu'elle est mise directement, à l'état de solution, au contact de l'élément musculaire.

Si, chez des animaux à sang froid, des grenouilles par exemple, on pratique une injection hypodermique de sel soluble de quinine, on voit que l'énergie de la contraction musculaire est notablement diminuée; chez les animaux à sang chaud, au contraire, cette énergie est plutôt augmentée, au moins par les faibles doses. Mais il s'agit ici de doses plutôt faibles, car lorsqu'elles arrivent à être élevées, subtoxiques et, à plus forte raison, toxiques, c'est, au contraire, une diminution et un ralentissement de la contractilité musculaire que l'on observe; et cette diminution ne tient pas à une action directe de la quinine sur le muscle, mais bien à ce que le système nerveux a déjà subi un commencement de paralysie et que l'incitation ne se transmet plus normalement à l'élément musculaire; la preuve en est qu'à cette période de l'intoxication, si l'on fait porter l'excitation électrique sur le muscle lui-même au lieu du nerf, on voit que ce muscle est encore capable de réagir avec une intensité égale à celle qu'il manifestait avant l'administration de la quinine.

La quinine suspend de la même façon la contractilité des muscles lisses, mais il faut pour cela des doses assez élevées. Aux doses faibles, c'est bien plutôt une action excitante qui se manifeste; et on a voulu trouver dans le fait de cette influence excitante sur les muscles lisses de l'utérus la preuve de l'action abortive que la quinine serait capable de déterminer. Mais, ainsi que je viens déjà de vous le dire, cette action abortive est des plus discutables, plutôt même controuvée; et, dans tous les cas, c'est là une question de doses et, plus encore, de susceptibilité individuelle.

Lorsqu'une solution neutre d'un sel de quinine est mise directement au contact d'un élément musculaire vivant, on constate un phénomène extrêmement remarquable et qui nous servira plus tard pour interpréter l'action de la quinine sur le myocarde et par conséquent sur la circulation; c'est un gonflement avec rétraction, une contracture permanente du muscle dont l'aspect extérieur devient très caractéristique. Il s'agit ici d'une action désorganisante; et en faisant cette expérience sur la grenouille, on constate une série de phénomènes rappelant ceux du même genre que l'on peut observer lorsque l'on met au contact d'un muscle de grenouille une solution de caféine. Vous savez que, dans ce cas, le muscle prend un aspect particulier, il devient blanc et d'aspect nacré à la surface, comme un muscle qui aurait subi l'action de l'eau bouillante. Avec la quinine, l'action n'est

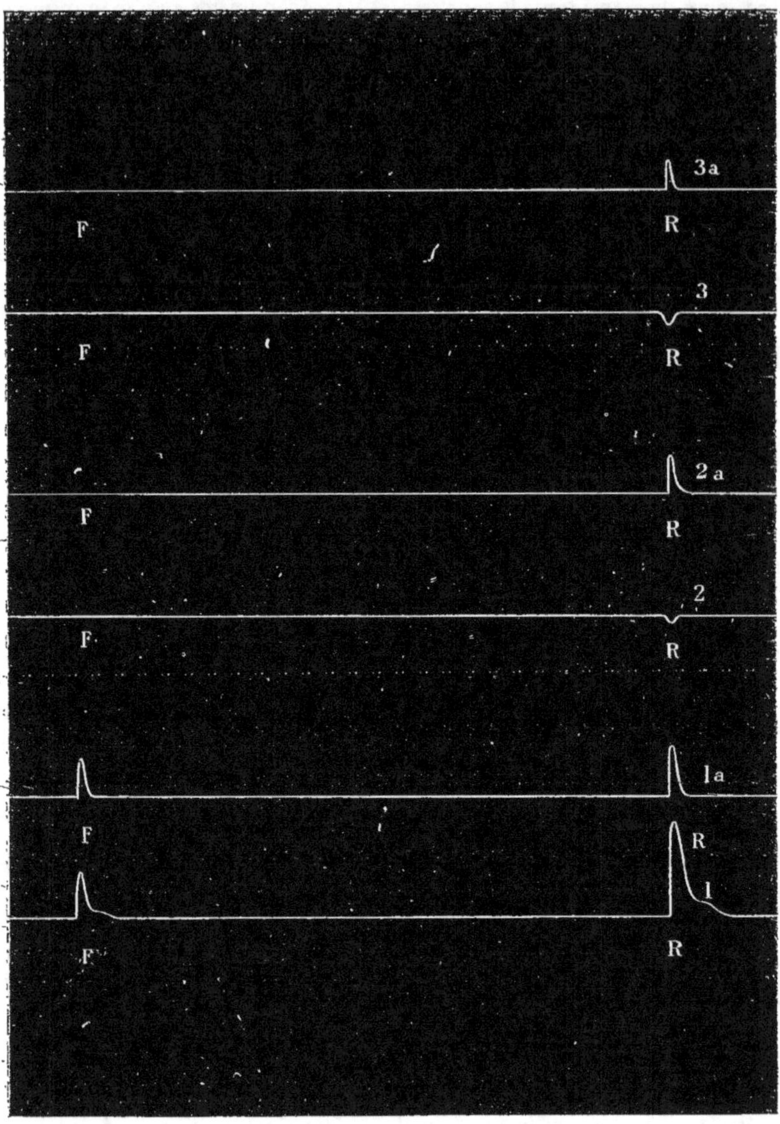

Fig. 7. — Expérience comparative relativement à l'action exercée par la quinine
sur le muscle.

Lignes **1, 2** et **3** : instillation sur le muscle dénudé de deux gouttes d'une solution saturée de chlorhydrate basique de quinine dans de l'eau salée à 7 p. 1000. Excitation directe du muscle.
Lignes **1a, 2a** et **3a** : injection hypodermique de 1 centigr. de chlorhydrate de quinine. Excitation
du muscle par l'intermédiaire du sciatique.
Excitation à intervalle de deux minutes, au moyen de l'interrupteur Pouchet permettant d'isoler

(Voir la suite de la légende p. 129.)

l'excitation de fermeture de l'excitation de rupture. — Les phénomènes reproduits dans la figure ont été groupés et choisis parmi les plus saillants. [Expérience faite en décembre 1900.]

F : fermeture du courant.

R : rupture du courant.

Ligne **1**. — Tracé normal : excitation directe du muscle dénudé avant instillation de la solution salée de chlorhydrate basique de quinine.

Lignes **2** et **3**. — Tracés pris une demi-heure et une heure après le contact du muscle avec la solution de quinine ; allongement notable du muscle lors de la secousse de rupture.

Ligne **1a**. — Tracé normal, pris en excitant le muscle, par l'intermédiaire du sciatique, avant l'injection de chlorhydrate de quinine.

Lignes **2a** et **3a**. — Tracés pris une demi-heure et une heure après l'injection ; diminution d'amplitude et diminution graduelle de l'excitabilité.

pas aussi énergique mais elle est cependant très accusée ; on voit le muscle prendre d'abord une coloration blanchâtre très nette, et presque toujours l'aspect nacré se montre au bout de quelque temps, puis, on voit le muscle se rétracter peu à peu, rester en contracture permanente et, si la quantité de quinine mise au contact a été suffisante, on le trouve inexcitable aussi bien sous l'influence de l'électricité appliquée par l'intermédiaire du nerf que par l'application directe du courant.

Les tracés que je vous montre ici sont absolument nets et démonstratifs à cet égard. (Voir fig. 7.) Mais, il y a un autre phénomène très remarquable et sur lequel je crois qu'il n'est pas inutile d'appeler l'attention, c'est celui-ci : lorsque, sous l'influence d'une dose faible de sel de quinine mise au contact direct du muscle de la grenouille, on a obtenu cette rétraction que je signalais tout à l'heure, on observe, si l'on vient à exciter directement le muscle par un courant électrique, que cette excitation, loin de déterminer une contraction du muscle plus considérable que celle provoquée par la quinine, détermine, au contraire, un certain allongement du muscle.

Vous savez qu'avec le myographe de Marey on obtient une courbe qui représente la rétraction subie par le muscle sous l'influence d'une excitation. Or, lorsque l'on a fait l'expérience que je disais tout à l'heure, c'est-à-dire que l'on a mis une solution diluée d'un sel de quinine au contact d'un muscle dénudé de grenouille, on voit que l'excitation par l'intermédiaire du nerf ne réagit plus sur le muscle. Si, après que le muscle a subi une assez considérable rétraction sous l'influence de la quinine, on vient à porter l'excitation électrique directement sur le muscle lui-même, on voit se produire un allongement et cet allongement se traduit d'une façon très nette par une courbe de sens précisément inverse de celui qui enregistre la rétraction (voir fig. 7), c'est-à-dire que l'on observe un allongement du muscle qui revient à peu près à ce qu'il était primitivement. C'est là un fait dont je tenais à vous parler avant d'aborder l'étude de l'action de la quinine sur le cœur et la circulation, car, dans certaines circonstances, il pourra nous permettre d'interpréter l'action exercée directement par la quinine sur le myocarde.

L'action désorganisante exercée sur les muscles vivants par le simple contact de la solution neutre d'un sel de quinine est des plus certaines et des plus évidentes. Elle permet d'interpréter certains phénomènes difficilement explicables sans cette intervention et de comprendre comment, dans certaines circonstances de séjour prolongé de solutions au contact des éléments musculaires, ces derniers ont pu être affectés au point de mourir et de devenir de véritables corps étrangers nécessitant leur élimination de l'organisme. Je vous l'ai déjà dit, cette action nécrobiotique exercée par les solutions un peu concentrées des sels de quinine a été beaucoup trop négligée jusqu'ici. Elle doit être prise en très sérieuse considération ; et, pour ma part, je la comparerais très volontiers, à l'intensité près, à celle exercée par les solutions de cocaïne. Ce rapprochement se trouvera encore justifié lorsque nous en viendrons à étudier l'action exercée par la quinine sur les organismes inférieurs.

Cœur et circulation. — L'étude de l'action de la quinine sur le cœur et la circulation constitue, avec celle de son action sur le système nerveux, les deux points de beaucoup les plus importants de l'action pharmacodynamique de la quinine.

Comme presque tous les médicaments qui ont, sinon vu le jour, du moins ont été en vogue à la fin du xviiie siècle, la quinine a pu servir, en quelque sorte, de terrain de controverses pour les diverses théories qui régnaient alors dans la science.

Si l'on consulte, par exemple, les ouvrages de ceux qui admettaient les opinions de Broussais, on voit la quinine et le quinquina taxés d'excitants, d'irritants même ; tandis que si l'on consulte ceux de l'École Rasorienne, on voit la quinine et le quinquina représentés comme ayant une action contro-stimulante et même hyposthénisante.

Ces opinions contenaient chacune une part de vérité, mais il s'agit de savoir dans quelles circonstances et dans quelle mesure elles sont exactes. Cela dépend en premier lieu des conditions dans lesquelles les expériences ont été effectuées. En effet, les uns se sont contentés, en ce qui regarde l'action de la quinine sur le cœur et la circulation

par exemple, de voir les effets produits peu de temps après l'administration, sans s'occuper des effets tardifs; d'autres ont administré
en une seule fois une forte quantité de quinine et ne se sont pas
préoccupés des manifestations que pouvait donner l'administration
de doses faibles ou réfractées. Enfin, d'autres fois, on a voulu élucider l'action de la quinine sur l'organisme humain en employant de
fortes doses données à des intervalles rapprochés, pensant mettre
ainsi l'économie sous une dépendance plus instante de l'action médicamenteuse de la quinine; et on a alors été jusqu'à déterminer, d'une
façon plus ou moins nette et intense, cet état que l'École de Broussais
caractérisait par l'appellation d'état phlegmasique du tube digestif et
de l'encéphale, état qui a semblé donner raison à Broussais quand il
considérait la quinine et le quinquina comme possédant une action
excitante et même irritante; ou bien, dans d'autres cas, on a administré la quinine dans des circonstances où il y avait incompatibilité
entre ces fortes doses et l'état phlegmasique où se trouvait le malade.

Ce qu'il y a de certain, c'est que tout le monde est d'accord pour
admettre que la quinine ralentit la circulation d'une façon d'autant plus
marquée que la fonction était plus excitée antérieurement à l'action
de la quinine. D'autre part, la sédation vasculaire est la règle lorsque
la quinine est administrée à doses suffisamment élevées. S'il s'agit
de doses faibles, et surtout si ces doses sont administrées à des individus sains, on trouve que la quinine peut, d'une façon temporaire,
produire une action excitante.

Mais c'est bien encore ici le cas de faire cette remarque que j'ai eu
tant de fois l'occasion de vous présenter, que tous les médicaments,
quels qu'ils soient, n'ont pas un mode d'action unique. Des circonstances fort différentes peuvent, en effet, faire varier la façon dont un
organisme va réagir; et, parmi les plus importantes de ces circonstances, je vous rappellerai la dose, la forme médicamenteuse, la
durée d'application, l'opportunité enfin qui jouent un tout premier
rôle dans la détermination des manifestations qui peuvent se produire. En définitive, il ne peut pas y avoir uniformité dans la nature
et l'expression des phénomènes, là où il n'y a pas uniformité d'impression, d'imprégnation, pour un organisme déterminé.

Sous l'influence de doses faibles de quinine, on peut constater un
accroissement momentané de l'impulsion cardiaque, accroissement
qui sera d'autant plus prolongé que les doses administrées sont moins

proches des doses toxiques; de telle sorte que l'on peut dire, si l'on veut schématiser l'action : qu'à faible dose, la quinine se conduit comme un tonique du cœur, tandis qu'à fortes doses, c'est un paralysant du cœur. Les petites doses, d'ailleurs, n'élèvent pas toujours la tension, quoique cependant cette augmentation les accompagne dans la grande majorité des cas.

C'est surtout en passant en revue les opinions émises par un certain nombre d'observateurs, à la suite d'expériences plus ou moins minutieusement conduites, que l'on peut arriver à se faire une idée exacte de l'action exercée par la quinine sur le cœur et la circulation. Je réduirai au strict minimum cet historique qui est indispensable pour expliquer toutes les interprétations qui ont été données tour à tour.

Giacomini, en 1826, expérimenta à l'aide de la quinine, dans le but d'élucider son action sur le cœur et la circulation. Il pratiqua ces expériences sur lui-même. Pendant quarante-sept jours, il prit chaque fois, dans un espace de temps allant de neuf heures du soir à deux heures du matin, pendant qu'il était couché, des doses de 3 ou 4 grammes de sulfate de quinine. Sous cette influence, il nota un ralentissement des contractions cardiaques, dans la proportion de 4 à 6 et souvent même jusqu'à 12 pulsations par minute. Il remarqua que l'effet commençait à se manifester une demi-heure après l'ingestion du sulfate de quinine et qu'il était sensiblement proportionnel à la dose ingérée, c'est-à-dire que le ralentissement était d'autant plus accentué que la dose était plus forte. Il essaya aussi de faire des expériences sur des lapins, mais ces expériences sont viciées dès leur principe par suite d'addition à la quinine, soit d'alcool, soit d'eau distillée de laurier-cerise qui venaient troubler dans une large mesure les phénomènes que devait produire la quinine.

D'ailleurs, les expériences de Giacomini furent confirmées par un certain nombre d'observateurs, tant en Italie qu'en France, entre autres par Guersant, qui constata une diminution du nombre des pulsations atteignant jusqu'à 8 et 10 par minute, après l'emploi de 1 à 2 grammes, suivant la susceptibilité des individus.

Quelques années après, en 1829, Duval et Béraudi étudièrent l'action des doses plutôt faibles du sulfate. Leurs expériences portèrent sur des doses de 60 centigrammes à 1 gramme administrées à des individus bien portants. Sous l'influence de ces doses moyennes, ils

virent, non pas une diminution du nombre des battements cardiaques, mais, au contraire, une augmentation de la fréquence du
pouls, de l'excitation nerveuse, même de l'irritation gastro-intestinale. J'ai à peine besoin de vous rappeler que ces auteurs étaient des
partisans militants de l'École de Broussais et que, par conséquent,
l'excitation qu'ils disent avoir constamment observée est peut-être
un peu le résultat de leur imagination, de leur désir de trouver des
propriétés excitantes à un médicament qui, pour cette École, était un
des types des excitants.

En 1845, Piorry reprit ces expériences; et il paraît être, de tous
les observateurs, celui qui a le mieux interprété la façon dont la
quinine réagissait sur le cœur et la circulation. En effet, il remarque
que « c'est en remédiant à l'état maladif qui cause la fréquence du
pouls et non pas en diminuant directement cette fréquence, comme
le fait la digitale, que le sulfate de quinine paraît ralentir la succession des battements du cœur ». Aujourd'hui encore, on ne saurait
dépeindre d'une façon plus parfaite l'action que peut déterminer la
quinine sur le cœur et la circulation dans le plus grand nombre
des cas.

Deux ans après, en 1847, dans un très important travail que
j'aurai bien des fois à rappeler, Briquet fit lui-même une série de très
nombreuses expériences à ce sujet et arriva aux conclusions suivantes. A doses élevées, la quinine exerce une influence ralentis-
sante sur la circulation, influence assez persistante et durant souvent
plusieurs jours après la cessation du médicament; cette influence est
sensiblement en raison directe de la quantité de sel administrée à la
fois, avec cette restriction que lorsque cette quantité descend au-dessous de 1 gramme, il n'y a plus d'effet sensible sur le cœur et la
circulation. Pour lui, cette action de la quinine est en raison directe
de la fréquence du pouls, elle est immédiate, directe et non secondaire
à d'autres influences; elle n'est pas absolue, puisque l'apparition
d'une phlegmasie peut l'annihiler. Comme nous le verrons, ces conclusions sont au moins partiellement inexactes, car il est incontestable aujourd'hui que l'influence de la quinine est secondaire, dépendant, d'une part, de l'influence exercée sur le système nerveux, et,
d'autre part, de celle exercée sur le myocarde.

Mais, là ou le travail de Briquet est fort remarquable, étant donné
surtout les moyens expérimentaux dont on disposait à cette époque,

c'est relativement à la distinction qu'il a pu établir des actions
exercées par la quinine : 1° sur la fréquence des battements cardiaques ;
2° sur leur énergie ; 3° sur le sang.

Relativement à la fréquence des contractions, ses recherches l'ont
amené à conclure que la quinine ou plutôt, comme il le disait, —
et vous allez voir que cela revêt une importance assez considérable
— les alcaloïdes des quinquinas, portés graduellement et lentement à
doses élevées et soutenues, déterminaient, lorsque l'on a soin de
suivre leurs effets pendant un certain temps après l'ingestion, un
ralentissement plus ou moins notable du pouls.

Pour ce qui est de l'énergie, il eut l'idée de recourir à l'appareil
de Poiseuille, idée première de nos hémo-dynamomètres, et cet ins-
trument rudimentaire lui permit d'arriver à des résultats fort précis
que les recherches faites aujourd'hui par d'autres n'ont fait que confirmer. Il vit que, sous l'influence de la quinine, les battements du
cœur deviennent petits, mous et faibles. Giacomini avait déjà signalé
ce fait qui avait été également, à l'époque où Briquet faisait ses
expériences, très bien mis en évidence par les observations de Legroux
et surtout de Guérard, qui avait même cité le fait d'une syncope
déterminée à la suite de l'ingestion, en une seule fois, de 1 gramme
de sulfate.

Cet affaiblissement des contractions cardiaques est proportionnel à
la dose de quinine et à leur énergie primitive.

Voici des tableaux représentant les résultats de quelques-unes des
expériences de Briquet et dans lesquels vous voyez ces faits très bien
mis en lumière.

Action du sulfate de quinine sur la tension sanguine [Briquet].

CONDITIONS DE L'EXPÉRIENCE	ÉTAT NORMAL		SULFATE DE QUININE	
INJECTIONS PAR LA VEINE JUGULAIRE	P. MOYENNE	OSCILLATIONS	P. MOYENNE	OSCILLATIONS
Chien, 19 kilogr; 50 centigr. quinine dans 90 cent. cubes d'eau.	74	22,5	65	5
Chien, 15 kilogr; 120 centigr. quinine dans 100 cent. cubes d'eau.	72,5	15	»	»
Agitation, titubation, chutes. Pupilles dilatées . (1re injection	»	»	66	9
P. diminue de 1/4. . . . .) après 5 minutes. 2e —	»	»	66	6
Amplitude oscillations diminue de 2/3. . . . .) après 5 minutes. 3e —	»	»	63	5
Resp. profonde, pouls 160. Convulsions . . . . (après 4 minutes. 4e —	»	»	56	5
Chien, 16 kilogr; 130 centigr. quinine dans 90 cent. cubes d'eau.	75	30	»	»
P. diminue de 1/5. . . . . (1re injection	»	»	70	12
Amplitude oscillations diminue de 1/2. . . . .) après 3 minutes. 2e —	»	»	60	13
Resp. profonde, pouls 160. Convulsions . . . .) après 3 minutes. 3e —	»	»	80	7
(après 3 minutes. 4e —	»	»	62	11
Chien, 17 kilogr; 180 centigr. quinine dans 180 cent. cubes d'eau.	73	26	»	»
Agitation, titubation, chutes . . . . (1re injection	»	»	81,5	7
Resp. profonde, pouls 150. Convulsions . . . .) après 3 minutes. 2e —	»	»	75	8
Mort dans la nuit . . . .) après 3 minutes. 3e —	»	»	67,5	8
) après 4 minutes. 4e —	»	»	67	5
) après 4 minutes. 5e —	»	»	82,5	5
(après 4 minutes. 6e —	»	»	62	5

Action du sulfate de quinine sur la tension sanguine (suite).

CONDITIONS DE L'EXPÉRIENCE		ÉTAT NORMAL		SULFATE DE QUININE	
	INJECTIONS PAR LA VEINE JUGULAIRE	P. MOYENNE	OSCILLATIONS	P. MOYENNE	OSCILLATIONS
Chien, 22 kilogr; 120 centigr. quinine dans 64 cent. cubes d'eau.		70	12	»	»
	1re injection	»	»	67	9
Titubation légère. Pas d'autres accidents . . .	après 3 minutes. 2e —	»	»	65	5
Pression diminuée de près de 1/5	après 3 minutes. 3e —	»	»	60	5
Amplitude des oscillations diminuée de 1/3 . .	après 2 minutes. 4e —	»	»	57	4
Chien, 15 kilogr; 200 centigr. quinine dans 64 cent. cubes d'eau.		90	17	»	»
Mort presque subite au cours de l'expérience. Après la sixième injection, l'hémodynamomètre marque	1re injection	»	°	87	15
successivement 60, 55, 50, 40, 30, puis survient un	après 4 minutes. 2e —	»	»	77,5	10
léger mouvement de raideur dans les membres et	après 4 minutes. 3e —	»	»	67,5	8
la colonne de mercure s'abaisse graduellement jus-	après 4 minutes. 4e —	»	»	67	6
qu'au 0 sans oscillations. Le cœur cesse de battre,	après 4 minutes. 5e —	»	»	70	4
et l'animal tombe flasque, sans mouvements, après	après 4 minutes. 6e —	»	x	60	2
avoir poussé quelques profonds soupirs.					

La première expérience concerne un chien de 19 kilogrammes auquel on fait une injection par la veine jugulaire, 50 centigrammes de sulfate de quinine dissous dans 90 centimètres cubes d'eau, la solubilité étant assurée par l'addition d'une quantité suffisante d'acide sulfurique dilué. Vous voyez que la pression moyenne, qui était de 74 millimètres de mercure à l'état normal, est tombée à 65 millimètres après l'injection de sulfate. En même temps les oscillations, c'est-à-dire la distance comprise entre les points extrêmes occupés par la colonne mercurielle, ont été abaissées de 22 millim. 5 pour l'état normal à 5 millimètres sous l'influence du sulfate, ce qui démontre l'affaiblissement de l'énergie des contractions. Une autre série d'expériences concerne les animaux auxquels on a fait des injections en fractionnant les quantités de sulfate. Le second chien a absorbé 120 centigrammes de sulfate de quinine dissous dans 100 centimètres cubes d'eau, et cette quantité a été répartie en quatre injections différentes. Les chiffres indiquent, par rapport aux chiffres normaux, la façon dont la pression moyenne et les oscillations ont varié.

En résumé, ces chiffres montrent que, sous l'influence de la quinine, il s'est fait une diminution de la pression sanguine variant du dixième au tiers de ce qu'elle était à l'état normal, en même temps qu'une diminution graduelle plus faible dans l'amplitude des oscillations dont la valeur a été réduite de la moitié ou des deux tiers. On peut aussi remarquer que ces diminutions sont à peu près proportionnelles aux quantités de sulfate de quinine ingérées, tandis que la diminution de l'amplitude est sensiblement la même quelle que soit la quantité de sulfate ingérée.

Sous l'influence des injections, Briquet remarqua également, phénomène bien certain et démontré actuellement, que la force contractile du cœur diminue graduellement et notablement, puis reprend peu à peu son énergie, sans pouvoir cependant revenir au degré primitif. Cela tient à ce fait qui n'a pas échappé à Briquet : lorsque tout le sel peut arriver rapidement dans les cavités du cœur, c'est-à-dire lorsque, par exemple, l'injection est faite brusquement, en la dirigeant vers le cœur par la jugulaire, la totalité du sulfate de quinine vient impressionner le myocarde et, en raison de l'action exercée sur les éléments musculaires, on constate que cette brusque invasion d'une quantité de quinine détermine une action très différente de celle qui va être produite lorsque ce sulfate de quinine ne vient plus impressionner le myocarde qu'à l'état de solution étendue; ce qui arrive, par exemple, lorsque l'injection est poussée par la carotide ou bien quand la quinine est administrée par voie d'injection hypodermique. De plus, les observations de Briquet montrent aussi que, plus la solution est concentrée, plus elle est active, et que le fractionnement dans l'administration des doses revient à peu près au même que la dilution.

A chaque injection, la pression diminuait notablement pour se relever ensuite mais rester à un niveau moyen inférieur à la normale. Ces injections étaient accompagnées de convulsions, d'agitation, d'efforts violents et capables de relever momentanément la pression. De plus, le sulfate de quinine dont s'est servi Briquet était peut-être impur et renfermait des proportions plus ou moins appréciables de cinchonine. Ce qui tendrait à le faire croire, c'est la constance des convulsions et la fréquence du pouls, bien que, comme nous le verrons plus tard, les convulsions n'appartiennent pas exclusivement à la cinchonine. D'ailleurs, l'animal faisant le sujet de la dernière expérience du tableau et qui a succombé au cours de l'expérimentation n'a pas présenté de convulsions, bien que, dans ce cas, les circonstances les plus favorables à leur production aient été réunies. La mort a été provoquée par abolition de la puissance contractile du myocarde, ainsi que le démontre la chute lente, graduelle et sans secousses de la tension artérielle.

J'attire également votre attention sur la persistance très remarquable de la diminution de la pression sanguine. Ainsi, dans une des expériences de Briquet dont les résultats ne figurent pas sur ce tableau, après l'administration en une seule fois de 1 gramme de sulfate de quinine dissous dans 90 centimètres cubes d'eau à un chien de 15 kilogrammes, il vit que la pression était descendue graduellement de 70-80 millimètres, chiffres marqués au début par l'appareil de Poiseuille, à 50-40-30-25 millimètres et que, le lendemain, cette pression n'était pas remontée au-dessus de 35-40 millimètres. Si la dose que l'on introduit ainsi par voie intra-veineuse est suffisante, on peut déterminer immédiatement une syncope cardiaque et, comme le dit Briquet, la destruction de la puissance contractile du myocarde.

C'est ce fait qui permet d'expliquer la mort subite que l'on a pu observer chez des individus ayant absorbé des doses considérables de quinine ou expérimentalement chez des animaux particulièrement sensibles. Dans ces conditions, l'arrêt du cœur est absolument brusque; la perte de la contractilité du myocarde est telle que les cavités gauches du cœur et l'aorte sont remplies de sang écarlate et, si l'on vient à découvrir le cœur, on le voit seulement affecté de légers mouvements vermiculaires bien différents de ces mouvements énergiques et précipités qu'on observe chez les animaux mourant rapidement dans les autres genres d'expériences.

La mort se produit exclusivement dans ce cas par le cœur, attendu que si l'on observe les poumons d'un animal ayant succombé dans de telles conditions, on voit que leur coloration est blanc-rosé, que leur tissu est souple, qu'ils ne présentent aucune trace d'engorgement; phénomènes très différents de ceux que l'on observe dans l'évolution habituelle de l'intoxication par la quinine, les phénomènes d'asphyxie primant alors très nettement et de beaucoup les phénomènes exercés sur le cœur.

D'autre part, la rapidité de la mort et la valeur de cette destruction de l'activité contractile du myocarde sont proportionnelles à la dose de sel injecté et au contact plus ou moins immédiat de ce sel avec le myocarde, à l'action topique, si je puis ainsi dire, exercée par la quinine sur le myocarde.

De plus, la résistance varie suivant le degré de robustesse des animaux; les plus chétifs sont les plus sensibles; nous avons déjà vu la même chose chez l'homme, les phénomènes d'intoxication apparaissant de préférence chez ceux en état de moindre résistance. Dans les expériences de Briquet, la mort de chiens vigoureux, pesant 15 à 20 kilogrammes, était provoquée en une minute à peine au moyen de l'injection par la veine jugulaire, du côté du cœur, de 2 grammes de sulfate de quinine dissous, à l'aide d'acide sulfurique dilué, dans 90 centimètres cubes d'eau. Dans tous ces cas, la chute de la tension artérielle se faisait graduellement et sans oscillations; il fallait environ une demi-heure pour arriver au zéro. A l'autopsie, on trouva les cavités du cœur fortement distendues, celles du côté droit par un caillot de sang noir, celles du côté gauche par un caillot de sang écarlate : les veines voisines du cœur, les veines du cerveau, les veines du mésentère étaient aussi distendues par du sang noir. Lorsque la mort avait un peu tardé, comme par exemple cela se produisit, au bout de quelques minutes seulement, chez des animaux chétifs et sous l'influence de doses plus faibles de quinine, de 50 à 120 centigrammes de sulfate, les cavités droites du cœur étaient également distendues par du sang noir, mais les cavités gauches étaient ou contractées ou vides de sang, et les contractions du myocarde se montraient un peu plus persistantes et plus faciles à provoquer.

L'action très nette et, on peut même ajouter, tout à fait élective de la quinine sur le myocarde ne saurait donc être mise en doute ; et, si cette action ne se montre objectivement, et d'une façon nocive alors, que sous l'influence de doses élevées et mises brusquement en conflit avec le myocarde, il n'en résulte pas moins de ces faits qu'il faut songer à cette élection lorsqu'on administre la quinine dans des circonstances où les propriétés fonctionnelles de l'élément musculaire cardiaque peuvent être déjà touchées par le fait seul du processus morbide, comme cela se montre par exemple pour la fièvre typhoïde et un assez grand nombre d'autres maladies infectieuses.

Cette influence de la quinine sur la contractilité du myocarde persiste pendant plusieurs jours ; et, après une période de vingt-quatre heures, on peut voir encore une diminution de la tension sanguine variant du huitième à la moitié de la pression normale chez les animaux. Chez l'homme, il est très fréquent de constater la permanence du ralentissement du pouls dont le nombre des pulsations reste notablement moindre plusieurs jours après l'absorption de quinine.

Dans ses expériences, Briquet chercha aussi à réaliser le contact direct de la quinine avec le myocarde ; il y arriva en expérimentant sur des animaux assommés chez lesquels il faisait pénétrer une injection dans le cœur par la voie des artères coronaires, en pratiquant immédiatement cette injection par l'aorte, au-dessus des valvules sigmoïdes. Il remarqua que la quinine exerçait alors une action dépressive encore plus intense que précédemment sur la puissance contractile du myocarde. L'effet, dans ce cas, est d'autant plus accentué que l'injection a été plus exactement introduite par la voie des artères coronaires, c'est-à-dire que le contact a été plus parfait, plus intime et que l'action locale a pu s'exercer avec plus de facilité.

Relativement à l'action de la quinine sur le sang, j'ai eu déjà l'occasion de vous entretenir des recherches de Briquet et de signaler l'augmentation de la fibrine dans le sang des individus placés sous l'influence de cet alcaloïde. Ce fait établi expérimentalement par Briquet était d'autant plus important à l'époque, que les médecins de la fin du xviii⁰ siècle prétendaient que le quinquina exerçait sur le sang une action tout à fait particulière, qu'ils dépeignaient en disant qu'il était capable de cuire, d'épaissir, de solidifier le sang.

Mais, à côté des partisans de l'action coagulante de la quinine, il y avait les partisans d'une action contraire, c'est-à-dire liquéfiante.

La quinine augmente la plasticité du sang et le rend plus facilement coagulable, disaient les uns. La quinine, au contraire, liquéfie le sang et facilite son issue hors des vaisseaux, répondaient les autres. Je vous ai déjà dit quelques mots à ce sujet, relativement à l'action de la quinine sur l'appareil génito-urinaire. C'est dans un ouvrage intitulé *Emmenologia*, publié en 1703 par Freind et dans lequel l'auteur s'est spécialement occupé de l'action des différentes substances sur le sang, que l'on peut trouver la première expérience relative à la preuve qu'il avait cru donner d'une action liquéfiante exercée par le quinquina sur le sang. Freind avait tout simplement fait cette expérience en recevant le sang *in vitro* et en faisant agir sur lui de la macération de quinquina; il avait obtenu dans ces conditions une liquéfaction plus ou moins complète. Plus tard, on vérifia que la quinine mise directement au contact du sang était capable, en effet, de le liquéfier. Mais, ainsi que le fit remarquer Briquet, l'action chimique exercée sur le sang par les sels de quinine est bien loin de se passer dans l'organisme comme *in vitro*; et le fait établi par Freind pour le quinquina et par d'autres expérimentateurs pour la quinine ne prouve pas qu'il y ait liquéfaction du sang dans les vaisseaux. D'ailleurs, en admettant même une presque identité, cela ne pourrait servir à expliquer les phénomènes que l'on peut observer de la part de la quinine sur l'organisme vivant.

Les expériences de Briquet ont jugé la question et montré que l'état du sang était en relation étroite avec la dose de quinine qui lui était ajoutée : elles ont prouvé, en même temps, que ceux qui admettaient la coagulation du sang étaient beaucoup plus près de la vérité. Si l'on ajoute *in vitro* 25 milligrammes de sulfate de quinine à 30 grammes de sang récemment extrait de l'organisme, il ne se produit aucune modification appréciable; la coagulation s'effectue comme à l'état normal et le caillot possède la fermeté, l'aspect et les propriétés physiques de celui du sang normal. L'effet est exactement le même sur le sang veineux et sur le sang artériel. Si l'on élève la dose du sulfate de quinine à 50 milligrammes, on n'obtient plus qu'un caillot mou, de consistance de gelée, ou bien en grumeaux épais pris en masse. Avec 10 centigrammes, le caillot est mou, voire en bouillie liquide. Avec 25 centigrammes, le caillot présente l'aspect d'une gelée très fluide. Avec 50 centigrammes, la masse gélatineuse est plus fluide encore et tend à conserver l'apparence entièrement liquide. Avec 1 gramme, il n'y a plus trace de coagulation, pas même formation de grumeaux, les hématies sont complètement détruites pour la majeure partie et celles qui persistent sont profondément altérées. Dans toutes ces expériences comparatives, le sulfate de quinine était dissous dans 30 centimètres cubes d'eau, grâce à l'addition de la quantité strictement suffisante d'acide sulfurique dilué, et ce volume de liquide était ajouté aux 30 centimètres cubes de sang aussitôt qu'il était extrait de l'organisme : les examens étaient pratiqués après vingt-quatre heures de repos et de contact.

Il faut donc conclure que c'est seulement à doses énormes que la quinine est capable de fluidifier le sang ou d'entraver sa coagulation ; et il semble qu'il s'agisse là bien plus d'une action physico-mécanique, d'une action d'isotonie que d'une action spéciale à un alcaloïde déterminé, car tous les alcaloïdes se conduisent sensiblement de la même façon à doses égales.

En effet, lorsque la dose de quinine injectée aux animaux était très rapidement absorbée et immédiatement mortelle, Briquet remarqua toujours, dans le cœur droit, la présence d'un caillot dur et noir et, dans le cœur gauche, celle d'un caillot dur et écarlate. Lorsque le sang reste liquide sur le cadavre, après intoxication par la quinine, cela tient à la nature des accidents qui ont précédé la mort et non à une action directe et constante exercée par la quinine sur le sang.

Ces conclusions avaient d'autant plus d'importance qu'à peu près à cette époque, les recherches d'Andral et Gavarret avaient démontré la relation intime qui existe entre l'excès de la fibrine dans le sang et ce que l'on appelait l'état phlegmasique du sang. La quinine et le quinquina possédant, d'autre part, le pouvoir de ralentir et d'affaiblir la circulation, on était en droit de dire que si, en même temps, ils étaient capables de liquéfier le sang circulant, ils réalisaient les antiphlogistiques par excellence.

Je vous ai exposé comme quoi les recherches de Briquet ont démontré que, sous l'influence de la quinine, la quantité de fibrine augmente dans une proportion considérable puisqu'elle peut atteindre le double — quelquefois même sextupler dans le sang; — la quantité d'eau augmente aussi légèrement; quant aux globules, ils diminuent; les sels et l'albumine diminuent parfois dans une très faible proportion, mais la plupart du temps restent stationnaires.

J'aurais encore à vous signaler certains faits très intéressants à propos de l'action exercée par la quinine sur le sang, mais je préfère en remettre l'exposé au moment où nous aurons à étudier et à discuter les interprétations à l'aide desquelles on a cherché à expliquer l'action de la quinine; c'est en effet à ce moment que l'étude des actions exercées par la quinine sur certains éléments du sang viendra mieux à sa place. Pour le moment, je me contente de résumer les expériences de Briquet auxquelles, comme vous le voyez, on n'a presque rien ajouté. Ces expériences ont établi avec une parfaite netteté l'action débilitante exercée par la quinine sur la circulation. Elles ont montré que lorsque la quinine est brusquement portée dans la circulation et doit, à l'instant même, traverser en totalité le cœur, elle produit ses effets au degré le plus élevé et immédiatement; ce qui se passe, par exemple, lors d'une injection poussée vers le cœur par la veine jugulaire. Si, au contraire, la quinine arrive au cœur secondairement et lentement, après s'être diluée dans la presque totalité du sang circulant dans l'économie, on voit alors l'action débilitante se manifester avec une intensité beaucoup plus faible, mais, en revanche, permanente ; ce que l'on observe lorsque la quinine est introduite dans l'organisme sous forme d'injection par la voie des carotides, de la plèvre, du tissu cellulaire et, à plus forte raison, si elle est introduite par la voie d'ingestion.

Ces observations de Briquet ont été vérifiées par un auteur qui a expérimenté sur lui-même, par Favier qui, en 1848, fit de cette étude l'objet de sa thèse inaugurale à Montpellier, thèse dans laquelle il a constamment vérifié toutes les expériences faites auparavant par Briquet. C'est ainsi que, dans l'espace de dix jours, il absorba 18 grammes de sulfate de quinine, en débutant par des doses de 40 centigrammes. Il vit qu'à partir de 80 centigrammes le pouls tombait du chiffre normal à 57 et même 50; puis lorsqu'il eut atteint des doses de 3 gr. 20 par vingt-quatre heures, le pouls était devenu presque insensible et le chiffre des pulsations était tombé à 45-40. Il relève d'ailleurs ce fait que lorsque la quinine a été donnée accidentellement à dose toxique, ou volontairement dans le cas d'expériences sur les animaux, le ralentissement du pouls est progressif, jusqu'à la disparition complète du pouls radial.

On en était là de l'interprétation de l'action de la quinine sur le cœur et la circulation, lorsqu'Eulenburg, en 1867, reprit cette étude et chercha à pénétrer plus avant dans la question. Il fit ses expériences sur des grenouilles et conclut que la diminution de la force et de la fréquence des contractions cardiaques s'exerçait par suite des actions que la quinine produit sur la substance musculaire et les ganglions excito-moteurs intra-cardiaques. C'est le premier observateur qui serre d'un peu plus près la question, et nous allons voir, en effet, combien il y a lieu de tenir compte de l'action exercée sur le myocarde par les sels de quinine; mais l'interprétation d'Eulenburg n'est pas absolument exacte, en ce sens que la façon vicieuse dont il avait institué ses expériences l'avait amené à des conclusions certainement prématurées.

M. Jolyet, qui reprit ces expériences, montra que les phénomènes obtenus ne sont pas les effets de la substance toxique circulant dans le sang après l'absorption, mais bien le résultat d'une action locale, en rapport avec la perte de l'irritabilité que la quinine fait éprouver au muscle lorsqu'elle se trouve simplement en contact avec lui : vous voyez ici s'accentuer encore et se préciser la notion de l'action sur le myocarde. Dans les expériences d'Eulenburg, la quinine avait été introduite par injection dans les sacs lymphatiques dorsaux de la grenouille; Jolyet montra que si l'on faisait l'injection sous la peau des pattes postérieures, on n'obtenait plus les mêmes effets, et cela, ni dans le même temps, ni dans un temps plus long à doses égales. L'introduction de la quinine par la voie des sacs lymphatiques dorsaux permet à cette substance d'exercer son action locale avec une activité particulière, et c'est ce qui était arrivé à Eulenburg dans ses expériences.

Lewitzky (de Kazan), en 1869, injectant chez les lapins du sulfate de quinine par la veine jugulaire, vit que cette injection était toujours suivie d'un abaissement de température et de ralentissement des contractions cardiaques; les hautes doses arrêtaient complètement le cœur, dans un espace de temps plus ou moins court suivant la richesse de la solution en sels de quinine, et l'animal mourait dans de violentes convulsions. Il remarqua également que sitôt que se manifestait l'action sur le cœur, on pouvait constater une influence sur la respiration qui devenait nettement superficielle. Il arrivait à conclure que la mort consécutive à l'introduction directe de la quinine dans le sang est toujours la conséquence de la paralysie du cœur.

Le ralentissement cardiaque n'était pas dû à l'action exercée par la quinine sur les nerfs vagues, attendu qu'il se produisait encore après section préalable de ces nerfs. Il n'était pas dû non plus à la paralysie des centres des nerfs accélérateurs puisque la section préalable de la moelle, ou des nerfs sympathiques au cou, n'empêchait pas davantage ce ralentissement. Il revint donc, par une autre voie expérimentale plus précise, aux mêmes conclusions qu'Eulenburg, c'est-à-dire que l'action de la quinine devait surtout s'exercer par l'intermédiaire des centres nerveux intra-cardiaques.

De plus, il remarqua que l'affaiblissement de l'activité cardiaque correspond toujours à un amoindrissement de la tension sanguine, surtout marqué au début des expériences, c'est-à-dire lorsque la quinine agit avec son maximum d'intensité, au moment où elle est introduite; la pression se relève ensuite mais sans reprendre son niveau primitif. Pour lui, il était difficile d'attribuer cette diminution de pression à une vaso-dilatation; et il se basait, pour émettre cette opinion, sur ce fait que les expériences consistant à soustraire le sang de certaines régions vasculaires de l'organisme à l'action cardiaque ne lui avaient donné que des résultats absolument incertains. L'abaissement de la température était explicable par le fait même du ralentissement de la circulation et de la respiration.

Dans ces dernières années, les expériences relatives à l'action de la quinine sur le cœur et la circulation ont été reprises par deux observateurs qui ont poussé cette recherche au point le plus exact où elle puisse être amenée actuellement; je fais allusion aux recherches de Bochefontaine et à celles de M. Laborde.

Les recherches de Bochefontaine ont d'abord montré que les élévations de la pression, lorsque la quinine était administrée par la voie d'ingestion, étaient probablement dues à une excitation des extrémités sensibles des pneumogastriques dans la muqueuse de l'estomac. On ne peut pas attribuer ces résultats à des absorptions partielles, car en utilisant la voie des injections veineuses, on n'observe jamais rien de semblable, même lorsque la quinine est introduite à la dose de 5 centigrammes par chaque injection partielle.

D'autre part, l'augmentation de pression succédant immédiatement aux injections veineuses doit être interprétée par une action excitante de la quinine sur l'endocarde. En effet, après chaque injection partielle de quinine, Bochefontaine a constaté une élévation très faible de la pression avec accélération du pouls; puis, presque immédiatement, après que cet effet primitif s'était produit, un abaissement de pression, le ralentissement du pouls et une énergie plus grande de la systole ventriculaire.

Au contraire, lorsque la quinine était administrée par voie d'ingestion, on notait des variations intermittentes dans la pression, traduisant cette action irritante sur les extrémités terminales sensitives des vagues, irritation rappelant celle causée par des excitations électriques pratiquées à intervalles plus ou moins éloignés.

Sauf au moment de la mort — et c'est là où ces expériences diffèrent des précédentes — le cœur conserve absolument son énergie contractile. Dans toutes les expériences dans lesquelles la quinine est donnée à dose suffisante pour déterminer la mort, on voit le cœur se comporter comme *ultimum moriens*; il manifeste encore ses contractions, quoique son rythme soit modifié, alors que la mort est évidente pour tout le reste de l'organisme. Dans ces expériences, la durée de la systole était légèrement augmentée alors que la pression avait considérablement diminué et le pouls conservait son rythme constamment régulier.

La section des pneumogastriques ne modifiait pas ces phénomènes chez le chien; et, par conséquent, les observations de Lewitzky se trouvent ainsi vérifiées. Mais bien mieux, en opérant chez des grenouilles dont le cœur est mis à nu après injection hypodermique d'une dose efficace d'un sel de quinine, on peut voir que des instillations sur le myocarde, soit d'atropine, soit de muscarine, alors que les contractions se montrent déjà ralenties par la quinine, ne modifient pas ce ralentissement.

Il est donc évident que la quinine agit sur le cœur sans l'intervention des origines centrales des pneumogastriques; c'est donc encore par l'intermédiaire des ganglions intra-cardiaques et surtout par l'intervention du myocarde qu'il nous faut interpréter l'action exercée par la quinine sur le cœur et la circulation.

VIIe LEÇON

ACTION DE LA QUININE SUR LE CŒUR, LA CIRCULATION ET LA TEMPÉRATURE.

Il me reste à vous exposer maintenant les résultats des recherches de M. Laborde relativement à l'influence exercée par la quinine sur le cœur et sur la circulation ; il est le premier qui ait signalé des manifestations particulières qui n'avaient pas été bien mises en évidence par ses prédécesseurs ou qui même n'avaient pas été entrevues. Je vais mettre sous vos yeux dans un instant les résultats d'expériences prouvant d'une façon indiscutable l'exactitude des phénomènes observés par M. Laborde ; et vous verrez, en même temps, que ces phénomènes permettent d'interpréter fort bien les manifestations qui se produisent sous l'influence de la quinine lorsque celle-ci, au point de vue de ses applications thérapeutiques, est administrée à petites doses.

Dans une première phase, M. Laborde a signalé une augmentation très nette d'amplitude des contractions cardiaques sous l'influence de doses moyennes de quinine, augmentation d'amplitude qui s'accompagne d'une diminution sensible et à peu près proportionnelle dans la fréquence, en même temps que d'une tendance à la régularisation, bien caractérisée surtout lorsque l'on fait les expériences sur le chien ou le lapin chez lesquels, à l'état normal, le cœur est constamment irrégulier.

L'accroissement du travail fonctionnel du myocarde diminue ensuite progressivement dans une seconde phase, et si l'on cherche à maintenir cette seconde phase par l'injection d'une nouvelle dose de quinine qui va porter la dose primitive, sinon à une dose toxique, au moins à une dose exagérée, alors, après un nouveau moment passager d'accroissement de l'impulsion des contractions cardiaques caractérisé par une augmentation de leur amplitude, on voit bientôt survenir des troubles du rythme caractérisés par de l'accélération, des irrégularités et des intermittences; il se montre même, à la fin et comme expression maxima de ces troubles, de l'incoordination et une tendance à la tétanisation du myocarde.

La lecture attentive des tracés ci-après va nous permettre de vérifier les faits dont je viens de vous indiquer les grands traits. Voici d'abord deux tracés cardiographiques (fig. 8 et 9) reproduisant les résultats d'une expérience faite par simple application d'une double pince cardiaque sur le lapin, la pince étant appliquée et maintenue sur la région précordiale; et sans la moindre intervention autre que l'injection hypodermique, c'est-à-dire sans que l'on réalise une opération quelconque, ni le moindre traumatisme qui pourrait venir fausser les résultats donnés par la quinine seule.

La première expérience concerne un lapin du poids de 2 kgr. 500 chez lequel on pratique, dans les deux cuisses, des injections d'une solution de sulfate de quinine, injections faites successivement à intervalles de 15-20-25 minutes et par fractions de 25 à 30 centigrammes de sel dissous par addition d'une quantité suffisante et aussi faible que possible d'acide sulfurique, ou d'eau de Rabel. La seconde injection est faite 15 minutes après la première; la troisième, 20 minutes après la seconde; la quatrième, 25 minutes après la troisième, enfin les phénomènes que vous pouvez observer dans la dernière partie de l'expérience sont produits lorsque la somme des injections eut atteint la dose totale de 1 gramme. La ligne 1 représente le tracé normal avant toute injection; les lignes 2 et 3 représentent l'augmentation d'amplitude qui commence à se manifester dix minutes après l'injection. Comme vous le voyez, la force expulsive des contractions cardiaques prend une importance beaucoup plus considérable qu'à l'état normal, elle s'accroît progressivement et passe, à un moment, par un maximum représenté dans la ligne 3 et se produisant vingt ou vingt-cinq minutes après la seconde injection de quinine. Cet accroissement de l'impulsion systolique coïncide avec une diminution sensible et à peu près proportionnelle de fréquence, ainsi qu'avec une régularisation, tous phénomènes très manifestes dans les tracés de la figure 8.

Ce maximum se maintient pendant un temps toujours assez court,

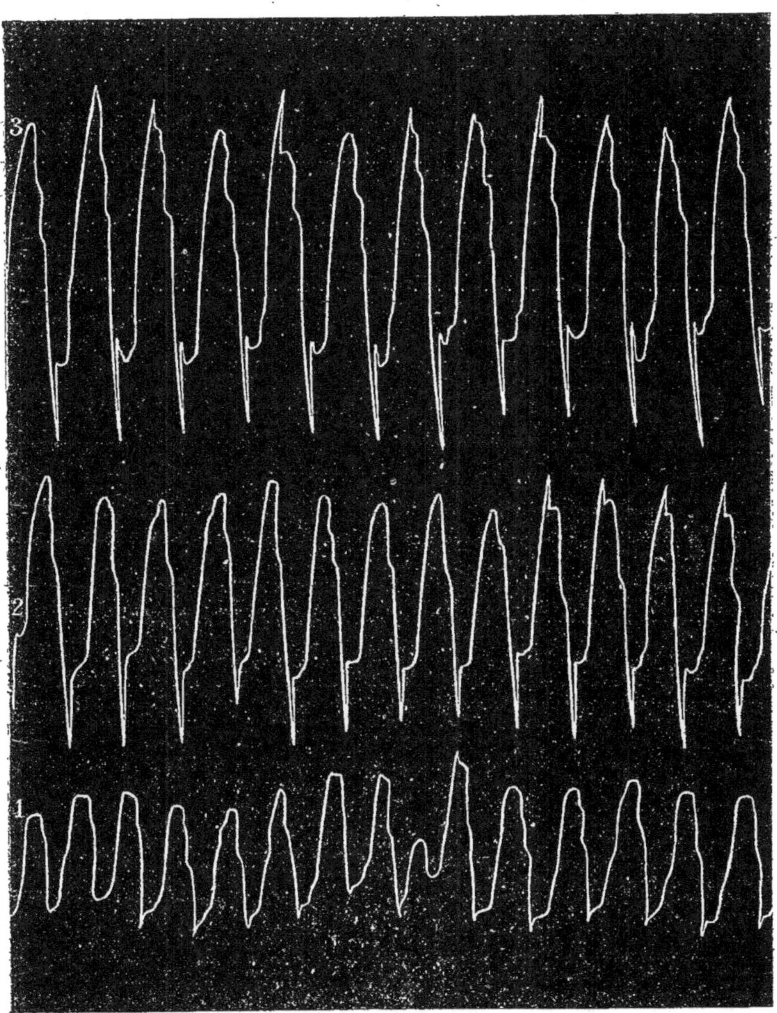

Fig. 8. — Modifications cardiaques chez le lapin sous l'influence de la quinine.
[D'après M. Laborde.]

Double pince cardiaque appliquée et maintenue simplement sur la région précordiale, sans opération
ni traumatisme. Lapin de 2 k. 500. Injection hypodermique dans les cuisses de 25 centigrammes
de sulfate de quinine à intervalles de 15-20-25 minutes jusqu'à doses de 75 et 100 centigrammes.
Ligne 1. — Tracé normal avant injection.
Lignes 2 et 3. — Première phase, augmentation d'amplitude; accroissement de l'impulsion systolique et régularisation.

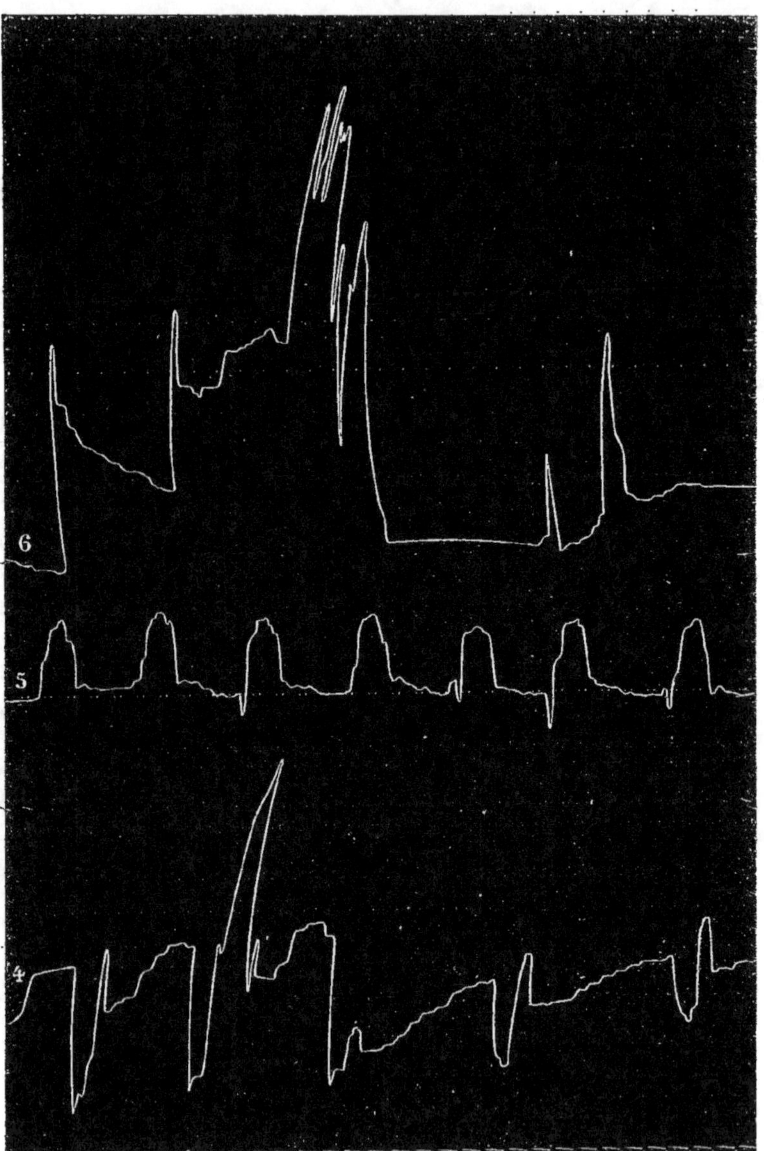

Fig. 9. — Modifications cardiaques chez le lapin sous l'influence de la quinine
[suite du tracé de la figure 8].

Voir l'explication de la figure précédente pour les conditions de l'expérience.

Lignes **4**, **5** et **6**. — Deuxième phase ; accélération, irrégularités, intermittences.

L'animal sur lequel on avait pratiqué une seule injection de 25 centigrammes avant de recueillir les lignes **2** et **3** du tracé de la figure 8, en a reçu une seconde avant le tracé de la ligne **4** de cette figure. On en pratique une troisième (de 30 à 50 centigr.) avant de recueillir le tracé de la ligne **5** qui se fait remarquer par un moment passager d'accroissement nouveau d'impulsion et de régularisation ; puis l'irrégularité, l'incoordination et l'ataxie motrice se montrent de nouveau dans le tracé de la ligne **6**. Voir détails dans le texte.

puis, si l'on ne fait pas de nouvelle injection, l'augmentation d'amplitude diminue peu à peu, le cœur tendant à revenir à l'état normal ; mais si, n'attendant pas le retour à l'état normal, on fait une nouvelle injection — et surtout une injection brusque d'une quantité un peu considérable, si, par exemple, on pousse la dose à 50 centigrammes, — on voit alors se produire les modifications très remarquables reproduites dans les tracés de la figure 9 et caractérisées par de l'ataxie cardiaque, comme le dit justement M. Laborde. Vous voyez d'abord un moment passager d'accroissement nouveau d'impulsion, une augmentation rapide, précipitée, des contractions cardiaques avec diminution proportionnelle d'amplitude, presque tout de suite après cette seconde injection ; puis une diminution très sensible, en même temps qu'un début d'intermittences qui sont beaucoup plus accentuées dans la ligne 6 du tracé où vous constatez non seulement les intermittences, mais encore ce phénomène que M. Laborde a si bien caractérisé par l'appellation d'*ataxie cardiaque*. Les intermittences vont en augmentant, on assiste à l'épuisement progressif de la force impulsive et, finalement, le cœur n'offre plus que du tremblement myocardique. On a passé successivement par des phases d'asphyxie, d'ataxie et d'épuisement, véritables phénomènes d'asystolie, du muscle cardiaque.

Chez le chien, les résultats sont analogues.

Chez les chiens, les tracés graphiques ont été obtenus au moyen de l'explorateur à bouton appliqué sur l'animal assis et maintenu par des moyens de contention aussi inoffensifs que possible, par conséquent sans autre intervention traumatique que celle due à l'injection hypodermique, l'explorateur cardiaque appuyant sur la région précordiale et inscrivant les courbes que vous voyez dans la figure 10.

Il s'agit d'un chien de 13 kilogrammes auquel on a injecté 1 gramme de sulfate de quinine, en deux fractions de 50 centigrammes, à vingt minutes d'intervalle. La ligne 1 représente le tracé normal avant toute injection. La ligne 2 représente le tracé pris immédiatement après l'injection de quinine. Vous voyez que déjà, presque instantanément si l'on peut dire, on constate des modifications très notables de la force impulsive et de l'amplitude des contractions. La ligne 3 représente le tracé pris dix minutes après la première injection ; on peut y suivre l'augmentation progressive d'impulsion et d'amplitude des contractions, puis une diminution proportionnelle de la fréquence

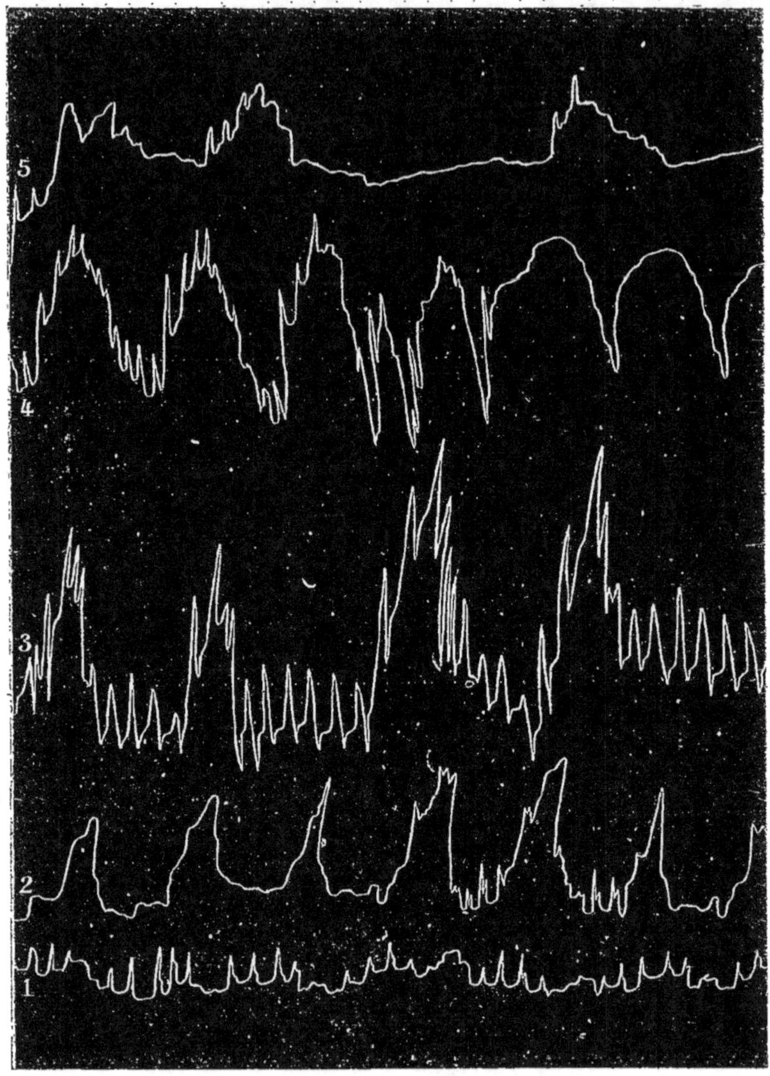

Fig. 10. — Modifications cardiaques chez le chien, sous l'influence de la quinine.
[D'après M. Laborde.]

Chien de 13 kilogr. Tracé recueilli à l'aide de l'explorateur à bouton, sur l'animal maintenu assis. Injection hypodermique dans la cuisse de 1 gramme sulfate de quinine, en deux doses de 50 centigrammes et à vingt minutes d'intervalle.

Ligne **1**. — Tracé normal avant injection.

Ligne **2**. — Tracé pris immédiatement après la première injection.

Ligne **3**. — Tracé pris dix minutes après cette première injection : augmentation progressive d'impulsion et d'amplitude et diminution proportionnelle de fréquence en même temps que régularisation.

Vingt minutes après cette première injection, les effets produits atteignent leur maximum ; on pratique alors la seconde injection.

Ligne **4** ; accroissement nouveau et passager d'impulsion ; en même temps, tendance à l'irrégularité, qui devient surtout évidente dans la ligne **5**.

en même temps que la régularisation du rythme cardiaque. Enfin, vingt minutes après la première injection, le maximum des effets ayant été obtenu, on pratique la seconde injection de 50 centigrammes de sulfate et, quelques secondes seulement après, on voit se produire (ligne 4) un accroissement nouveau et passager d'impulsion des contractions cardiaques ; puis, immédiatement, une tendance à l'irrégularité, accompagnée d'intermittences, qui devient absolument évidente dans la ligne 5 représentant le tracé pris vingt-cinq minutes après la seconde injection.

Vous voyez que les phénomènes que je vous signalais se trouvent justifiés et qu'il faut compter, dans une certaine mesure, avec l'augmentation très nette d'impulsion et d'amplitude des contractions cardiaques que les petites doses de quinine sont capables de déterminer. Ce qu'il y a encore d'intéressant dans cette série de phénomènes, c'est que les phases d'irrégularité et d'arythmie coïncident exactement avec la phase des phénomènes ataxiques généraux caractérisant cette période de l'action de la quinine que nous étudierons plus tard sous le nom d'ivresse quinique.

Mais la lecture de ces tracés montre encore que, à part l'irrégularité et l'ataxie, les contractions cardiaques prennent, à un certain moment, une accélération parfois excessive en même temps qu'elles diminuent de force et d'amplitude, en passant par des intermittences plus ou moins longues jusqu'à ce qu'elles arrivent à cesser progressivement, lorsque, la dose étant suffisamment considérable, la mort succède à l'administration de cette dose exagérée. En dernier lieu, les contractions cardiaques ne sont plus représentées que par du tremblement fibrillaire myocardique.

On est, par conséquent, autorisé à dire que les doses non toxiques augmentent la force propulsive du myocarde. Ce fait est encore mis en évidence par une autre série d'expériences dues également à M. Laborde, et qui concernent des animaux chez lesquels on avait préalablement sectionné le sympathique au cou. Ces expériences sont très intéressantes parce que les circonstances ont permis de les entreprendre comparativement sur un animal chez lequel la section du sympathique datait déjà d'un certain temps et sur un autre chez lequel cette section venait d'être pratiquée.

La première expérience concerne un lapin dont le filet cervical sympathique gauche avait été sectionné depuis un an : depuis cette période, la différence de température et de vascularisation que cette section amène toujours, vous le savez, était peu sensible et cependant l'oreille gauche (du côté de la section) était un peu plus rouge et chaude que la droite. A cet animal, on fit, dans la région lombaire, une injection de 25 centigrammes de sulfate de quinine; dix minutes après, on put observer que l'oreille gauche était beaucoup plus rouge qu'avant l'injection, alors que l'oreille droite semblait un peu plus pâle; deux heures après, la différence de température et de vascularisation restait la même que celle produite quelques minutes seulement après l'expérience.

Le lendemain, l'animal était revenu à l'aspect primitif et on en profita pour pratiquer une nouvelle injection de 50 centigrammes de sulfate de quinine : on obtint à peu près les mêmes résultats, moins accentués cependant.

D'autre part, chez un lapin intact, on pratique la section du sympathique cervical du côté droit et on constate qu'immédiatement après, l'oreille droite est beaucoup plus vascularisée et beaucoup plus chaude que la gauche; quelques minutes après, on fait, dans la région lombaire, une injection hypodermique de 50 centigrammes de sulfate de quinine : sous l'influence de cette injection et avec cette dose assez considérable pour un lapin adulte, on voit la différence de température et de vascularisation manifestement plus accentuée encore qu'avant l'injection; et, non seulement on constate que l'oreille droite est plus rouge que la gauche mais encore que la gauche est un peu plus pâle qu'avant l'opération. Le surlendemain, c'est-à-dire quarante-huit heures après, on fait, sur le même animal, une injection hypodermique de 75 centigrammes de sulfate de quinine, et, presque immédiatement, on voit l'oreille droite (celle du côté de la section) pâlir, puis devenir plus rouge et enfin, après quelques variations, rester constamment aussi pâle qu'avant la section du sympathique.

Du côté gauche, la rougeur augmente pendant quelques instants; puis, après des alternatives de pâleur et de rougeur, on voit l'oreille reprendre son aspect primitif de telle sorte que, deux heures après l'injection, les deux oreilles présentent la même vascularisation.

Vous voyez que ces deux expériences sont confirmatives des phénomènes précédents et permettent de dire qu'aux doses non toxiques, c'est-à-dire 25 et 50 centigrammes, pour le lapin, il se produit une augmentation de la force propulsive du cœur se traduisant par un afflux plus considérable de sang dans les vaisseaux qui ont été paralysés par la section ; tandis qu'au contraire, lorsque les doses sont plus élevées, lorsque l'on arrive aux doses subtoxiques, l'action vaso-constrictive se révèle et s'accomplit probablement par l'intermédiaire du plan musculaire des vaisseaux.

Un mot sur la façon dont la vitesse du sang est influencée par la quinine. Sous l'influence de la quinine, il se produit des variations assez notables dans la vitesse du courant sanguin. Bien qu'elles n'aient pas été constatées immédiatement, on peut admettre ces variations par le fait seul de l'augmentation de la force propulsive : il est évident en effet que, du moment que l'action du myocarde se traduit par une augmentation de force propulsive, la vitesse du courant sanguin doit être augmentée.

Ce serait dans la première phase de l'action de la quinine qu'il y aurait augmentation, et seulement sous l'influence de doses faibles ; dans tous les cas, il y a certainement des variations dans la vitesse et ces variations sont encore attestées par les phénomènes de diurèse que provoquent toujours les doses faibles et moyennes de quinine. Vous savez que cette diurèse est en relation étroite avec les variations de la pression sanguine ; je reviendrai dans un moment sur l'interprétation de ce phénomène.

Pour résumer ce que je viens de vous exposer relativement à l'action exercée par la quinine dans l'expérimentation physiologique, on peut dire que, sous l'influence de petites doses, on constate une accélération plus ou moins notable des pulsations cardiaques, une élévation au moins momentanée de la pression sanguine, une action peu accentuée sur la température. C'est Bochefontaine qui a montré, le premier, combien certains de ces phénomènes étaient passagers, combien il fallait les surveiller pour pouvoir les saisir ; mais ils sont indiscutables. Je vous ai dit, qu'en même temps, on constate une action peu accentuée sur la température ; nous allons nous en occuper tout à l'heure et voir dans quelle mesure les modifications que la quinine exerce sur le cœur et la circulation peuvent nous permettre d'interpréter celles que l'on peut observer sur la température.

Aux fortes doses, au contraire, on observe dans toutes les expériences, aussi bien les anciennes que les récentes, un abaissement considérable de la pression sanguine avec ralentissement du pouls après une accélération plus ou moins passagère et marquée, suivant que l'action de la quinine sur le myocarde s'est fait sentir avec une promptitude et une intensité plus ou moins accentuées. Dans ce cas, la quinine favorise la diastole comme aussi la dilatation vasculaire, cela très probablement par une action exercée directement sur les éléments musculaires.

Quant au cœur lui-même, on observe une diminution du nombre et de l'énergie de ses contractions, diminution d'autant plus rapide et intense que la quinine pénètre plus rapidement dans les vaisseaux propres du cœur, ce que l'on réalise au maximum en l'introduisant par la voie des artères coronaires : les expériences de Briquet sont, à ce sujet, extrêmement démonstratives et, depuis, tous les observateurs qui ont cherché à se rapprocher de ces conditions expérimentales ont obtenu le même résultat. De plus, l'axe cérébro-spinal ne semble en rien servir d'intermédiaire dans toutes ces manifestations : nous en avons en effet une série de preuves, d'une part, dans une expérience de Lewitzky pratiquant la section de la moelle au niveau de la première vertèbre dorsale et du sympathique au cou ; d'autre part, dans une expérience de Bochefontaine montrant, alors que le cœur d'une grenouille a été suffisamment ralenti par une injection de quinine, que l'application locale d'une solution d'atropine, ou encore de muscarine, ne modifient en quoi que ce soit le rythme de ce cœur ralenti. D'autre part, nous savons que la section des pneumogastriques, alors que le cœur est déjà ralenti par la quinine, ne produit absolument aucune reprise des mouvements des contractions cardiaques.

Nous devons encore, d'un autre côté, compter avec cette action topique de la quinine sur le muscle, action qui en supprime plus ou moins énergiquement la contractilité ; sur le nerf, au contraire, il n'y a aucune modification, comme le prouve une expérience de Jolyet consistant à immerger dans une solution de quinine l'extrémité libre du sciatique d'une grenouille et à montrer que, malgré cela, le nerf ne perd pas ses propriétés de conductibilité et d'excitation sur le muscle, tandis que si l'on touche le muscle avec une solution neutre de quinine, on voit sa contractilité presque immédiatement perdue. L'arrêt du cœur chez la grenouille se produit encore par la seule action de contact d'une solution neutre de quinine que l'on vient à déposer sur le myocarde. Lorsque le cœur a été ainsi arrêté, on voit que le ventricule présente encore, de temps à autre, quelques faibles contractions fibrillaires mais qu'il est incapable de lancer du sang dans les vaisseaux. Enfin, chez la grenouille également, lorsque la quinine a été administrée par voie d'injection hypodermique, le nombre des pulsations diminue et peut arriver à se réduire d'un quart; cela, après une période passagère d'accélération. Je vais vous montrer des tracés absolument probants à cet égard. (Voir fig. 11.)

L'action débilitante que la quinine exerce sur le cœur et les vaisseaux explique non seulement les modifications de la vitesse du sang pendant la vie, mais encore les congestions et les stases sanguines que l'on peut observer aussi bien chez les sujets intoxiqués que chez ceux chez lesquels l'administration de la quinine à l'intérieur détermine ces éruptions dont je vous ai déjà entretenu. Il est évident que, dans ce dernier cas, celui des éruptions quiniques, les phénomènes déterminés sous l'influence de ces doses sont des phénomènes toxiques montrant que les individus en question ont une susceptibilité particulière pour la quinine, susceptibilité en vertu de laquelle des doses relativement faibles vont constituer pour eux des doses au moins subtoxiques.

Je dois vous fournir encore la preuve d'un certain nombre de faits que l'expérimentation sur les animaux permet de mettre en évidence : les tracés suivants vont vous démontrer le bien-fondé des interprétations que je viens de développer.

Le tracé de la figure 11 montre l'influence exercée par une faible dose de quinine sur le cœur de la grenouille. Le nombre des contractions cardiaques diminue de un cinquième après un certain temps, et l'on observe en même temps une diminution d'amplitude, d'énergie, due à ce que, comme je vous l'ai déjà fait remarquer, lorsqu'elle est introduite par voie d'injection hypodermique, et à doses faibles, la quinine diminue l'énergie de la contraction musculaire chez les animaux à sang froid, tandis qu'elle provoque, au contraire, une augmentation d'énergie chez les animaux à sang chaud. Cette diminution du nombre des contractions cardiaques est encore plus accentuée que la diminution d'énergie, sous l'influence des doses plus élevées. (Voir fig. 12.) Ces tracés sont intéressants à comparer à ceux des figures 8, 9 et 10, aussi bien au point de vue de l'influence exercée par la quinine sur la circulation que sur le myocarde.

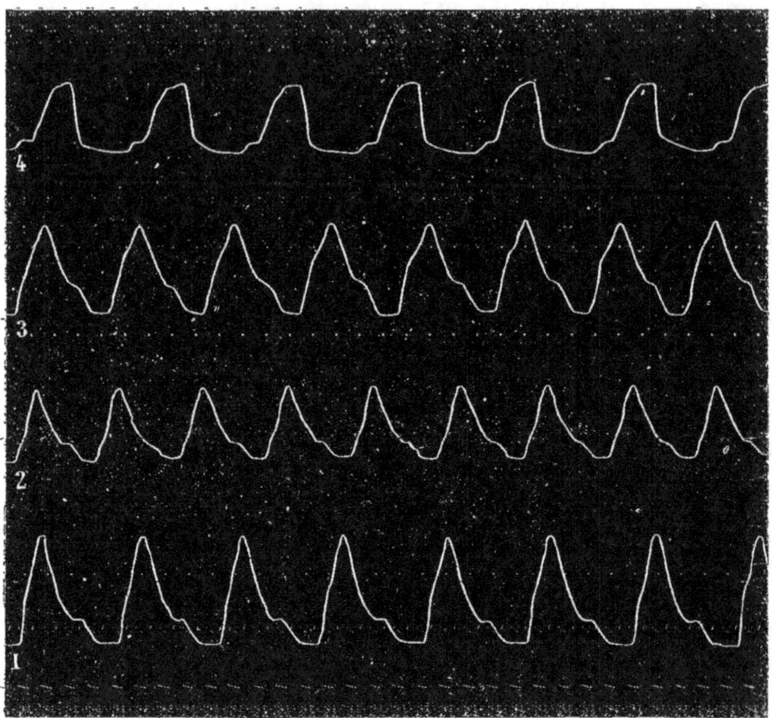

Fig. 11. — Modifications cardiaques chez la grenouille sous l'influence de doses faibles
de quinine.

Injection hypodermique de 4 milligrammes de bromhydrate neutre de quinine.

Ligne 1. — Tracé normal; avant injection; 31 pulsations par minute.
— 2. — 20 minutes après l'injection; 35 — —
— 3. — 1 heure 10 — 31 — —
— 4. — 3 heures 30 — 25 — —.

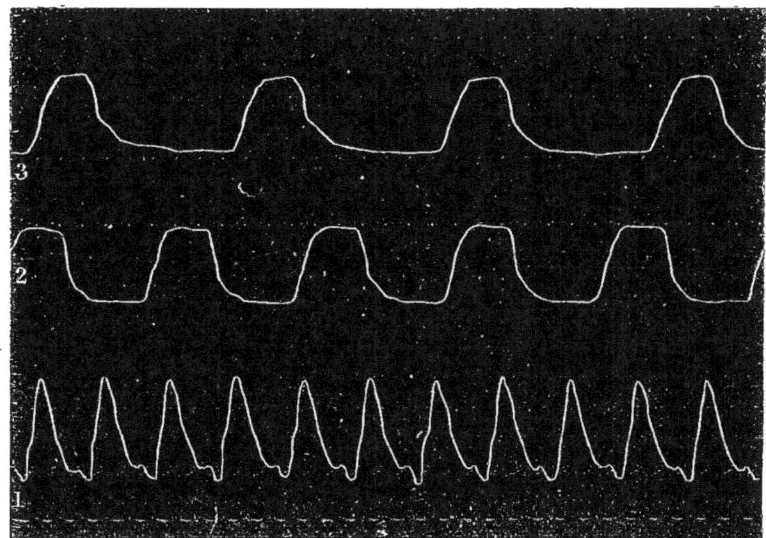

Fig. 12. — Modifications cardiaques chez la grenouille sous l'influence de fortes doses
de quinine.

Injection hypodermique de 15 milligrammes de bromhydrate neutre de quinine.

Ligne **1.** — Tracé normal avant injection ; 43 pulsations par minute.
  — **2.** — 15 minutes après l'injection ;   19   —   —
  — **3.** — 1 heure 15   —   14   —   —

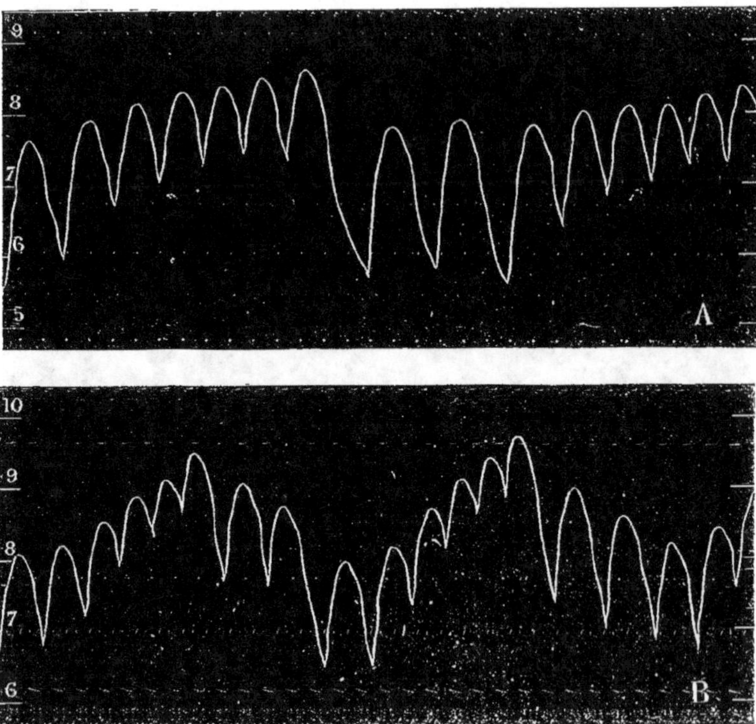

Fig. 13. — Modifications de la tension sanguine chez le chien sous l'iinfluence de faibles doses de quinine.

Injection hypodermique de 5 centigrammes de chlorhydrosulfate de quinine par kilogr. d'animal.

A. — Tracé normal avant l'injection.
B. — 10 minutes après l'injection, augmentation marquée et passagère de la tension.

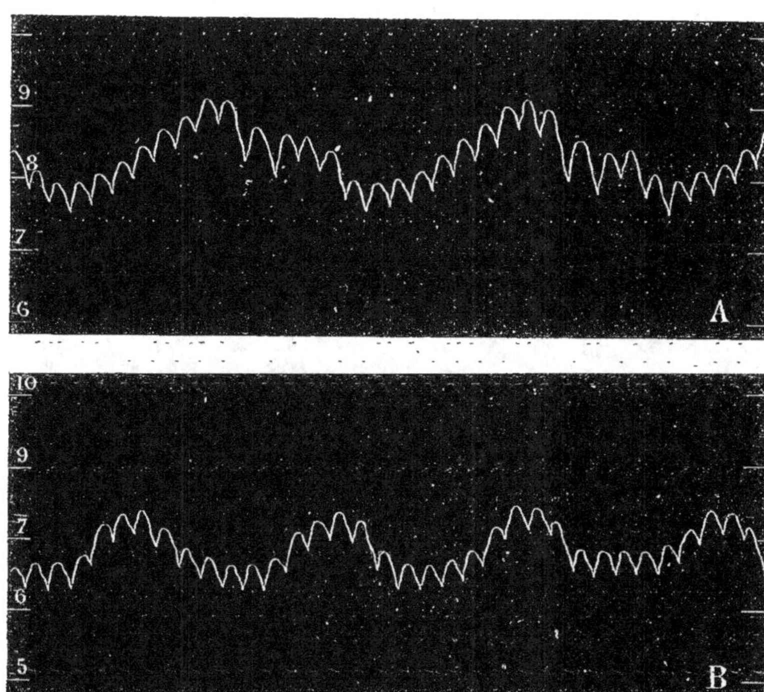

Fig. 14. — Modifications de la tension sanguine chez le chien sous l'influence de faibles doses de quinine [suite de l'expérience de la figure 13].

A. — 40 minutes après l'injection ; la tension tend à redescendre. mais cependant elle est encore un peu plus élevée qu'avant l'injection : régularisation et augmentation du nombre et de l'énergie des contractions cardiaques.

B. — 3 heures après l'injection ; la tension est abaissée ; la régularisation persiste, le nombre des contractions augmente ainsi que leur énergie.

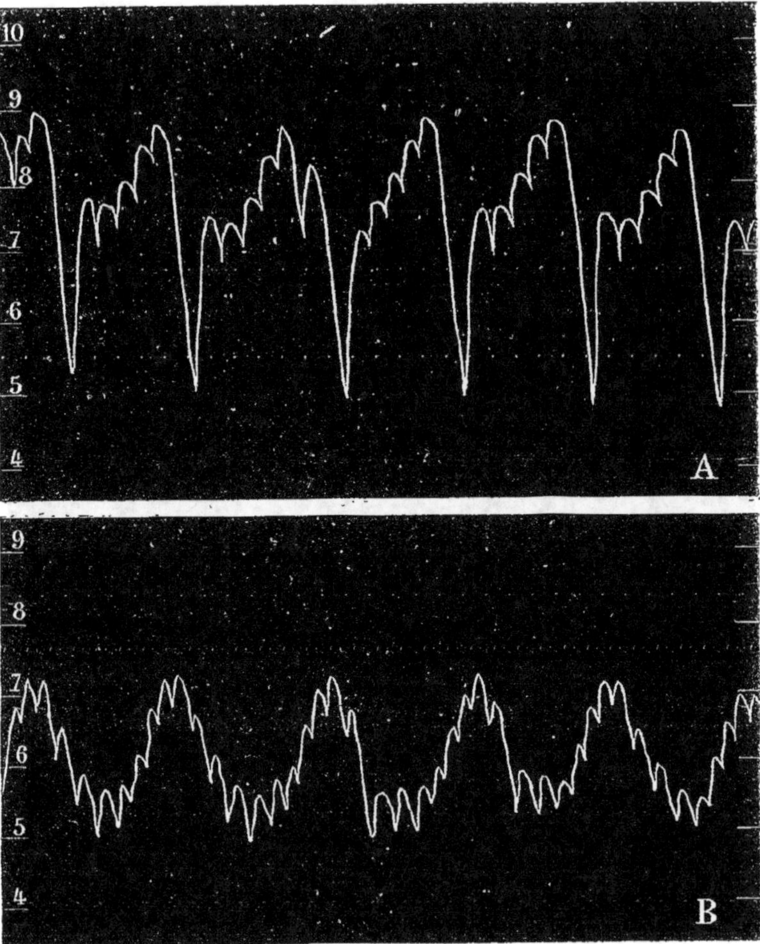

Fig. 15. — Modifications de la tension sanguine chez le chien sous l'influence
des doses élevées de quinine.

Injection hypodermique de 20 centigrammes de chlorhydrosulfate de quinine par kilogr. d'animal.
A. — Tracé normal avant l'injection.
B. — 30 minutes après l'injection ; chute de la tension et augmentation d'énergie des contractions
cardiaques.

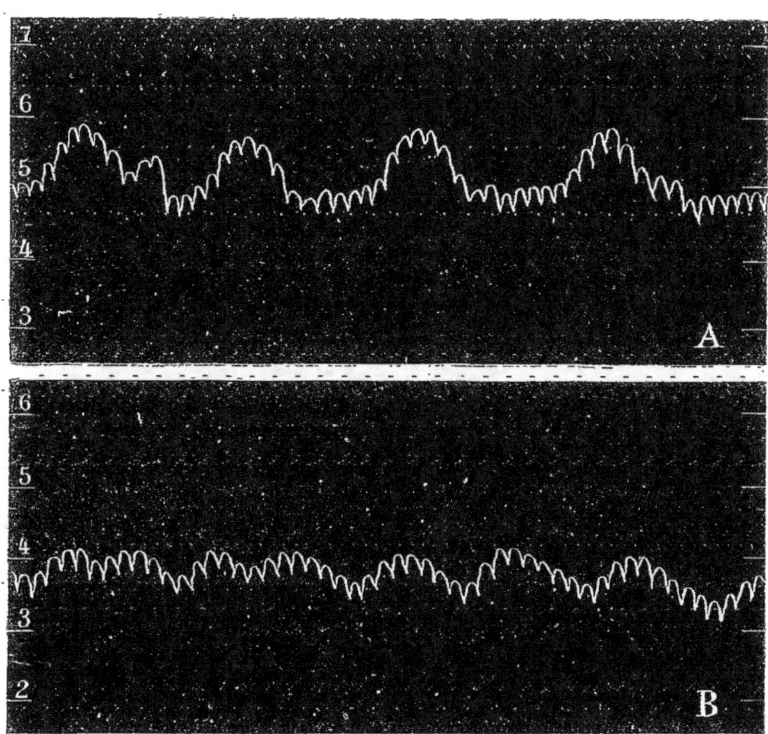

Fig. 16. — Modifications de la tension sanguine chez le chien sous l'influence de doses
élevées de quinine [suite de l'expérience de la figure. 15].

A. — 1 heure 30 après l'injection ; abaissement notable de la tension, augmentation du nombre des
contractions cardiaques et diminution de l'énergie.
B. — 4 heures après l'injection ; abaissement encore plus considérable de la tension. Augmentation
de fréquence, diminution de l'énergie, tendance à l'arythmie.

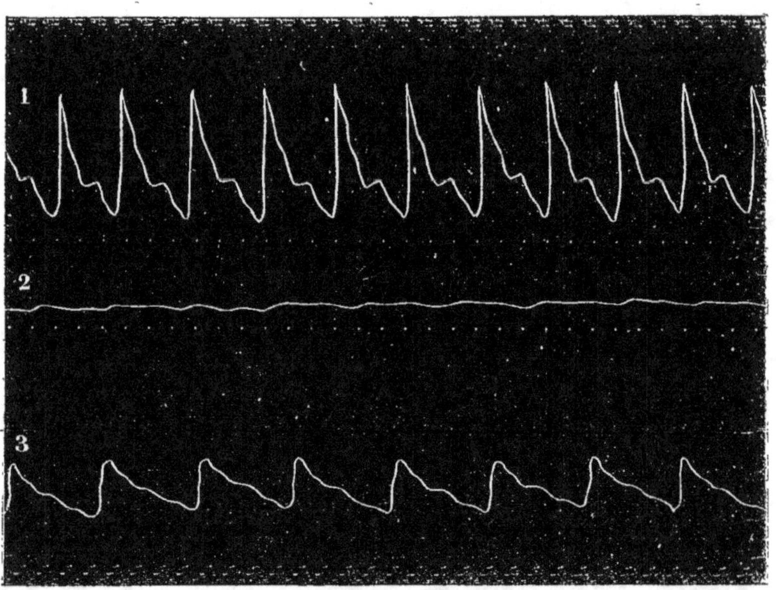

Fig. 17. — Action de la quinine sur le cœur et la circulation chez l'homme.
[D'après Bordier.]

Ligne 1. — Tracé à la période d'accès chez un paludique, obtenu à l'aide du sphygmographe de
Marey.
Ligne 2. — Sphygmogramme recueilli sur le même individu après ingestion de 80 centigrammes de
sulfate de quinine. [Augmentation de tension proportionnelle à la dose. Effets passagers.]
Ligne 3. — Sphygmogramme recueilli sur le même individu, le lendemain de l'administration du
sulfate de quinine.

Ligne 1 : nombre des pulsations radiales par minute : 100.
  — 2 :   —   —   —   81.
  — 3 :   —   —   —   72.

Les figures 13, 14, 15 et 16 représentent les modifications de la tension sanguine chez le chien sous l'influence des doses faibles et des doses fortes de quinine. L'augmentation passagère de tension, parfois délicate et difficile à saisir, est bien évidente dans le tracé de la figure 13 ; mais, comme le montre le tracé de la figure 14, elle fait bientôt place à une diminution de pression. Avec les fortes doses, il est presque toujours impossible de saisir cette période d'augmentation de tension tant elle est fugace et de courte durée ; on arrive, très rapidement, à l'abaissement de tension et à la diminution notable d'énergie des contractions. (Voir fig. 15 et 16.)

La figure 17 représente des sphygmogrammes pris chez un paludique et montrant, sous l'influence de la quinine, une augmentation de tension proportionnelle à la dose, en même temps qu'un abaissement du nombre des pulsations.

Ces différents tracés forment autant de preuves expérimentales des faits que je me suis efforcé de vous expliquer, relativement à l'action exercée par la quinine sur le myocarde et la mécanique circulatoire.

Il nous reste maintenant à synthétiser en quelque sorte les phénomènes que j'ai exposés jusqu'à présent, pour en déduire, d'une façon aussi exacte que possible, l'action exercée par la quinine sur le cœur et la circulation.

De tout ce que j'ai dit, il résulte, en définitive, que, sous l'influence d'une dose faible, c'est-à-dire médicamenteuse de quinine — et nous verrons plus tard quelle est sa valeur —, l'action que l'on observe est le plus souvent une action excitante ; on constate une augmentation de la fréquence des pulsations cardiaques, une augmentation de leur énergie et une élévation assez notable de la pression.

Sous l'influence d'une dose plus forte, le ralentissement des contractions, la diminution de l'énergie et l'abaissement de la tension est la règle ; quelquefois cependant, suivant la susceptibilité des individus, ou bien suivant certaines circonstances qu'il est encore impossible de préciser d'une façon suffisante, on voit le ralentissement se montrer dès le début et s'accentuer avec les doses.

Sous l'influence de doses toxiques, on voit se produire une suspension plus ou moins rapide des contractions cardiaques, quelquefois même une syncope ; et, lorsque cette syncope se produit sous l'influence d'une dose suffisante de quinine, on constate que le muscle est inexcitable sous l'influence d'un courant électrique.

Le ralentissement du pouls est d'autant plus accentué et manifeste, lorsque la quinine est administrée à dose thérapeutique, que l'état fébrile est lui-même plus accusé. Nous verrons la température subir des modifications identiques et s'abaisser d'autant plus nettement, chez l'homme, qu'elle se trouvait dépasser davantage la normale au moment de l'administration de la quinine. Ce ralentissement du pouls est, en général, proportionnel à la dose de quinine employée ; la diminution peut atteindre un quart, un tiers, quelquefois même la moitié du nombre des pulsations ; et cela surtout lorsque la quinine intervient au cours d'accidents franchement accusés et détermine la sédation des phénomènes. En même temps, on constate une diminution dans l'énergie des contractions cardiaques et un abaissement proportionnel de la pression, ce qui a fait dire à quelques-uns que la quinine pouvait être considérée comme un excitant diastolique.

Nous savons aussi que ce ralentissement des contrations cardiaques n'est pas déterminé par une excitation de l'appareil modérateur, car il est manifeste même après la section des pneumogastriques ; et, d'ailleurs, au moment où se manifeste ce ralentissement, l'excitabilité des pneumogastriques est quelquefois même tellement diminuée que leur excitation ne se traduit par aucune manifestation sur le myocarde. C'est, très probablement, à cette diminution de l'excitabilité des nerfs moteurs et à l'affaiblissement du muscle cardiaque — et pour moi je crois surtout à ce dernier phénomène — qu'il faut attribuer la plus grande part dans la production de ce ralentissement. Certaines expériences dont je vous ai parlé tout à l'heure sont particulièrement probantes à cet égard, notamment celles de Lewitzky, de Jolyet, de Nasse et Waldorf. J'ai particulièrement insisté sur la disparition de l'irritabilité hallérienne qui se manifeste à la suite du contact direct de la quinine avec les muscles ; je vous ai même dit que le muscle était désorganisé pourvu que la dose fût suffisante et le contact assez prolongé, et j'ai attiré votre attention sur l'action nécrobiotique particulièrement intense que la quinine exerce sur l'élément anatomique musculaire.

Mais il faut compter aussi avec l'espèce animale, car les muscles des animaux à sang froid ne réagissent pas, sous l'influence de la quinine, de la même façon que ceux des animaux à sang chaud. Alors que, sous l'influence des doses faibles et moyennes, on peut constater une augmentation d'énergie avec les muscles des animaux à sang chaud, ceux des animaux à sang froid réagissent, au contraire, sinon par un affaiblissement nettement caractérisé, au moins par un ralentissement de leurs contractions. Ça n'est pas d'ailleurs le seul exemple que nous connaissions d'un médicament impressionnant d'une façon différente, ou, pour parler plus exactement, faisant manifester leur impression d'une façon différente aux mêmes appareils chez les psychrothères et les thermothères ; les poisons du cœur, et notamment la digitaline, nous montrent des phénomènes du même genre, et même encore plus accentués, dans leur influence sur le myocarde.

Quant à l'abaissement de la tension sanguine, il peut être interprété en partie par l'affaiblissement des contractions cardiaques, en partie par la vaso-dilatation, consécutive à la vaso-constriction du début, des artères périphériques, dilatation à laquelle vient contribuer, surtout lorsqu'il s'agit de doses massives, la paralysie du centre vaso-moteur et des nerfs vasculaires. Et, en effet, à cette période, les irritations les plus intenses de la sensibilité sont impuissantes à relever la tension artérielle. Lorsque les doses de quinine arrivent à être suffisamment élevées, c'est-à-dire, pour employer une expression qui peigne bien ma pensée, lorsque l'on arrive à la limite des actions thérapeutiques et des actions toxiques, on observe de la paralysie des vagues, un *ralentissement continu* cette fois des contractions cardiaques, enfin l'affaiblissement et l'arrêt en diastole. Le myocarde est alors devenu insensible aux excitations directes.

Cette action sur le cœur est très énergique, et il faut toujours l'avoir présente à l'esprit lorsque l'on administre la quinine à dose un peu élevée. La connaissance de ses effets impose une surveillance très attentive dans l'administration du médicament, surtout lorsque le cœur peut être déjà touché par un processus morbide quelconque, comme celui que l'on voit souvent se réaliser dans le cours de la fièvre typhoïde par exemple. Bien qu'il soit très fortement intéressé, le cœur est l'*ultimum moriens* : on voit toujours les contractions cardiaques persister, mais bien faibles, bien misérables il est vrai, alors que la respiration est arrêtée. En définitive, le cœur meurt toujours en dernier quelle que soit la faiblesse de ses contractions ; sa paralysie est toujours précédée de celle de l'appareil respiratoire, sauf lorsque des doses massives sont introduites par la veine jugulaire : l'arrêt du cœur est alors presque instantané, le myocarde subissant

aussitôt et au maximum l'influence de la quinine qui lui est apportée
en quantité par les artères coronaires.

Cette action sur le cœur — je crois nécessaire d'insister sur ce
point — est d'ailleurs très variable suivant le mode d'emploi de la
quinine. Lorsque les doses sont fractionnées et distancées, il se produit d'abord un accroissement notable de l'impulsion cardiaque coïncidant avec une diminution sensible et à peu près proportionnelle du
nombre des contractions. Par le renouvellement exagéré des doses,
on peut voir survenir l'irrégularité du rythme et en même temps
une augmentation rapide, précipitée de ces contractions avec diminution proportionnelle de l'amplitude; puis alors survient l'ataxie
motrice du cœur par épuisement du muscle, et, finalement, les battements ne sont plus représentés que par une trémulation fibrillaire.
S'il s'agit de doses massives d'emblée, il survient immédiatement
des phénomènes de stupeur et de collapsus pouvant s'accompagner
de la suspension définitive des contractions cardiaques.

Il ne faut pas oublier que, outre l'influence des doses qui est très
importante, il faut aussi tenir compte de la nature de l'espèce animale
employée pour l'expérimentation. Je vous rappelle que l'action de la
quinine sur le muscle de l'homme et du chien se traduit, à petites
doses, par une augmentation de la force contractile, alors que chez
les animaux à sang froid, chez la grenouille par exemple, c'est immédiatement un ralentissement de cette force que l'on peut observer;
mais, dans tous les cas, si, chez les animaux à sang chaud,
on constate au début une augmentation de l'énergie contractile,
cette augmentation fait très rapidement place à la diminution et
même à la perte complète de la contractilité. En outre, cette
action sur la circulation est variable suivant que le sujet est sain ou
malade; suivant qu'il est apyrétique ou fébricitant; selon la maladie,
l'origine et la nature de la fièvre; et enfin, suivant l'âge, le tempéra-
ment, la susceptibilité individuelle.

Température. — C'est surtout à propos des modifications
produites par l'action de la quinine sur la température que l'on
peut observer des différences qui sont, dans une très étroite mesure,
comparables, superposables, pourrait-on dire, à celles dont je viens
de vous entretenir à propos de l'action de la quinine sur le cœur et
la circulation. C'est pourquoi je crois devoir intercaler à cette place
l'étude de l'action exercée par la quinine sur la température, bien

qu'il semblerait que cette étude dût plutôt être faite en même temps que celle de l'action de la quinine sur le système nerveux. Mais, si, d'une part, l'action sur la température est, dans une certaine mesure, justiciable des influences exercées sur le système nerveux, vous allez voir, d'un autre côté, combien les phénomènes exercés sur la température sont adéquats à ceux exercés sur le cœur et la circulation et, encore une fois, c'est ce qui me détermine à vous parler actuellement de cette action de la quinine sur la température.

Tout d'abord, et pour justifier en quelque sorte l'action irritante attribuée autrefois à la quinine par certains observateurs, je vous dirai quelques mots seulement d'un phénomène que l'on a appelé la *fièvre paradoxale*, bien que cette manifestation se montre mieux et plus facilement encore sous l'influence du quinquina en nature que de la quinine seule : elle coïncide avec les manifestations sur le système nerveux désignées par l'appellation d'ivresse quinique.

D'expériences faites, il y a une soixantaine d'années par Duméril, Demarquay et Lecointe, il résultait que l'on pouvait observer une élévation de température pouvant atteindre un et même deux degrés chez des chiens, après l'ingestion de 1 et de 2 grammes de sulfate de quinine. Ces faits mis en évidence par de tels observateurs, ce qui les rendait indiscutables, étaient en faveur de la doctrine de l'École de Broussais; mais il s'agit de les interpréter et, surtout, de remarquer qu'ils sont absolument rares, pour ne pas dire tout à fait exceptionnels, dans l'action exercée par la quinine sur les animaux.

Nous allons voir que cette action est fort différente suivant que l'animal ou l'individu est en état apyrétique ou en état de fièvre; et nous allons voir également que, même dans l'état de fièvre, il y a fièvre et fièvre, en ce sens que certains états fébriles sont amendés par la quinine, tandis que d'autres, au contraire, ne sont en aucune façon touchés par cette substance médicamenteuse.

On a voulu expliquer ces résultats des expériences de Duméril, Demarquay et Lecointe par une paralysie des vaso-moteurs sous l'influence de la quinine, d'où élévation de la température, comme cela se voit après que l'on a pratiqué la section des filets du grand sympathique. Mais cette paralysie des vaso-moteurs ne se réalise qu'à partir de l'administration de doses véritablement toxiques, et je ne crois pas que ce soit là une explication suffisante de ce phénomène particulier. La fièvre paradoxale est en effet un phénomène absolument exceptionnel, et il faut que, dans leurs expériences, les observateurs précédents soient tombés sur des animaux à susceptibilité vraiment particulière, ou se soient trouvés dans des conditions expérimentales tout à fait exceptionnelles.

Chez les individus ou animaux dont la caloricité revêt le type normal, la température peut ne pas baisser sensiblement, même lorsque l'on observe un ralentissement assez notable du pouls ; la température normale, chez les individus ou les animaux, ne se trouve abaissée sensiblement que lorsque la quinine est administrée à doses toxiques, c'est-à-dire lorsque l'on voit des phénomènes graves résulter de l'action exercée par la quinine.

Au contraire, cette action antipyrétique est très intense chez les fébricitants et notamment chez les paludiques : chez ces derniers, nous verrons que la quinine exerce vis-à-vis de l'hématozoaire, cause du paludisme, une action toxique tout à fait spéciale et que, détruisant la cause, il est tout naturel qu'elle en supprime les effets.

Mais il est un autre point sur lequel je veux attirer votre attention, car il a une importance très considérable. Il semblerait, d'après ce que je viens de dire, que l'action de la quinine ne soit pas celle d'un antipyrétique : on peut répondre oui et non ; tout dépend de la façon dont il faut entendre ce mot d'antipyrétique et surtout des circonstances dans lesquelles on se trouve. Dans certains cas, cette action antipyrétique est des plus évidentes. Ainsi, la quinine apporte certainement, même à doses modérées, un obstacle à l'élévation de température qui se produit après un exercice musculaire violent. De ce fait, une très intéressante expérience, suivie avec beaucoup de soin par Kerner et réalisée sur lui-même, vient donner la preuve.

Cet observateur se soumet à l'ingestion de doses graduellement croissantes de quinine avant de se livrer à un travail musculaire, et il observe qu'à partir du moment où la dose atteint 1 gramme, des exercices violents de gymnastique, qui, auparavant, élevaient sa température de plus de deux degrés, n'étaient plus capables de déterminer qu'une élévation de deux à trois dixièmes de degré. Voilà donc une preuve certaine que la quinine est une substance antipyrétique. Au cours de ses expériences, Kerner nota également l'absence de sueur après ces exercices musculaires violents.

D'autre part, la quinine peut être antipyrétique de deux façons : d'abord par influence directe, c'est le cas du paludisme, par exemple, où la quinine constitue l'antithermique de choix, on pourrait dire le seul. Elle peut être antipyrétique par influence indirecte, c'est le cas de l'expérience de Kerner sur l'exercice musculaire; c'est encore le cas des expériences de Lewitzky, où l'on voit, sous l'influence des doses élevées de quinine, la température baisser, aussi bien à la périphérie qu'au centre, chez les animaux.

Mais, d'ailleurs, il y a déjà fort longtemps que des observateurs impartiaux ont signalé l'action antipyrétique de la quinine dans des conditions assez nettement spéciales.

C'est ainsi que, il y a plus de cent ans, Torti, dont je vous ai cité l'ouvrage et qui était un des partisans du quinquina, écrivait que l'on compromettrait le quinquina en voulant l'élever au plus haut degré des fébrifuges, le considérer comme un fébrifuge universel. Il disait encore : on ne doit croire à l'action du quinquina que là où il prouvera son efficacité nettement et rapidement, et non pas d'une manière lente et indécise. Lorsque la guérison procède véritablement de l'action exercée par l'écorce du Pérou, il est aisé de la reconnaître à la promptitude insolite avec laquelle elle est obtenue; il n'en est pas ainsi dans les autres cas.

Voilà donc un des plus zélés et des plus qualifiés défenseurs du quinquina qui nous fait très nettement remarquer que ce médicament, et la quinine par conséquent, n'est pas du tout un antipyrétique banal, mais un antipyrétique n'agissant que dans des cas déterminés.

Cette quinine est, en effet, susceptible d'exercer un autre genre d'influence sur les conditions thermiques de l'organisme sain. Elle préserve des hautes températures qu'entraînent à leur suite, soit un travail musculaire soutenu, soit une course, soit même un travail cérébral fatigant.

Sous l'influence de la quinine prise avant de se livrer à un travail musculaire, la chaleur s'élève notablement moins sous l'influence de ce travail et s'abaisse plus vite après son achèvement; et, d'autre part, la sécrétion sudorale est fortement diminuée et ralentie. Kerner avait observé que le même travail musculaire capable d'amener non seulement une élévation de température de deux degrés, mais la production de sueurs abondantes, était suivi, après l'ingestion de quinine, d'une élévation très faible de température et d'une absence presque complète de sueur.

D'un autre côté, Favier, dans un travail que je vous ai déjà cité, avait remarqué qu'il était possible d'obtenir un abaissement marqué de température, accompagné même de frissons et d'algidité, mais à la condition d'employer des doses toxiques. C'était sur lui-même qu'il avait constaté ce résultat, et il avait cru pouvoir en faire le sujet d'une thèse intitulée : *De l'action antiphlogistique de la quinine*. Il y avait alors un véritable mérite à prétendre démontrer l'action antiphlogistique de la quinine; car, à cette époque, en 1848, c'était la période où, sans discussions possibles et en vertu des théories de Broussais, la quinine était mise au rang des médicaments excitants.

Mais, en consultant les phénomènes relevés par les cliniciens, recherchons les circonstances dans lesquelles on peut observer un abaissement thermique sous l'influence de la quinine.

C'est tout d'abord chez les paludiques, puis, dans un grand nombre de cas, chez les typhiques; enfin dans le cas d'infection puerpérale; souvent, ou plutôt quelquefois, serais-je tenté de dire, dans les accès de goutte aiguë et dans le rhumatisme aigu.

Par contre, l'action de la quinine est nulle chez les fébricitants : dans l'érysipèle, dans la septicémie, dans la fièvre récurrente et, la plupart du temps, dans la goutte et le rhumatisme.

Voici deux infections, l'érysipèle et l'infection puerpérale, dues toutes deux à des streptocoques; voici, d'autre part, le paludisme et la fièvre récurrente, affections dues toutes deux à des sporozoaires; on voit donc que l'action antiseptique de la quinine que l'on a voulu élever au premier rang pour interpréter l'action thérapeutique est absolument insuffisante.

Il faut, évidemment, qu'une action modificatrice intervienne; et nous allons en trouver les éléments, d'une part, dans l'action exercée par la quinine sur le système nerveux — c'est la part la plus faible — et, d'autre part, — pour la majeure partie — dans l'action exercée sur le cœur et la circulation.

A cet égard, je vous rappellerai les expériences de Heidenhain qui a montré que l'augmentation de la vitesse du courant sanguin était capable de déterminer un abaissement notable de température. En effet, dans ces conditions, le sang relativement froid de la périphérie revient plus rapidement aux parties centrales et contribue plus activement à abaisser la température centrale. La preuve, c'est que nous voyons des abaissements sensibles de la température, notables même, résultant de l'administration à un organisme sain de doses modérées d'alcool; et c'est bien là un critérium de l'action antipyrétique de ces doses modérées d'alcool. Ce résultat est encore bien plus évident avec la digitale et permet d'expliquer très clairement son action antipyrétique. Lorsque l'on parle d'antipyrétiques, il est rare que l'on pense à la digitale et, cependant, la digitale est un merveilleux antipyrétique de par la suractivité qu'elle apporte à la circulation sanguine.

On peut donc conclure que, à l'état normal, la quinine abaisse peu la température et qu'il doit en être ainsi, puisque si, d'une part, il y a, comme nous le verrons, une entrave apportée aux processus de dédoublements, d'oxydation et de combustions organiques, sources les plus importantes de chaleur, d'autre part, à cause du ralentissement que la quinine imprime à la circulation, il y a un retour moins facile et moins rapide au centre du sang refroidi à la périphérie; et il en résulte que cet effet antipyrétique va être variable suivant que l'une ou l'autre de ces deux circonstances l'emportera.

Chez les fébricitants, la chaleur phériphérique est telle que le refroidissement est insuffisant pour occasionner une déperdition notable du calorique, la surface cutanée, sous l'influence des actes qui causent la fièvre, ayant perdu une partie de la puissance régulatrice qui la caractérise à l'état normal.

Nous allons donc, dans l'interprétation de l'action de la quinine sur la température, voir intervenir l'action que nous avons appris être exercée par cette substance sur le cœur et la circulation; bien qu'il faille cependant reconnaître une certaine indépendance, au moins relative, des actions exercées sur le pouls et sur la température. Aussi, dans nombre de circonstances, notamment la fièvre typhoïde et le rhumatisme articulaire aigu, l'observation du malade révèle-t-elle une sédation vasculaire très marquée, sans abaissement notable de température.

VIIIe LEÇON

ACTION DE LA QUININE SUR LA TEMPÉRATURE, LES PROCESSUS DE LA NUTRITION, LA RESPIRATION, LE SYSTÈME NERVEUX.

Nous avons commencé, dans notre dernière réunion, à chercher comment on pouvait interpréter l'action de la quinine sur la température animale; et, en effet, il n'est pas indifférent, à quelque point de vue que l'on se place, d'expliquer l'action d'un médicament de telle ou telle manière. C'est seulement d'une compréhension nette de son mode d'action que peut résulter une thérapeutique rationnelle, permettant d'établir scientifiquement les indications et les contre-indications d'un médicament; et, à ce point de vue, la quinine, peut-être plus que tout autre, prête à des considérations particulières pour bien montrer que c'est une erreur capitale que d'accoler une épithète unique à une substance et de vouloir s'en tenir à cette qualification pour représenter les qualités médicamenteuses de la substance en question.

Je fais allusion ici à la prétendue qualité antipyrétique de la quinine, si souvent invoquée à propos de toutes les circonstances où ce médicament est employé, qualité qui, nous l'avons déjà vu, est en somme assez peu justifiée.

En plus des renseignements que je vous ai déjà fournis relativement au mécanisme par lequel la quinine pouvait déterminer l'antipyrèse, j'insiste particulièrement sur ce fait que cette influence de la quinine paraît complètement indépendante de tout rapport avec les centres cérébraux de régulation thermique. Je vous rappelle, à ce sujet, cette expérience de Naunyn et Quincke, que j'ai déjà eu l'occasion de vous citer, expérience qui consiste à pratiquer sur des chiens vigoureux la section de la moelle au-dessus de la première vertèbre dorsale et à les placer dans un milieu à une température artificiellement élevée de 5 à 10 degrés au-dessus de la température moyenne de l'animal en expérience; dans de semblables conditions, on peut constater chez ces animaux une ascension continue, graduelle, de la température centrale, accompagnée d'une accélération du pouls et de la respiration. L'accélération cardiaque, l'accélération respiratoire, l'élévation de la température sont trois phénomènes qui marchent de pair jusqu'au moment de la mort de l'animal.

Dans ce cas, il est évident que la moelle, source de l'innervation vaso-motrice et trophique, a été soustraite à l'influence de la régulation cérébrale et bulbaire pouvant s'exercer sur la température.

Binz a répété exactement cette même expérience en mettant au préalable les animaux sous l'influence de la quinine. On n'observe plus alors d'élévation de la température, quelquefois même on constate un abaissement; mais le détail qui rend cette expérience plus particulièrement intéressante, c'est que l'on observe une élévation remarquablement moindre de la température *post mortem*. Vous savez que, la mort survenant dans de semblables conditions, la température continue à monter chez les animaux et que la valeur de cette élévation atteint fréquemment 1°, quelquefois plus, au-dessus de la température que présentait l'animal au moment de la mort. Binz a pu constater que, sous l'influence de la quinine, l'élévation de température *post mortem* s'élève à peine de 3 à 4 dixièmes de degré.

On pourrait, au premier abord, être tenté de faire intervenir ici l'hypothèse d'une action excitante exercée par la quinine sur la moelle, action comparable, par exemple, à celle qui résulterait d'une excitation électrique, mais cette hypothèse est absolument inadmissible; et, en effet, si l'on pratique la section transversale de la moelle sur des animaux abandonnés à la température ambiante, et sans enveloppe protectrice d'ouate pour empêcher la déperdition de chaleur par rayonnement, on voit que cette opération est suivie très rapidement d'un abaissement notable de température. Comme le faisait remarquer Claude Bernard, l'animal à sang chaud se trouve ainsi transformé en un animal à sang froid. Cet abaissement de température est dû, pour la majeure partie, à la cessation des mouvements musculaires et à la dilatation paralytique du réseau capillaire, d'où production moindre de chaleur et déperdition plus considérable par rayonnement.

Dans ces conditions, ainsi que le démontrent encore un certain nombre d'expériences pratiquées par Lewitzky sur des lapins, si l'on fait intervenir la quinine, loin d'entraver la déperdition de chaleur, elle augmente au contraire cette déperdition. Il est donc inadmissible de faire intervenir, comme on a voulu le faire à un moment, l'hypothèse d'une action excitante exercée par la quinine sur la moelle, action qui pouvait, dans une certaine mesure, servir pour cette explication, puisque, lorsque la quinine est donnée à dose suffisamment faible, son influence se traduit surtout par des phénomènes justiciables d'une action excitante.

C'est donc, pour la majeure partie tout au moins, par des procédés différents de ceux qui peuvent résulter de la déperdition de la chaleur ou de la régulation thermique que la quinine peut influencer la température; autrement dit, cette influence a d'autres causes que celles imputables à des mécanismes purement centraux ou périphériques.

Quelles peuvent donc être les causes de l'action antipyrétique de la quinine?

Ces causes sont nombreuses et variées et c'est précisément parce qu'elles sont nombreuses et variées que l'on peut s'expliquer l'insuccès de l'antipyrèse dans certaines circonstances, et le succès que l'on observe au contraire dans d'autres.

Nous verrons — j'en donnerai la preuve — que la quinine s'oppose, d'une façon absolument efficace aux oxydations organiques dont l'effet se traduit par une production plus ou moins considérable de chaleur; qu'en même temps, elle modère toutes les actions chimiques de dédoublement et d'hydratation; qu'elle s'oppose aux fermentations. On a même voulu faire de cette propriété la caractéristique de l'action de la quinine; à mon avis, cette propriété doit intervenir, mais il ne faut pas lui donner une importance exclusive telle que certains auteurs, comme Binz, par exemple, voulaient lui attribuer.

Je vous rappelle ce fait, démontré nettement par les expériences réalisées sur lui-même par Favier et vérifié bien des fois depuis, de la contraction énergique du système vasculaire par la rétraction des capillaires sanguins que l'administration interne de la quinine peut amener, à un moment donné. Cette contraction du système vasculaire est alors attestée par la petitesse du pouls, la pâleur des téguments, l'abaissement de la température qui peut même aller jusqu'à l'algidité qu'a éprouvée cet observateur. Voici la démonstration bien évidente que, dans certaines circonstances, la quinine peut abaisser la température, mais nous avons vu que c'était au prix de doses toxiques, dangereuses même.

Dans les expériences sur les animaux, on a pu observer d'une façon absolument constante un effet antipyrétique très marqué malgré l'enveloppement dans de l'ouate ; d'autre part, dans les expériences de Binz, de Lewitzky, de Kerner, etc., on a pu voir un abaissement parallèle de la température centrale aussi bien que de la température périphérique. Je vous rappelle encore cette expérience de Binz, l'empêchement apporté par la quinine à l'élévation thermique *post-mortem*, après section de la moelle, chez les animaux.

Il faut donc qu'en dehors des actions exercées par la quinine sur le système nerveux et sur la circulation — et nous avons vu combien cette dernière était importante à considérer — il y ait, en plus, une action spéciale, indépendante. Cette action particulière réside précisément dans un ralentissement des processus de calorification qui évoluent dans l'intimité de l'organisme. Ce ralentissement peut se réaliser par deux mécanismes différents. Le premier, au moins par son degré sinon par son importance physiologique, est celui qui résulte de la diminution des déchets de l'assimilation des substances albuminoïdes dans les sécrétions et les excrétions.

L'influence de la quinine sur la combustion des principes azotés de l'organisme a été prouvée avec une évidence toute particulière par une série d'expériences de Kerner, expériences de très longue durée qu'il a faites sur lui-même en se mettant dans des conditions spéciales de régime, et dont il a suivi les résultats avec une persévérance et une précision remarquables. Ces recherches ont fait l'objet d'un très important travail publié en 1870 dans les *Archives de Pflüger*. Les tableaux ci-après reproduisent les résultats d'une partie de ces expériences. Elles ont été conduites de la façon suivante.

Les périodes d'observation ont été divisées en séries de trois jours afin de les rendre mieux et plus facilement comparables. Les urines émises durant vingt-quatre heures étaient recueillies soigneusement en totalité et soumises à l'analyse. Comme vous pouvez le voir sur ces tableaux, les analyses ont été parfaitement et régulièrement suivies. Elles ont porté sur presque tous les éléments de l'urine. Les chiffres ainsi obtenus pendant dix-huit jours permettent de tirer des conclusions précises.

Chacun des tableaux A, B, C, D, E donne le détail des observations journalières et permet une comparaison des plus instructives; mais les déductions à tirer de ces résultats ressortent surtout du tableau des moyennes, tableau récapitulatif, dont voici l'explication. La colonne A représente les chiffres des urines émises pendant deux périodes de trois jours durant lesquelles Kerner s'est soumis à un régime constant et qui a permis d'établir la moyenne de l'analyse des urines pour une période de vingt-quatre heures.

Tableau récapitulatif.

	PÉRIODES				
	MOYENNE PAR 24 HEURES DES CINQ PÉRIODES D'EXPÉRIENCE				
	A	B	C	D	E
Volume des urines . . .	1526	1576	1770	1713	1553
Poids spécifique	1020,4	1018,9	1017,1	1019,0	1021,8
Chlore.	13,87	13,81	11,82	12,62	14,10
Acide sulfurique	2,46	2,26	1,51	1,95	2,35
Acide phosphorique. . .	3,40	3,27	2,90	3,18	3,26
Phosphates terreux. . .	1,09	1,07	0,81	1,08	1,05
Acides libres.	2,20	1,96	1,72	1,70	2,32
Urée.	34,67	30,77	26,83	32,32	36,33
Acide urique.	0,90	0,42	0,17	0,44	0,84
Créatinine	0,71	0,79	0,51	0,71	0,76
Ammoniaque.	0,78	0,68	0,56	0,66	0,65
Azote total.	18,34	16,17[1]	13,98[1]	17,02	19,07

La colonne B représente la moyenne de la composition des urines pendant une période de trois jours durant lesquels il s'est soumis à l'absorption régulière, à doses réfractées, d'une faible quantité de quinine, 60 centigrammes de chlorhydrate qu'il prenait mélangé à du sucre. La colonne C représente les modifications subies par l'urine pendant trois autres jours consécutifs aux neuf premiers : pendant ces trois autres jours, Kerner absorba : le premier jour, 1 gramme de

____
1. Déduction faite de l'azote afférent à la quinine.

chlorhydrate de quinine le matin à six heures ; le second jour, 1 gr. 50 ; et le troisième jour, 2 gr. 50 en deux prises de 1 gr. 25 chacune, à deux heures d'intervalle. Les chiffres de cette colonne représentent par conséquent les modifications subies par l'urine sous l'influence de doses fortes de chlorhydrate de quinine prises en une seule fois ou à peu près.

La colonne **D** représente les modifications qui ont suivi ces trois premières périodes : elle donne la moyenne de la composition des urines pendant une durée de trois jours, la quinine étant alors suspendue, le régime restant le même. Enfin, la colonne **E** représente les chiffres obtenus pendant une sixième et dernière période de trois jours, alors que l'urine est redevenue normale, c'est-à-dire après une période de trois autres jours au bout de laquelle la quinine était éliminée à peu près complètement de l'organisme.

Les lettres des colonnes de ce tableau récapitulatif correspondent exactement aux lettres de chacun des tableaux partiels ; et ce sont les moyennes de chacun de ces tableaux qui sont mises en comparaison dans le dernier.

Les variations de volume des urines sont sensiblement inverses des variations de densité ; et, en effet, on constate que la quantité d'eau augmente puisque le chiffre de la densité baisse tandis que le volume de l'urine s'élève.

Tableau A.

Première période de trois jours. Urines normales. Régime fixe.

	1ᵉʳ JOUR	2ᵉ JOUR	3ᵉ JOUR	TOTAL pour les 72 heures	MOYENNE pour 24 heures
Volume des urines. . .	1760	1420	1500	4680	1560
Poids spécifique.. . . .	1018,3	1021,2	1020,2	»	1020,5
Chlore.	13,52	14,61	12,82	40,95	13,65
Acide sulfurique.. . . .	2,32	2,52	2,44	7,28	2,43
Acide phosphorique. . .	2,86	3,25	3,62	9,73	3,25
Phosphates terreux. . .	1,02	0,99	0,90	2,91	0,97
Acides libres.	2,62	2,43	2,10	7,15	2,38
Urée.	34,40	35,48	40,20	110,08	36,69
Acide urique.	0,99	0,81	1,11	2,91	0,97
Créatinine.	0,57	0,79	0,53	1,89	0,63
Ammoniaque.	0,54	0,83	1,01	328,	0,79
Azote total.	18,13	18,70	21,25	5809,	19,36

Tableau A. (Suite.)

Deuxième période de trois jours. Urines normales. Régime fixe.

	4° JOUR	5° JOUR	6° JOUR	TOTAL pour les 72 heures	MOYENNE pour 24 heures
Volume des urines . . .	1620	1490	1370	4480	1493
Poids spécifique.. . . .	1019,0	1020,5	1022,5	»	1020,3
Chlore.	15,66	14,80	11,80	42,26	14,09
Acide sulfurique. . . .	2,49	2,34	2,68	7,51	2,50
Acide phosphorique. . .	2,99	4,02	3,66	10,67	3,56
Phosphates terreux. . .	1,20	1,13	1,31	3,64	1,21
Acides libres.	1,86	1,92	2,29	6,07	2,02
Urée.	31,66	29,90	36,40	97,96	32,65
Acide urique.	0,96	0,74	0,82	2,52	0,84
Créatinine.	0,68	0,95	0,75	2,38	0,79
Ammoniaque.	0,86	0,70	0,75	2,31	0,77
Azote total	16,88	15,90	19,14	51,92	17,31

Tableau B.

Troisième période de trois jours. Régime fixe. Toutes les deux heures, à huit reprises et chaque jour, 75 milligrammes de chlorhydrate de quinine, soit 60 centigrammes par jour.

	7° JOUR	8° JOUR	9° JOUR	TOTAL pour les 72 heures	MOYENNE pour 24 heures
Volume des urines. . .	1530	1620	1580	4730	1576
Poids spécifique.. . . .	1019,1	1017,8	1020,0	»	1018,9
Chlore.	14,82	13,66	12,95	41,43	13,81
Acide sulfurique. . . .	2,06	2,49	2,22	6,77	2,26
Acide phosphorique. . .	2,97	3,58	3,26	9,81	3,27
Phosphates terreux. . .	1,08	0,92	1,20	3,20	1,07
Acides libres.	2,03	1,96	1,89	5,88	1,96
Urée.	30,68	33,42	28,20	92,30	30,77
Acide urique.	0,56	0,39	0,30	1,25	0,42
Créatinine.	0,69	0,88	0,80	2,37	0,79
Ammoniaque.	0,59	0,78	0,68	2,05	0,68
Azote total [1]	16,11	17,51	14,89	48,51	16,17

1. Déduction faite de l'azote afférent à la quinine.

Tableau C.

Quatrième période de trois jours. Régime fixe. 10ᵉ jour, 1 gramme chlorhydrate de quinine à 6 heures du matin; 11ᵉ jour, 1 gr. 50 chlorhydrate de quinine à 6 heures du matin; 12ᵉ jour, à deux reprises, 1 gr. 25 chlorhydrate de quinine à 2 heures d'intervalle, soit, en tout, 5 grammes.

	10ᵉ JOUR	11ᵉ JOUR	12ᵉ JOUR	TOTAL pour les 72 heures	MOYENNE pour 24 heures
Volume des urines.. . .	1680	1740	1890	5310	1770
Poids spécifique... . .	1017,2	1018,1	1016,0	»	1017,1
Chlore.	11,86	12,40	11,20	35,46	11,82
Acide sulfurique. . . .	1,87	1,64	1,02	4,53	1,51
Acide phosphorique. . .	3,04	2,99	2,67	8,70	2,90
Phosphates terreux. . .	0,66	0,99	0,78	2,43	0,81
Acides libres.	1,99	1,56	1,62	5,17	1,72
Urée.	29,44	26,58	24,47	80,49	26,83
Acide urique.	0,26	0,16	0,10	0,52	0,17
Créatinine.	0,54	0,63	0,36	1,53	0,51
Ammoniaque.	0,47	0,62	0,58	1,67	0,56
Azote total [1].	15,33	13,88	12,73	41,94	13,98

Tableau D.

Cinquième période de trois jours. Régime fixe.
Suppression de la quinine.

	13ᵉ JOUR	14ᵉ JOUR	15ᵉ JOUR	TOTAL pour les 72 heures	MOYENNE pour 24 heures
Volume des urines . . .	1900	1660	1580	5140	1713
Poids spécifique	1016,9	1020,3	1019,8	»	1019,0
Chlore.	13,82	12,05	11,98	37,85	12,62
Acide sulfurique	1,76	1,99	2,10	5,86	1,95
Acide phosphorique. . .	2,89	3,25	3,41	9,55	3,18
Phosphates terreux. .	0,96	1,23	1,05	3,24	1,08
Acides libres.	1,27	1,88	1,95	5,10	1,70
Urée.	28,47	32,60	35,88	96,95	32,32
Acide urique.	0,21	0,51	0,60	1,32	0,44
Créatinine	0,66	0,57	0,90	2,13	0,71
Ammoniaque.	0,46	0,66	0,86	1,98	0,66
Azote total.	14,83	17,26	18,96	51,05	17,02

1. Déduction faite de l'azote afférent à la quinine.

Tableau E.

Sixième période de trois jours. Régime fixe. Retour à la normale.

	16ᵉ JOUR	17ᵉ JOUR	18ᵉ JOUR	TOTAL pour les 72 heures	MOYENNE pour 24 heures
Volume des urines. . .	1460	1520	1680	4660	1553
Poids spécifique.. . . .	1022,0	1021,8	1019,8	»	1021,8
Chlore.	13,85	15,84	12,62	42,31	14,10
Acide sulfurique. . . .	2,59	2,17	2,30	7,06	2,35
Acide phosphorique. . .	3,65	3,22	2,91	9,78	3,26
Phosphates terreux. . .	0,93	0,99	1,24	3,16	1,05
Acides libres.	2,37	2,52	2,08	6,97	2,32
Urée.	38,22	30,86	39,91	108,99	36,33
Acide urique.	0,86	0,68	0,98	2,52	0,84
Créatinine.	0,73	0,74	0,80	2,27	0,76
Ammoniaque.	0,86	0,56	0,53	1,95	0,65
Azote total.	20,18	16,24	20,80	57,22	19,07

Cela est en rapport avec le fait que je signalais de l'action diurétique de la quinine, action diurétique qui provoque une diurèse aqueuse, car la quantité des matériaux fixes diminue.

Les trois colonnes du tableau ℭ représentent, pour chacun des trois jours de l'expérience, les modifications relevées dans les chiffres des matériaux expulsés par l'urine, sous l'influence : le premier jour, de 1 gramme de quinine; le second, de 1 gr. 50, et le troisième jour, de 2 gr. 50, en deux prises de 1 gr. 25 chaque.

Vous voyez que ces chiffres sont concordants, puisque, au fur et à mesure que l'administration de la quinine se prolonge, en observant la succession des chiffres, on voit la quantité des urines augmenter, alors que la densité baisse; par conséquent le fait que j'indiquais de la diurèse aqueuse se trouve vérifié surtout pour l'administration de doses assez considérables.

Mais il y a encore quelques faits sur lesquels je veux surtout attirer votre attention, ce sont les suivants. Le chiffre de la densité moyenne est très faible, et cette faiblesse correspond avec le moment de l'administration de la plus forte dose de quinine.

L'urée qui est représentée normalement par 34,67 s'abaisse à 26,83 pour la période d'administration à forte dose; et vous voyez que ce chiffre passe par des valeurs successivement décroissantes : de 30,77, moyenne des trois jours d'absorption de quinine à faible dose, il tombe à 29,44 — 26,58 — 24,47 pour chacun des jours où la quinine est absorbée à dose élevée, le minimum correspondant lui-même au jour de la plus forte dose de chlorhydrate.

Le chiffre de l'acide urique diminue encore plus, puisque, dans le tableau des moyennes, de 0,90 il passe à 0,17 sous l'influence des fortes doses, en diminuant progressivement, comme celui de l'urée, au fur et à mesure de l'absorption de quinine. Et, si l'on cherche le rapport pour cent, on voit qu'il s'abaisse pour l'urée à 25 p. 100 et jusqu'à 80 p. 100 en ce qui concerne l'acide urique.

D'autre part, le chiffre de l'azote total éprouve des variations de même ordre : de 18,34 pour les urines normales, il s'abaisse jusqu'à 13,98 sous l'influence des fortes doses. On peut observer également une progression décroissante de ce chiffre dont le minimum correspond à l'absorption des fortes doses de la quinine.

En même temps, le chiffre de l'acide sulfurique tombe à 1,51, c'est-à-dire diminue de près de moitié sous l'influence des fortes doses; ce qui est en accord avec l'élimination moindre et de l'urée et de l'azote total et prouve également la destruction moindre des albuminoïdes. Vous pouvez voir de plus que cette diminution de l'urée et de l'acide urique persiste encore pendant la période durant laquelle la quinine continue à s'éliminer de l'organisme, [tableaux D, E,] et c'est seulement vers le quatrième ou cinquième jour que l'on voit le taux de l'acide urique revenir au chiffre primitif, celui de l'urée l'ayant un peu devancé. Cette diminution de l'acide urique avait été déjà signalée par Ranke dans des recherches datant de 1858.

Il était par conséquent impossible de prouver avec une plus entière certitude l'action très remarquable exercée par la quinine sur les phénomènes de nutrition; or, si ces phénomènes subissent un ralentissement notable, il est assez rationnel que ceux de thermogenèse diminuent aussi, au moins dans une proportion appréciable. Vous savez en effet quelle importance considérable prend l'augmentation des processus chimiques de dénutrition chez les fébricitants; et il est rationnel d'admettre que la quinine devient, dans ces circonstances, un antipyrétique au moins indirect, en s'opposant à cette exagération des combustions intimes dans le sein des cellules de l'organisme, combustions qui s'accompagnent toujours d'une élévation de température plus ou moins marquée.

Cette influence exercée par la quinine sur la combustion et le dédoublement des principes azotés dans l'organisme, influence démontrée avec la plus entière évidence, au cours des expériences de Kerner, par la diminution adéquate de l'urée, de l'acide urique, de l'azote total et du soufre urinaire, permet d'interpréter en partie l'action exercée dans certaines circonstances par cette quinine qui devient alors un antipyrétique indirect en modérant les processus de destruction et de dédoublements qui sont toujours exaltés, à un degré plus ou moins accentué, chez les fébricitants. Ces recherches et ce mode d'interprétation ont été confirmés, d'ailleurs, par de nouvelles expériences réalisées après Kerner par Hermann Arntz, qui a montré qu'en rendant des lapins fébricitants, on pouvait constater chez eux une exhalation moindre de l'acide carbonique éliminé par l'appareil respiratoire lorsqu'ils étaient soumis à l'influence d'une certaine quantité de quinine, bien que leur température ne subît pas un abaissement considérable.

Il en résulte donc que c'est à trois ordres de causes principales que nous devons rapporter le phénomène de diminution de la température que peut déterminer la quinine.

D'une part, un fait dont je vous donnerai la preuve évidente lorsque je vous parlerai de l'interprétation que l'on peut donner de l'action générale de la quinine, est celui de la diminution notable de l'activité vitale des éléments anatomiques sous l'influence de cet alcaloïde. Je vous ai déjà dit que la quinine exerçait sur les éléments anatomiques une action nécrobiotique, qualification excellente bien que peut-être un peu exagérée, mais qui devient absolument vraie lorsqu'il s'agit de doses toxiques de quinine.

D'autre part, il est incontestable que la quinine doit exercer une influence sur les centres de thermogenèse de l'axe cérébro-spinal. C'est un médicament essentiellement nervin qui agit sur le système nerveux dans toutes les circonstances où il est administré : à doses faibles, réfractées ou fortes; il serait donc absolument extraordinaire que cette action sur l'axe cérébro-spinal n'eût pas une répercussion sur les centres de thermogenèse. L'expérimentation physiologique et l'observation nous apprennent, en outre, que l'on peut constater une augmentation de la température par excitation du bulbe et un abaissement de température à la suite de sa paralysie; or, nous savons, par des expériences que j'ai rappelées, que, sous l'influence de la quinine, cette excitation du bulbe n'amène plus la même élévation de température.

Enfin, un dernier ordre de preuves résulte des expériences de Kerner et d'Hermann Arntz; c'est la diminution de l'oxygène consommé par la respiration, le ralentissement des dédoublements et des combustions dans l'intimité même des tissus, en d'autres termes la diminution du mouvement nutritif.

Mais, au premier rang de toutes les influences qui interviennent pour expliquer l'action antipyrétique de la quinine, il faut certainement placer l'action spécifique. Ceci résulte de ce fait, sur lequel j'ai déjà appelé votre attention, de l'action tout à fait remarquable exercée par la quinine dans certaines pyrexies, alors que dans d'autres, au contraire, elle est absolument nulle : je vous ai cité les paludiques chez lesquels l'action de la quinine est si remarquable et, d'autre part, la fièvre récurrente où l'on n'obtient pas d'abaissement de température.

Il faut faire intervenir également l'action sur les centres thermogénétiques des substances sécrétées par les bactéries, de ces substances complexes appelées *toxines*, et dont les produits que l'on peut isoler de l'eau de macération de la levure de bière, notamment la pyrétogénine de M. Roussy, pourraient être le type. Vous savez que l'introduction de ces substances dans l'organisme, par voie d'injection hypodermique ou intra-péritonéale, détermine une élévation de température qui fait ressembler les animaux à de véritables fébricitants; or, sous l'influence de la quinine, la courbe thermique change absolument. En mettant les animaux sous l'influence préalable de la quinine, on peut leur injecter une quantité assez considérable de ces substances sans voir leur température monter sensiblement au-dessus de la normale. Les oxydations organiques sont subordonnées, dans une certaine mesure, à l'action de ces centres thermogénétiques, et nous arrivons encore ainsi, d'une façon indirecte, à démontrer l'action particulière exercée par la quinine sur ces centres.

Je vous rappelle encore une fois ce fait, sur lequel j'ai déjà insisté à propos des généralités relatives aux antipyrétiques, c'est que l'hyperthermie est, tout à la fois, une conséquence directe des oxydations intra-organiques, qui sont augmentées chez les fébricitants, et une conséquence indirecte de l'excitation des centres qui gouvernent la régulation thermique; de telle sorte que, pour synthétiser l'action de la quinine, il faudrait dire qu'elle agit à la fois : d'abord sur les centres — et je dis, *d'abord* sur les centres parce que son action sur l'axe cérébro-spinal est presque instantanée — et, en second lieu, sur les éléments organiques du sang et les tissus, puisque nous verrons qu'il n'y a pas d'éléments vivants qui ne soient plus ou moins profondément impressionnés sous l'influence de la quinine.

Un point encore qu'il ne faut pas perdre de vue est celui-ci : en dehors de toute action spécifique — et je fais allusion ici à l'action exercée par la quinine sur l'hématozoaire du paludisme — la quinine est un modificateur du système nerveux, modificateur très important et puissant, agissant plutôt dans le sens de l'excitation à faibles doses; l'action d'abord sédative, puis à la fin hyposthénisante n'étant, en somme, que le résultat des doses élevées, des doses subtoxiques, et, à plus forte raison, des doses toxiques.

De cela nous avons un certain nombre de preuves, notamment dans une série d'expériences réalisées, il y a quelques années, par Schulz. Il résulte de ces expériences que, en dehors de toute action spécifique, la quinine agit comme modificateur du système nerveux en excitant les centres, pourvu, bien entendu, qu'il s'agisse de doses faibles et modérées. Cet expérimentateur a montré que l'on pouvait, sous l'influence de la quinine, obtenir des phénomènes d'analgésie dans le territoire du trijumeau; et c'est là un fait expérimental en accord avec les faits cliniques de guérisons de névralgies faciales sous l'influence de la quinine, alors qu'aucune influence paludique ne pouvait intervenir pour les expliquer.

En définitive, nous en revenons toujours à une sorte de confusion, si l'on peut dire, des actions anodynes, antipyrétiques et trophiques. D'ailleurs, cette action sur les centres trophiques pourrait aussi bien être invoquée pour interpréter les phénomènes exercés par la quinine sur les actes de la nutrition intime.

Cette intervention des centres trophiques dans les phénomènes capables de déterminer une élévation de température avait été déjà invoquée par Vulpian pour interpréter la genèse de la fièvre traumatique.

On pouvait vraisemblablement admettre qu'une impression spéciale, partie d'un foyer morbide limité, transmise par les fibres nerveuses centripètes à l'axe bulbo-spinal, était capable d'y provoquer un trouble fonctionnel déterminant consécutivement, par l'intermédiaire des nerfs vaso-moteurs et des divers autres nerfs, notamment des nerfs trophiques, des modifications dans les phénomènes physico-chimiques qui se passent dans l'intimité des tissus. L'élévation de température résulterait alors d'une exaltation réflexe, plus ou moins généralisée, des processus de combustion et de nutrition intimes.

- Mais il ressort d'expériences nombreuses que la fièvre — au moins la fièvre traumatique — ne paraît pas résulter, exclusivement tout au moins, d'une impression sensitive partie de la région lésée. Une très remarquable expérience due à Claude Bernard semblait confirmer en tous points cette interprétation; mais elle ne donne pas de résultats invariables et constants.

Claude Bernard enfonçait un clou dans la partie du pied d'un cheval recouverte par la corne du sabot, et l'animal présentait de la fièvre, sauf, cependant, lorsqu'il avait, au préalable, pratiqué la section de tous les nerfs sensitifs partant du pied.

Mais cette expérience de Claude Bernard ne réussit pas avec tous les animaux; elle a été reprise, en effet, par Breuer et Chrobak, qui ont montré que si elle réussit presque toujours chez le cheval, elle donnait des résultats constamment inverses chez les chiens. Ces expérimentateurs ont pris des chiens chez lesquels ils ont pratiqué la section de tous les nerfs d'un des membres postérieurs — sciatique — crural — obturateur — et même, pour éviter en toute certitude toutes les anastomoses nerveuses cheminant par la paroi des vaisseaux, ils ont sectionné l'artère fémorale; puis, le deuxième jour après l'opération, ils ont soumis le membre ainsi énervé à des irritations traumatiques de nature diverse.

Ils ont ouvert les articulations du pied et provoqué une action irritante intense avec de l'iode, de l'huile de moutarde, en faisant des expériences comparatives sur des chiens normaux. Voici quels ont été constamment les résultats. Chez les chiens normaux, on notait au début un léger abaissement de température; chez ceux à nerfs sectionnés, au contraire, on constatait une élévation constante de température atteignant 40° — 40°4 — 40°6 et même, dans certaines expériences, 41°2.

Il en résulte donc qu'il est impossible de dire, d'une façon certaine, que la fièvre traumatique provient d'une influence nerveuse partie de la lésion et transportée aux centres; elle est due bien plutôt, comme le disait Vulpian, à une modification des liquides baignant la partie lésée, liquides qui, transportés par le sang, iraient agir soit sur les centres nerveux, soit sur la substance organisée elle-même des différents tissus. Très probablement, les deux actions doivent intervenir à la fois.

En plus de cette action, l'influence exercée directement par la quinine sur les vaso-moteurs, sur la thermogenèse et sur la régulation de la température doit intervenir pour une part très notable. J'ai appelé souvent votre attention sur ce fait que l'intensité des actes physico-chimiques s'accomplissant dans la substance organisée vivante est très vraisemblablement proportionnelle à l'abondance de l'irrigation opérée par le sang oxygéné; et, d'autre part, la quantité d'oxygène absorbé dans l'acte de la respiration doit varier nécessairement suivant que le calibre des vaisseaux pulmonaires étant plus ou moins élargi, cette section du calibre des vaisseaux permet à la quantité de sang traversant le poumon d'être plus ou moins considérable. L'intervention des vaso-moteurs dans la régulation de ces phénomènes est absolument évidente, et l'influence que la quinine exerce, d'une façon bien certaine, sur les centres nerveux doit donc intervenir ici pour une part plus ou moins considérable, mais qui ne peut jamais être complètement nulle.

Il reste encore un point important à considérer, c'est le rôle joué par la respiration à titre de régulateur thermique. Vous savez dans quelle mesure extrêmement remarquable le nombre des mouvements respiratoires augmente progressivement avec la température lorsque le refroidissement par rayonnement extérieur est empêché. Je n'ai besoin que de vous citer les expériences d'Ackermann relatives à la dyspnée thermique. Cette dyspnée peut être réalisée dans des conditions différentes; mais elle est due, dans tous les cas, à l'irritation produite sur le centre respiratoire par l'élévation de température du corps, et cette élévation de température est encore facilitée après enveloppement dans de l'ouate pour éviter le rayonnement. Si l'on vient alors, comme l'a fait Riegel, à pratiquer une section transversale de la moelle à la partie inférieure de la région cervicale, on ne voit plus d'accélération respiratoire, alors que le nombre des respirations atteignait auparavant jusqu'à 200 par minute. C'est là un résultat qu'il est intéressant de rapprocher de ce fait que je vous ai déjà signalé, à savoir que la quinine empêche l'élévation thermique *post mortem* après section de la moelle cervicale.

Enfin, un point qu'il ne faut pas négliger non plus, dans l'interprétation de l'action antithermique de la quinine, c'est le rôle du grand sympathique. Il est cependant difficile à définir nettement. Vous savez que, d'après les recherches de Claude Bernard, la paralysie ou la section du grand sympathique déterminent de l'élévation de température, de la rougeur, l'augmentation des combustions, comme le fait la fièvre; tandis que l'excitation, au contraire, produit des phénomènes inverses et notamment la réfrigération. Pour Claude Bernard, le grand sympathique était un frénateur de la thermogenèse; et, il semblerait, en raison de l'action excitante exercée par la quinine à petites doses, que cette influence peut intervenir aussi, pour une certaine part, dans la modération des processus de combustion et de nutrition intimes et, par conséquent, dans les phénomènes de la thermogenèse.

Chacune de ces conditions particulières et différentes doit intervenir et intervient évidemment pour sa part; et c'est précisément ce qui rend si difficile et délicate l'interprétation exacte de l'action antithermique exercée par la quinine.

Respiration. — Je n'aurai plus qu'un mot à dire maintenant, relativement à l'action de la quinine sur l'appareil respiratoire. Le rythme de la respiration n'est pas modifié sous l'influence des petites doses; il faut arriver jusqu'aux doses de 60 à 80 centigrammes, 1 gramme même, pour voir la quinine influencer l'appareil respiratoire d'une façon appréciable; et alors c'est par une accélération que se traduit cette action lorsque les doses sont moyennes. Si les doses sont toxiques, on peut voir de l'irrégularité et du ralentissement; de telle sorte qu'en définitive, vous pouvez constater que la fonction respiratoire est modifiée dans le même sens que la circulation. C'est, en général, ce que nous voyons toujours comme résultat de l'action des substances médicamenteuses.

Cette action modificatrice exercée par la quinine sur la respiration pourrait intervenir pour expliquer les phénomènes d'antipyrèse; toutefois, c'est une action secondaire qui, si elle n'est pas à négliger, n'est du moins véritablement efficace que lorsque la quinine est donnée à doses toxiques ou tout au moins fortement exagérées.

En résumé, pour ce qui concerne l'influence exercée par la quinine sur la température, cette action antipyrétique peut être qualifiée de véritablement parfaite lorsque la quinine agit comme médicament spécifique, dans le cas du paludisme par exemple; elle est au contraire beaucoup moins accentuée, variable même, et, véritablement, ne mérite plus alors la qualification d'antipyrétique lorsque la quinine agit simplement soit comme substance antiseptique, soit comme substance modifiant plus ou moins profondément les actes fonctionnels de la nutrition; elle peut même être parfois absolument nulle, comme cela se présente par exemple dans les cas de fièvre récurrente, dans le cas d'élévation de température déterminée par l'injection de matières organiques en voie de putréfaction, etc..

Système nerveux. — Étudions maintenant l'action exercée par la quinine sur le système nerveux. Cette action a été interprétée de bien des façons; et, véritablement, étant donné la réactivité si différente non seulement d'organismes divers, mais encore du même organisme, sous l'influence de doses variables, il n'y a rien d'extraordinaire à ce que certains observateurs aient qualifié la quinine de substance excitante et d'autres de substance hyposthénisante.

Cette action exercée par la quinine n'a d'ailleurs commencé à être débrouillée un peu qu'un certain temps après l'introduction de cet alcaloïde dans la thérapeutique. Au début de l'emploi du quinquina en nature, on avait cependant remarqué certains phénomènes qui ne peuvent être interprétés que par l'action de la quinine sur le système nerveux. C'est ainsi qu'en 1686, Morton avait noté la surdité comme succédant quelquefois à l'emploi de doses trop considérables de quinquina; qu'en 1749, Cartheuser mit en évidence la pesanteur de tête, les troubles des idées, les vertiges, les bourdonnements d'oreilles. D'autres auteurs allèrent même beaucoup plus loin. En 1768 on voit un auteur italien, Gandini, attribuer au quinquina des propriétés absolument différentes selon qu'il était donné pendant le jour ou pendant la nuit. Pendant le jour, il produirait de l'ivresse et de l'excitation aphrodisiaque; au contraire, pendant la nuit, il produirait une augmentation de la disposition au sommeil. Ce sont là des vues de l'esprit; je n'insiste pas.

A peu près à la même époque se posa la question de savoir si le quinquina était un antispasmodique, et cela donna lieu à des discussions, notamment de la part de Ruer en 1779, discussions qui furent le point de départ de recherches assez importantes. Mais il faut arriver, peu après que la quinine eut été isolée par Pelletier et Caventou, jusqu'aux études de Johnson, en 1833, pour voir les phénomènes produits par cet alcaloïde sur le système nerveux très nettement signalés et véritablement séparés de tous les phénomènes accessoires que l'action des principes accompagnant la quinine pouvait déterminer. C'est ainsi que Johnson signale très exactement l'engourdissement des membres, l'affaiblissement général, la perte de la mémoire, une diminution très notable de la faculté de faire attention aux choses; il fait remarquer que la quinine possède, à cet égard, des propriétés tout à fait différentes de celles que l'on peut relever à l'actif des quinquinas.

Duval et Béraudi avaient au préalable, en 1820, signalé la céphalalgie, la rougeur de la face et l'agitation nocturne, phénomènes à mettre exclusivement sur le compte de l'action exercée par la quinine sur le système nerveux. Ils en avaient conclu à l'action irritante de la quinine, en fidèles disciples de l'école de Broussais, sans tenir compte de ce fait que, pour obtenir de pareils résultats, il faut n'administrer pas moins de 1 gramme en une fois de sels des alcaloïdes du quinquina. Mais les auteurs qui se sont surtout occupés de déterminer ces phénomènes avec exactitude, sont ceux du commencement du siècle dernier : Bally, Mérat et Delens, Guersant, enfin Briquet, dans la très remarquable étude que j'ai citée si souvent et qui n'a pas été dépassée depuis.

Pour ces auteurs, la quinine doit être envisagée comme un véritable sédatif du système nerveux. Cette opinion, émise sous une forme aussi absolue, est certainement exagérée; il en est de cette action comme de celle que la quinine exerce sur le cœur et la circulation. On peut dire, en effet, que la quinine agit sur l'axe cérébrospinal exactement comme sur le cœur : à petite dose, ce sont les phénomènes d'excitation qui prédominent; à dose élevée et continue, ce sont les phénomènes de sédation. A cela, d'ailleurs, il n'y a absolument rien d'extraordinaire, car c'est la conséquence d'une véritable loi de physiologie : l'expérience nous apprend que les substances capables de déterminer une influence excitante au début de leur action, déterminent toujours ensuite une influence précisément contraire à celle du début, surtout lorsque l'administration de la substance active est continuée pendant un certain temps, ou bien lorsque la dose initiale a été suffisamment considérable; on peut voir de la sorte une action sédative, voire une action paralysante, succéder à l'action excitante du début, ou réciproquement.

Quoi qu'il en soit, si l'on veut observer avec une attention suffisante les phénomènes qui se développent, on peut voir toujours une excitation de peu de durée et d'intensité modérée succéder à l'introduction d'une dose quelconque de quinine dans l'organisme.

La période de sédation, celle caractérisant les doses moyennes, se produit, il est vrai, plus promptement et, par sa durée et son importance, constitue, d'après Briquet, la véritable et la plus importante action médicamenteuse de la quinine et c'est pour cela qu'il concluait en affirmant que la quinine était un sédatif du système nerveux.

Il est certain que l'encéphale et l'axe cérébro-spinal résistent beaucoup mieux que le cœur lui-même à l'action de la quinine. Ce mot *résistent* est peut-être exagéré dans son sens strict : j'ai déjà fait remarquer que le cœur, quoique très fortement touché par la quinine, était cependant l'*ultimum moriens* chez les animaux intoxiqués. On n'en pourrait pas dire autant de l'encéphale et de l'axe cérébro-spinal, quoiqu'il soit cependant exact de dire que l'action de la quinine sur le système nerveux est moins intense que celle que cette substance exerce sur le myocarde.

D'autre part, la période d'excitation déterminée par la quinine est d'autant plus courte et moins prononcée que la pénétration de la quinine a été plus lente et s'est faite à doses plus réfractées dans l'organisme. Par contre, la période de sédation est d'autant plus prononcée et durable que la dose administrée est plus forte ou que la quinine a été administrée d'une façon plus continue.

Pour ce qui regarde l'action exercée directement et localement sur les éléments anatomiques des centres nerveux, en poussant une injection de quinine par la carotide primitive de façon que l'encéphale fût aussitôt que possible touché par la solution médicamenteuse, Briquet a toujours observé, surtout sous l'influence des doses un peu considérables, des phénomènes d'irritation, de phlogose et même de la méningo-encéphalite lorsque la quantité de quinine injectée était suffisante.

La façon dont les animaux réagissent sous l'influence de la quinine est absolument différente suivant qu'il s'agit d'animaux à sang froid ou d'animaux à sang chaud. Nous avons déjà vu, d'ailleurs, des phénomènes du même genre dans la façon de réagir de la cellule musculaire. Mais cette différence est encore plus remarquable lorsqu'il s'agit du système nerveux.

Chez les animaux à sang froid, sous l'influence des petites doses d'un sel soluble, par exemple de 1 à 5 milligrammes de chlorhydrate, on constate une augmentation notable de l'excitabilité réflexe. Si l'on arrive à des doses fortes relativement aux premières, à 10 ou 15 milligrammes et au-dessus, on voit, au contraire, une paralysie de l'excitabilité réflexe. Chez des grenouilles soumises à une dose suffisante de quinine, l'excitabilité réflexe peut même être suffisamment paralysée pour que ces animaux ne réagissent plus sous l'influence d'une injection subséquente de strychnine. L'injection préalable de quinine a mis la substance grise de l'axe nerveux hors d'état de ressentir l'effet de la strychnine. Nous voyons, une fois encore dans cette circonstance, un exemple de ce que j'avais qualifié l'année dernière par l'appellation de *prise de possession* des cellules du système nerveux de l'animal par une substance médicamenteuse [1].

On ne constate aucune altération fonctionnelle des nerfs moteurs et sensitifs sous l'influence de la quinine à moins que celle-ci ne soit mise au contact direct de ces nerfs, même en solution neutre. J'ai déjà eu l'occasion de vous rendre témoins de ce phénomène. Je dois dire cependant que lorsque l'on met un nerf mixte ou un nerf moteur au contact direct d'une solution neutre et concentrée d'un sel de quinine, on constate que l'excitabilité est d'abord exaltée puis diminue ensuite très rapidement, et ce phénomène est surtout rendu nettement évident par comparaison avec un nerf simplement plongé dans de l'eau salée.

Chez les animaux à sang chaud, les réactions du système nerveux sont extraordinairement variables, et cela suivant une foule de circonstances dépendant, surtout, des doses et du mode d'administration. Ainsi, par exemple, avec de petites doses, c'est-à-dire des doses variant de 20 à 60 centigrammes — et, bien entendu, en tenant toujours compte de la susceptibilité individuelle; cette dose peut être considérable pour l'un, faible pour l'autre —, chez un individu sain, chez un malade apyrétique, parfois même chez un fébricitant, on ne constate aucun phénomène appréciable ressortissant aux influences exercées par la quinine sur le système nerveux, surtout si ces doses sont fractionnées. Si l'administration est faite en une seule fois, on peut voir survenir un très léger degré d'excitation, ce qui a fait dire aux observateurs qui se sont contentés de surveiller le début de l'ac-

---

1. Voir *Leçons de pharmacodynamie et de matière médicale*, 2ᵉ série, p. 641.

tion de la quinine que celle-ci exerçait une influence légèrement excitante.

Chez les animaux, au contraire, les expériences de Briquet ont montré que l'introduction brusque et directe dans les vaisseaux de l'encéphale d'une quantité un peu considérable (1 à 2 grammes) de sulfate de quinine, pouvait, après avoir déterminé une excitation de courte durée, donner lieu à des phénomènes de sédation prolongée, et ces phénomènes hyposthénisants sont d'autant plus nets et évidents que la quinine est arrivée au cerveau par des voies plus rapides. Lorsque la pénétration dans le cerveau se fait par voie indirecte ou à doses fractionnées, on n'observe plus l'agitation du début, et, presque immédiatement, apparaissent l'abattement, la faiblesse, la torpeur. Lorsque l'on pratique chez les animaux l'ingestion de doses un peu élevées, 3 à 4 grammes, au bout de très peu d'instants, on peut voir apparaître des phénomènes dus à l'influence de la quinine sur le système nerveux se traduisant toujours par de la titubation, quelquefois par de l'agitation, rarement par des convulsions, puis, d'une façon constante, par des phénomènes de sédation et une tendance à l'immobilité.

Il faut tenir compte aussi, pour expliquer certains résultats différents obtenus par les observateurs d'autrefois, Briquet et les autres, et par ceux de nos jours, de ce fait qu'on ne savait pas, à cette époque, purifier les sels de quinine comme on le sait aujourd'hui. Je vous montrerai combien les phénomènes d'ordre nerveux sont essentiellement différents suivant que l'on expérimente avec des sels purs ou des sels impurs. De telle sorte que tous les phénomènes qui ont été relevés par les auteurs opérant avec les sels de quinine tels que ceux existant vers 1847, où ils étaient toujours mélangés à de la cinchonine, sont assez uniformément différents de ceux que l'on peut observer actuellement par l'administration de doses exactement semblables de quinine parfaitement pure. Je vous montrerai aussi, par des expériences sur des animaux de susceptibilité différente, combien il est facile de s'égarer dans l'interprétation des phénomènes d'ordre nerveux déterminés par la quinine.

IXᵉ LEÇON

ACTION DE LA QUININE SUR LE SYSTÈME NERVEUX. — ACTION CHEZ L'HOMME. IVRESSE QUINIQUE. CÉPHALALGIE. TROUBLES DE L'AUDITION.

Je vous ai indiqué, d'une façon générale, la manière dont les différents organismes animaux réagissaient au point de vue de l'action exercée par la quinine sur le système nerveux. J'ai appelé ainsi votre attention sur des faits que je vais rendre plus démonstratifs aujourd'hui par l'expérience que l'on va exécuter devant vous. Nous allons prendre trois cobayes, dont l'un est au laboratoire depuis longtemps et appartient à une race fortement dégénérée; il est, par ce fait, plus sensible, au point de vue de l'action des substances agissant sur le système nerveux, que ne le sont, en général, les animaux de cette espèce. A l'un des cobayes, on va injecter une solution de sulfate de quinine parfaitement pur; au second, aussi semblable que possible au précédent, on va injecter la même quantité d'une solution de sulfate de quinine impur, contenant une certaine proportion de cinchonine; et enfin, au troisième, l'animal dégénéré dont je parlais tout à l'heure, on va administrer la même dose, exactement, de chlorhydrate parfaitement pur, et vous allez voir que ces trois animaux vont réagir d'une façon très nettement différente; si différente même, quant aux manifestations extérieures, que si l'on n'était pas prévenu qu'il s'agit d'injections d'une seule et même substance, on pourrait croire qu'il s'agit, sinon de trois, au moins de deux substances différentes.

Vous allez voir, en effet, que, tandis que les phénomènes de stupeur, d'hyposthénie vont surtout caractériser le résultat donné par la quinine absolument pure chez le premier cobaye, chez le second, qui a reçu un mélange de sulfate de quinine et de cinchonine, ce sont des phénomènes convulsivants qui vont se montrer, phénomènes se rapprochant, dans une plus ou moins étroite mesure, des accidents provoqués par la strychnine, ou bien, plus exactement encore, des attaques épileptiformes ; quant au troisième, le dégénéré qui a reçu l'injection de chlorhydrate pur, il va se montrer comme une sorte d'intermédiaire entre les deux autres ; il va présenter des accidents épileptiformes, dans une certaine mesure identiques à ceux du second, l'animal injecté avec le mélange de quinine et de cinchonine, mais ce qui dominera bientôt chez lui, ce sera la sédation, l'hyposthénie.

A cet égard, la susceptibilité individuelle joue un rôle très important que l'on retrouve non seulement dans les différentes espèces animales, mais même chez l'homme, relativement à l'action exercée par la quinine sur le système nerveux.

Vous vous souvenez peut-être qu'à une certaine époque il y eut une véritable émotion suscitée parmi le personnel médical des hôpitaux à la nouvelle que le sulfate de quinine livré à l'Assistance publique de Paris était suffisamment impur pour que l'on ait pu constater quelques accidents dans son administration ; ces accidents avaient été précisément des phénomènes rappelant ceux que vous allez voir se développer chez les cobayes en expérience devant vous. La sensibilité des cobayes est telle que l'on put, à l'occasion des accidents que je viens de vous rappeler, instituer des expériences qui ont montré combien ces animaux pouvaient efficacement servir de réactifs sensibles pour ces deux alcaloïdes, quinine et cinchonine.

Je relève, dans des expériences faites à cette époque avec mon regretté ami Bochefontaine, dans le laboratoire de Vulpian, la série d'observations suivantes :

A un cobaye adulte, du poids de 400 grammes, on fit, par la peau de l'aine et des aisselles, une injection de 10 centigrammes de ce sulfate de quinine mélangé de cinchonine qui provenait de la pharmacie centrale des Hôpitaux de Paris. Ces 10 centigrammes avaient été dissous dans 5 centimètres cubes d'eau, grâce à l'addition de II gouttes d'acide sulfurique dilué. Vingt minutes après l'injection de ces 10 centigrammes — j'insiste à dessein sur la dose, car elle est très faible — l'animal commença à manifester les symptômes de l'ivresse quinique.

Après vingt-cinq minutes se montra le premier accès convulsif violent. Le cobaye eut des convulsions cloniques ressemblant à celles déterminées par la strychnine, et ces accès convulsifs débutèrent par un véritable accès épileptoïde; puis des convulsions toniques succédèrent : l'animal était en opisthotonos, rappelant, je ne saurais trop insister sur ce point, un animal ayant subi l'influence de la strychnine.

A partir de cinquante minutes après l'injection, les accès se succédèrent rapidement et devinrent subintrants. L'animal présentait un tremblement convulsif continu, et l'on observait à peine une minute de répit entre chacun des accès. Au bout de trois heures, les convulsions furent moins violentes, puis cessèrent peu à peu, laissant à leur suite une respiration saccadée, difficile, accompagnée d'une secousse convulsive à chaque inspiration. Au bout de trois heures vingt-cinq, immobilité complète, 8 respirations par minute; la mort se produisit trois heures et demie après l'injection de ces 10 centigrammes de quinine.

Tels étaient, au temps où l'on ne savait, ou bien où l'on ne voulait pas purifier la quinine, les résultats des expériences pratiquées sur les animaux; par conséquent, l'interprétation des médecins qui considéraient la quinine comme une substance excitante était soutenable, au moins dans une certaine mesure; en effet, il y a toujours, au début, une période d'excitation plus ou moins marquée, se traduisant par un ensemble de phénomènes dont nous allons faire l'étude un peu plus attentivement maintenant.

Cependant, un point très important encore et susceptible d'applications dans l'emploi thérapeutique de la quinine est celui relatif au mode d'introduction de la quinine dans l'organisme : ce point n'avait pas échappé à la sagacité de Briquet. Dans ses expériences sur les chiens, Briquet avait remarqué que, toutes les fois que la dose de sulfate, administrée par la voie stomacale et en une seule fois, s'élevait à 3 ou 4 grammes, chez un chien du poids de 10 à 15 kilogrammes, on voyait au bout de très peu d'instants : toujours de la titubation, quelquefois de l'agitation, rarement des convulsions — ce qui semblerait indiquer qu'il faisait usage d'un sulfate très pur —, puis, constamment, une période de sédation avec tendance à l'immobilité.

Lorsque l'absorption était lente et graduelle, c'est-à-dire si la dose introduite par voie buccale était réfractée, on observait alors beaucoup moins et même plus du tout de phénomènes d'excitation ; c'était seulement de la titubation, un état d'affaiblissement, de torpeur particulière, une sorte de répugnance au mouvement ; les chiens présentaient une démarche lente, incertaine, vacillante, avec les pattes écartées comme pour agrandir la base de sustentation ; ils avaient l'air hébété et montraient une assez forte dilatation pupillaire. Lorsque la dose, bien qu'administrée d'une façon réfractée, était suffisante pour amener la mort, celle-ci se produisait toujours dans une torpeur profonde.

Briquet avait encore observé qu'il n'y avait plus de période d'excitation lorsque l'absorption pouvait se faire rapidement, c'est-à-dire lorsque de petites doses réfractées étaient introduites soit par l'artère crurale soit par la plèvre, soit même par la voie d'injection hypodermique, — à la condition, naturellement, que les doses fussent assez faibles.

De tous ces phénomènes, il était possible de conclure que ce qui caractérisait surtout l'action de la quinine sur le système nerveux, c'était la perversion d'abord, puis l'affaiblissement, la sédation ; enfin, lorsque la dose était suffisante, la destruction des fonctions du système nerveux encéphalo-rachidien ; ces phénomènes variant, quant à leur forme et leur marche, suivant que la pénétration de la quinine se faisait en masses plus ou moins considérables dans l'organisme de l'animal.

De toutes façons, en examinant avec beaucoup de soin les animaux, on peut observer une période d'excitation encéphalique très passagère, difficile et délicate à saisir, qui doit être guettée et surprise comme celle d'augmentation de tension que je vous ai montrée par les tracés de la pression sanguine : vous vous souvenez que, sous l'influence des petites doses, il y avait une période très passagère, assez délicate à saisir, pendant laquelle la tension sanguine augmentait pour, presque de suite, subir la diminution si caractéristique que provoque la quinine. Cette période d'excitation peut d'ailleurs faire complètement défaut lorsque la pénétration de la quinine a lieu d'une façon lente et à doses réfractées.

Le résumé des expériences de Briquet est extrêmement remarquable au point de vue de la rigueur, de la netteté et de la concordance des résultats ; et il représente encore très exactement le tableau de l'action physiologique de la quinine, même à présent que nous savons préparer les sels des alcaloïdes du quinquina dans un plus grand état de pureté.

Il faut faire quelques réserves, d'une part, relativement au degré de pureté du sulfate de quinine employé par Briquet, quelle que soit la rareté avec laquelle il nota des accidents convulsifs, preuve que le sulfate qu'il utilisait devait posséder un degré assez considérable de pureté. Mais, d'autre part, il y a le fait de la solubilisation de son sulfate à l'aide de l'acide sulfurique libre qui pouvait déterminer une action irritante expliquant, dans une certaine mesure, les accidents convulsifs. Ces réserves faites, voici le résumé des expériences de Briquet.

En ce qui concerne les injections faites directement vers le cerveau, c'est-à-dire poussées par les carotides, de façon à ce que le système vasculaire cérébral soit aussi rapidement et aussi facilement intéressé que possible, sur 8 injections, il constata 5 fois de l'excitation de l'encéphale et 3 fois des convulsions. Relativement aux expériences faites par voie d'injections veineuses, en ayant soin de les faire dans une veine suffisamment éloignée du cœur afin d'éviter l'influence directe sur le myocarde, sur 19 expériences, l'excitation de l'encéphale se montra 9 fois, les convulsions 4 fois. Enfin, pour ce qui regarde l'introduction de la quinine par la voie buccale, l'ingestion en une seule fois de doses moyennes ne produisit l'excitation et les convulsions que 1 fois sur 12 : dans 8 expériences, ces phénomènes manquèrent constamment lorsque l'ingestion eut lieu à doses réfractées.

Cette période d'excitation est donc d'autant plus courte et moins prononcée que la pénétration se fait lentement et à doses fractionnées. La période de sédation est, au contraire, d'autant plus prononcée et durable que l'administration à doses fractionnées a été pratiquée d'une façon plus continue ou que la dose administrée a été plus forte.

Au point de vue de l'application thérapeutique, il en résulte cette conséquence qu'il est toujours nécessaire de fractionner les doses de quinine, quel que soit le sel administré; et cela est en accord avec ce que j'ai dit à propos de l'élimination de la quinine. Une autre conséquence qui découle encore de ces expériences, c'est l'avantage que l'on peut trouver, dans beaucoup de cas, à donner le sel de quinine par la voie stomacale en diluant le médicament, au lieu d'avoir recours aux injections sous-cutanées ou, à plus forte raison, aux injections intra-veineuses. En réalité, de très rares circonstances imposent l'administration de la quinine par voie hypodermique.

Action sur l'homme. — Examinons maintenant, car c'est là le point qui nous intéresse le plus relativement à la pratique médicale, quelle est l'action exercée sur l'homme par les sels de quinine.

C'est là le chapitre le plus discuté de l'action pharmacodynamique de la quinine. Les effets observés sur les animaux expliquent précisément les dissidences nombreuses que l'on peut relever entre les différents observateurs et surtout les interprétations différentes de phénomènes qui se sont montrés sous des formes absolument variables sur la même espèce animale. J'insiste ici sur la comparaison de ces deux cobayes mis en expérience au début de notre réunion, ayant reçu la même dose d'un même sel de quinine parfaitement pur et dont l'un montre des phénomènes certainement très différents de ceux que l'on pourra observer sur l'autre.

D'autre part, la façon dont les observations sur l'homme ont été conduites, les idées préconçues des observateurs, la différence de point de vue auquel ils se sont placés, les réactions variables dues aux différents organismes, aux doses et aux modes d'introduction expliquent les dissidences dont je vous parlais. Il en est encore de même d'un point également fort important, je veux parler de l'opposition fréquente que l'on peut constater entre les faits cliniques et ceux d'expérimentation physiologique. Il ne faut pas perdre de vue que les faits cliniques sont dus à des doses en général faibles — sauf celles toxiques —, qu'ils sont, la plupart du temps, relevés chez des individus dans un état anormal, alors que les résultats de l'expérimentation physiologique sont obtenus chez des animaux à l'état normal et, en général, sous l'influence de doses bien plus considérables que celles que l'on peut administrer dans la pratique.

Il est extrêmement fréquent que l'administration chez l'homme de doses faibles de quinine, variant de 20 à 60 centigrammes, et quel que soit le moyen de cette administration, puissent traverser l'économie sans susciter la moindre manifestation imputable à une action particulière sur le système nerveux. Mais, si l'on élève peu à peu la dose ou bien si la susceptibilité du sujet est suffisamment délicate, on voit intervenir une série de phénomènes qui sont les témoins les plus évidents de l'action élective exercée par la quinine sur la cellule nerveuse.

Si, d'abord, les doses sont ingérées en une fois et qu'il s'agisse de doses faibles et moyennes, c'est-à-dire de ces doses qui commencent en moyenne à 30 centigrammes et vont jusqu'aux environs de 1 gramme, toute réserve faite, je ne saurais trop y insister, pour la susceptibilité individuelle, l'action sur le système nerveux va se traduire par un ensemble de phénomènes qui n'a rien de bien effrayant mais qui, cependant, est assez net pour montrer l'importance qu'il faut donner à la part que prend la quinine dans son action sur le système nerveux ; il consiste surtout en tintements, en bourdonnements d'oreilles, en affaiblissement de l'ouïe portant le plus généralement sur les deux oreilles, rarement sur une seule, et qui peut même aller jusqu'à une surdité passagère plus ou moins durable.

A ces bourdonnements d'oreilles peuvent se joindre, et se joignent souvent, des vertiges plus ou moins accentués qui disparaissent complètement lorsque l'individu est placé dans la position horizontale et qui sont surtout marqués lorsqu'il passe brusquement de cette position horizontale à la position verticale. En même temps que ces vertiges, on constate des éblouissements, des illusions visuelles, ainsi que de légers troubles circulatoires caractérisés par de la pâleur ou de la rougeur de la face.

A cette période, si l'on veut interroger avec soin la sensibilité tactile, il est très rare qu'on ne la trouve pas au moins assez nettement émoussée. Ces phénomènes sont même quelquefois assez intenses pour déterminer un état plus ou moins prononcé de titubation, et cette titubation est encore facilitée par l'état d'ataxie et d'affaiblissement de la coordination musculaire dont l'effet vient s'ajouter aux manifestations précédentes et faciliter cette démarche incertaine et vacillante que l'on observe si fréquemment sous l'influence de la quinine.

Lorsque les doses sont plus considérables, lorsqu'elles atteignent 2, 3, 4 grammes, les phénomènes que je viens de décrire augmentent d'intensité et alors on voit se produire une céphalalgie assez intense, fait en apparence paradoxal, la quinine étant, au contraire, un agent anti-céphalalgique dans la majorité des cas. Cette céphalalgie est due à de la congestion ; elle est caractérisée par des manifestations névralgiques et s'accompagne fréquemment d'épistaxis, ce qui est bien une preuve de sa nature congestive.

A cette période, on peut voir aussi survenir des troubles de la

vision ; ces troubles sont plutôt rares, mais assez intenses lorsqu'ils
se produisent, et ils prêtent à des considérations particulières. Ils consistent d'abord en une excitation du nerf optique, la sensibilité à la
lumière est exaltée, puis la vision se trouble et faiblit, et cet affaiblissement peut même aboutir à une cécité plus ou moins complète;
c'est là l'origine de l'amaurose quinique, sur laquelle je reviendrai
en raison de son intérêt au point de vue de l'action exercée par la
quinine sur les cellules nerveuses. Parfois même, on voit, sous
l'influence de ces doses qui ne sont pas encore toxiques, une amblyopie
plus ou moins persistante; mais il faut avoir affaire à un individu
doué d'une susceptibilité particulière vis-à-vis de la quinine, car ces
phénomènes sont des phénomènes plutôt rares dans ces conditions de
doses moyennes ou même fortes, alors qu'ils sont très communs
lorsqu'il s'agit de doses toxiques.

Si vous réunissez tous ces phénomènes : les vertiges, la titubation,
l'appesantissement cérébral ou bien encore la sensation de vide, les
hallucinations auditives et visuelles, les tintements d'oreilles, l'obnubilation générale de l'individu, la diplopie, l'hébétude, le sentiment
de défaillance, parfois des nausées et même des vomissements, vous
aurez le syndrome que l'on a baptisé de l'appellation d'*ivresse quinique*,
syndrome qui relève de l'ingestion, en une seule fois, de doses relativement élevées, 2 ou 3 grammes, par exemple, mais qui ne sont
pas encore, cependant, ce que l'on peut appeler des doses toxiques de
quinine. Ce sont là les phénomènes déterminés par l'ingestion, en une
fois, de doses trop fortes ou encore par la saturation de l'organisme
sous l'influence d'un traitement excessif.

L'ivresse quinique est encore un phénomène qui se montre assez
fréquemment à la suite de l'ingestion de certains vins de quinquina
chez des individus prédisposés. L'ingestion, surtout à jeun, par des
individus susceptibles à l'action de la quinine et plus encore de la
cinchonine, d'une certaine quantité de vin de quinquina, réalise assez
facilement ce phénomène d'ivresse quinique.

Cette ivresse quinique présente d'ailleurs une grande analogie
avec l'ivresse alcoolique, et on a même pu étudier un état délirant et
convulsif, trouver des lésions cérébro-spinales chez des individus qui
avaient l'habitude d'absorber à jeun du vin de quinquina assez riche,
d'une part, en alcool et, d'autre part, en alcaloïdes du quinquina.
Ces phénomènes présentent cependant avec ceux de l'alcoolisme

pur une différenciation possible quoique fort difficile et délicate, en ce sens que l'action exercée par les alcaloïdes du quinquina sur le système nerveux est beaucoup plus accentuée et qu'en particulier les phénomènes épileptiformes dus à l'action de la cinchonine sont beaucoup plus nets qu'ils ne le sont dans le cas d'alcoolisme seul.

Enfin, lorsque les doses dépassent ces doses médicamenteuses pouvant quelquefois donner naissance à cette ivresse quinique, on voit survenir des phénomènes qui sont des témoins de l'effet toxique exercé par la quinine : je veux parler des troubles de l'intelligence. On peut observer, en effet, du délire susceptible de revêtir deux formes différentes. Ce délire peut être loquace, bruyant, souvent gai ; parfois accompagné de surdité et de cécité temporaires, exaltant, en quelque sorte, deux des phénomènes sur lesquels j'attirais tout à l'heure votre attention, et ce délire est alors, dans une assez étroite mesure, comparable à celui que l'on peut observer sous l'influence de la belladone, au délire atropique. D'autres fois, au contraire, c'est un délire calme, une sorte de déraisonnement tranquille.

Dans tous les cas où l'intoxication quinique est intense et prolongée, on voit des phénomènes de stupeur, de prostration, de refroidissement succéder toujours aux phénomènes d'excitation de l'ivresse quinique. Parfois même, lorsque la dose est suffisante, lorsqu'elle est toxique d'emblée, on peut voir s'établir une sorte de collapsus général et subit, sans qu'il y ait de délire antécédent et sans que l'individu présente la période d'excitation caractérisée par l'ivresse quinique ou par l'un des symptômes traduisant l'excitation du système nerveux.

Dans ces cas, en général, on a remarqué que les troubles étaient toujours corrélatifs d'une action exercée par la quinine sur le myocarde ; et il semble même que ces phénomènes graves ne se montrent que chez des individus plus susceptibles que d'autres à l'action de la quinine, de par leur appareil circulatoire, c'est-à-dire que chez eux il y a corrélativement une susceptibilité double : l'une concernant leur appareil circulatoire dont le myocarde est déjà prédisposé à subir fâcheusement l'influence de la quinine, et l'autre relative à leur système nerveux.

Quant aux convulsions épileptiformes, exceptionnelles chez l'homme, elles sont beaucoup plus fréquentes lorsque la quinine renferme de la cinchonine. Elles sont encore assez fréquentes lorsqu'il s'agit d'intoxication par le quinquina en nature.

Briquet les a signalées chez les animaux sous l'influence des doses massives d'emblée ; Torti et Talbor les ont observées à cette époque où l'on administrait parfois des doses considérables de poudre d'écorce de quinquina ; Pereira les a constatées chez des typhiques auxquels on administrait jusqu'à 4 grammes *pro die* de sulfate de quinine. Dans la plupart de ces cas, l'intervention probable de la cinchonine ne saurait être entièrement et absolument écartée ; et il faut compter, en outre, avec la susceptibilité individuelle comme vous l'a rigoureusement démontré l'expérience effectuée tout à l'heure sur des cobayes de résistance différente.

Je vous ai dit précédemment que, dans quelques cas, on avait pu mettre en évidence une congestion plus ou moins intense du cerveau et des méninges sous l'influence de doses toxiques ou subtoxiques. Cette congestion a été mise en évidence en expérimentant sur les animaux : on peut trouver chez eux de la congestion du cerveau et surtout des méninges, car ce sont principalement les grosses veines de la pie-mère qui se montrent très congestionnées. Quant aux congestions que l'on peut constater au moment de la mort, ce sont des phénomènes ultimes communs à la plupart des intoxications mortelles et témoignant de l'existence d'obstacles mécaniques apportés à la circulation dans les derniers moments de la vie et dus à l'accumulation de l'acide carbonique dans le sang.

On peut dire, en somme, que, lorsque la quinine est introduite dans l'organisme à faible dose, elle provoque sur le système nerveux une influence stimulante qui se manifeste surtout par des actions vaso-motrices exercées par l'intermédiaire du grand sympathique. Nous savons, en effet, que l'on constate à ce moment un accroissement remarquable d'énergie et de régularité dans la contraction des muscles vasculaires ainsi que du myocarde, en même temps que le rythme du pouls est toujours conservé. Il est donc très exact de dire, avec certains observateurs, qu'à faible dose, la quinine exerce sur le système nerveux une action sthénique et régulatrice qui va retentir sur tous les appareils, notamment sur la circulation.

Mais, à fortes doses, on observe alors une action dépressive précédée parfois de surexcitation plus ou moins passagère et se traduisant par des convulsions épileptiformes, par des troubles visuels, par de l'ivresse quinique, excitation que l'on a, très exactement, je crois, regardée comme analogue à ces excitations précédant les paralysies.

A ces fortes doses également, on observe un affaiblissement du système musculaire, une diminution et même une abolition des fonctions sensoriales, de la prostration, du collapsus général, et, par conséquent, vous voyez que, cette fois, les partisans de l'action hyposthénisante de la quinine se trouvent avoir raison. Comme toujours, chacun a raison dans la sphère spéciale et étroite dans laquelle il se place; et, suivant les conditions de doses, de mode de pénétration, de susceptibilité individuelle, vous voyez qu'il est possible et exact de dire que la quinine est un médicament sthénisant ou, au contraire, un médicament hyposthénisant.

Je ne voudrais pas terminer ces généralités relatives à l'action de la quinine sur le système nerveux sans vous parler d'une interprétation de Gubler qui, si elle n'est certainement qu'une image et non une explication, a du moins le mérite de grouper les phénomènes et de permettre de les coordonner les uns par rapport aux autres.

Vous savez que Gubler considérait la moelle et les autres centres nerveux comme doués du pouvoir de condenser la force, avec la faculté de s'en décharger en déterminant des excitations sensitives et motrices. Pour Gubler, la quinine rendrait les centres et les conducteurs nerveux plus aptes à recueillir et à conserver la force créée par la combustion respiratoire et les phénomènes de nutrition intime des tissus. Le rôle du grand sympathique comme intermédiaire de cette action serait alors considérable : son hypersthénie paraît en effet une condition éminemment favorable à la restauration dynamique, comme sa paralysie entraîne à une dépense exagérée sous forme de chaleur, de douleur, ou de force sécrétoire ou plastique. La quinine augmenterait cette réceptivité dynamique du système nerveux à peu près à la façon dont un enduit mauvais conducteur isolant un appareil électrique en augmente la réceptivité et la conductibilité.

Cette hypothèse est, vous disais-je, une image et non une explication ; mais elle est tellement précise, tellement concordante avec les phénomènes que l'on observe, que je la crois utile pour aider à retenir et à interpréter ces phénomènes. Elle entraîne cependant comme conséquence une assertion tout à fait paradoxale et qu'il est bien difficile d'admettre. Tandis que, pour Gubler, la quinine exercerait une action sédative, hyposthénisante sur le système nerveux cérébro-spinal, il est obligé de lui reconnaître, en même temps, une action hypersthénisante ou au moins sthénisante sur le grand sympathique ; or, rien, jusqu'ici, ne nous autorise à penser qu'une substance soit capable d'exercer sur une région une action sthénisante en même temps qu'elle détermine, simultanément, une action hyposthénisante sur une autre région du même système anatomique. D'après les phénomènes connus, il semble, au contraire, qu'une substance doive être uniformément sthénisante ou hyposthénisante dans une même période de son action.

Quoi qu'il en soit, j'ai cru que l'interprétation de Gubler présentait un certain intérêt, ne fût-ce que pour aider à se souvenir de ces phénomènes, et c'est pourquoi je vous l'ai exposée.

Étudions maintenant, plus en détail, l'action exercée par la quinine sur le système nerveux de l'homme. Vous allez voir que si, dans certaines circonstances, nos connaissances ne seront pas très étendues relativement à l'interprétation du mode d'action de la quinine, dans un cas tout au moins, celui de la vision, nous allons avoir des preuves absolument irréfutables de l'action exercée électivement par la quinine sur certains territoires nerveux.

Tout d'abord, recherchons comment vont évoluer ces phénomènes, c'est-à-dire à la suite de l'absorption de quelles doses ils vont se montrer et pendant combien de temps ils vont durer.

Nous verrons plus tard, à propos de l'administration de la quinine dans le paludisme, qu'il est très important d'avoir des données assez précises relativement à la durée pendant laquelle ces phénomènes exercés par la quinine sont en permanence chez l'individu.

Quand il s'agit de doses faibles, 25 à 30 centigrammes administrés en une seule prise, ou bien d'une dose de 1 gramme administrée en plusieurs prises, dans l'espace de douze heures, on note de la pesanteur et de l'embarras de tête, quelquefois de la céphalalgie, souvent des bourdonnements d'oreilles, du vertige et une légère titubation.

Si les doses sont plus fortes ou plus rapprochées, ces troubles sont plus accentués et il s'y joint un sentiment de plénitude, une sorte de tension et de battement dans la tête, de la rougeur et des bouffées de chaleur à la face, de l'animation de l'œil qui devient particulièrement brillant, quelquefois même des épistaxis traduisant la congestion céphalique, de l'agitation, de l'inquiétude et même des soubresauts des membres — je ne dis pas des tendons. Après cette période, qui se prolonge plus ou moins, survient une période d'affaiblisse-

ment et de somnolence modérés, accompagnée d'un léger engourdissement et d'un état de prostration plus ou moins accentué, mais en
général assez faible.

A doses plus considérables, par exemple à la dose de 2 grammes
continuée pendant plusieurs jours, on peut voir survenir de l'acca-
blement, un état d'affaissement très prononcé, de la stupeur, de la
somnolence, un état de titubation accentuée, de la dureté de l'ouïe,
de l'affaiblissement de la vue avec dilatation pupillaire, de l'obtu-
sion de la sensibilité, de l'affaiblissement des mouvements musculaires, enfin du frémissement avec tremblement des membres. Au
delà, les phénomènes constituent de véritables manifestations
toxiques ; c'est la perte plus ou moins accentuée de la connaissance,
de la vue, de l'ouïe, l'insensibilité cutanée, l'immobilité complète
des membres.

Cette action commence à se manifester environ de une demi-heure
à une heure après l'ingestion des doses moyennes, c'est-à-dire 30 à
80 centigrammes, et dix à quinze minutes seulement après l'ingestion
d'une dose plus forte, 1 gr. 50 à 2 grammes.

Au point de vue de la durée moyenne des phénomènes, on a relevé
les faits suivants. Elle est de deux à trois heures après l'ingestion
de 30 à 40 centigrammes en une seule fois ; elle est de huit à dix
heures après l'ingestion de 60 centigrammes à 1 gramme dans
l'espace de dix à douze heures ; elle persiste de douze à quinze heures
après l'ingestion de 1 à 2 grammes *pro die* continuée pendant quelques jours ; elle est de vingt-quatre à trente-six heures après l'ingestion de 2 à 4 grammes *pro die*, et, dans le cas particulier où il s'agit
de l'ingestion de 1 gramme en une seule fois, ces phénomènes
durent, en moyenne, de trois à cinq heures. Les vertiges, la céphalalgie, l'affaiblissement de la vue, la surdité, la prostration peuvent
durer un temps plus considérable, et ce temps est en relation étroite
avec la sensibilité particulière des individus.

Étudions un peu plus attentivement et plus particulièrement quelques-unes de ces manifestations de la quinine sur le système nerveux ; et nous allons les voir présenter pour nous un intérêt tout
particulier, tant au point de vue de l'action pharmacodynamique du
médicament que de l'interprétation de son action thérapeutique.

A. *Céphalalgie.* — Elle se montre, en général, après l'administration, en une seule dose, de 40 centigrammes de quinine. Quelquefois

on l'observe chez des individus qui n'ont absorbé que 20 centigrammes, mais cela est rare. Le plus souvent, elle apparaît à la suite de l'administration de doses réfractées, généralement après la troisième prise, lorsque la dose ingérée s'élève à 1 ou 2 grammes *pro die*.

Cette céphalalgie consiste en un sentiment de pesanteur, d'embarras, une sorte de plénitude, une sensation spéciale de trouble dans la tête; quelquefois on éprouve des battements ou une sensation de constriction céphalique rappelant celle produite par un bandeau assez serré. La plupart du temps, cette céphalalgie constitue un trouble léger et très facilement supportable; bien mieux, dans un assez grand nombre de circonstances, chez des typhiques notamment, on a vu la céphalalgie et les troubles des fonctions cérébrales notablement améliorés par des doses moyennes de quinine.

Cette céphalalgie apparaît généralement après une heure environ; elle dure trois à quatre heures, puis se transforme en une sorte de pesanteur de tête provoquant le sommeil, ce qui a pu faire dire que la quinine était un hypnotique indirect. La céphalalgie est due, bien certainement, à une congestion des vaisseaux des méninges et en particulier de la pie-mère. Elle est accompagnée parfois d'épistaxis. Dans tous les cas, elle cède assez facilement à l'emploi de pédiluves sinapisés ou de sangsues appliquées aux apophyses mastoïdes.

Chez les animaux chez lesquels on a réussi à déterminer au maximum ces phénomènes, on a pu trouver, persistant même après la mort, une congestion plus ou moins intense des veines de la pie-mère; mais jamais on n'a pu voir d'encéphalite proprement dite, sauf dans des cas tout à fait spéciaux, c'est-à-dire ceux où l'on a cherché à réaliser un contact presque immédiat, aussi rapide que possible, entre les cellules nerveuses de l'encéphale et la quinine : je fais allusion ici aux expériences dans lesquelles Briquet poussait l'injection de quinine vers le cerveau par la voie des artères carotides.

B. *Troubles de l'audition.* — Les bourdonnements d'oreilles sont un des effets les plus constants des doses un peu considérables de quinine; ils s'observent à partir des doses de 25 à 30 centigrammes ingérés en une seule prise. Parfois, les malades éprouvent une sensation rappelant le bruit du vent dans des cordages ou dans des feuilles, le bruit d'une chute d'eau, le sifflement de la vapeur; quelquefois le bruit des cloches. Avec 1 à 2 grammes, les bourdonnements sont plus intenses, il s'y joint un affaiblissement de l'ouïe. La surdité peut même être complète; mais il faut pour cela que la dose atteigne 4 à 5 grammes en une seule fois.

Ce bourdonnement constitue un symptôme précoce de l'action de la quinine sur le système nerveux. Il apparaît en effet une demi-heure à une heure après l'ingestion d'une dose de 50 centigrammes. Dans tous les cas, il est beaucoup plus fréquent que la céphalalgie.

La persistance de ces bourdonnements varie avec les doses de quinine administrées et suivant que l'on a pris des doses massives ou réfractées. Sous l'influence de doses de 30 à 40 centigrammes, ils durent une demi-heure au moins et deux heures au plus; avec des doses de 40 à 60 centigrammes, ils durent de deux à trois heures; sous l'influence des doses de 1 gramme à 1 gr. 50 réparties dans l'espace de dix heures, ils durent huit à dix heures environ après la dernière prise; enfin, lorsque de fortes doses sont administrées plusieurs jours de suite, on les observe pendant toute la durée de la médication et ils persistent durant quinze à trente-six heures après sa suppression.

La surdité doit être considérée comme un véritable accident toxique : elle est parfois assez longue à se dissiper; mais ce n'est que lorsque les différents accidents constituant le syndrome de l'intoxication quinique se montrent simultanément et dans toute leur intensité que l'on voit une véritable surdité.

On a cherché s'il existait des altérations de l'oreille externe ou de l'oreille moyenne, et on n'en a pas trouvé, ce qui peut paraître surprenant, étant donné l'état actuel de nos connaissances relativement à l'action de la quinine sur le système nerveux. Je pense que ce point particulier appelle de nouvelles recherches.

Mais, au point de vue de ces bourdonnements d'oreilles, il y a un fait très remarquable et très intéressant qui a été bien mis en évidence dans ces dernières années par les explorateurs, et en particulier par Stanley dans l'ouvrage intitulé : *A travers le continent noir* (*Through the dark continent*). On a remarqué que les composés bromés et surtout l'acide bromhydrique jouissaient d'une propriété prophylactique particulière vis-à-vis de la céphalalgie et des bourdonnements d'oreilles capables d'être provoqués par de fortes doses de quinine.

Stanley rapporte que lorsqu'il était en proie à des accès graves de paludisme et qu'il lui fallait absorber de fortes doses de quinine, il ne pouvait résister à la céphalalgie et aux bourdonnements d'oreilles qu'en prenant en même temps que la quinine une certaine quantité d'acide bromhydrique[1]. Voici du reste ce qu'il a écrit à ce sujet : « Le médicament énergique se précipitait comme l'éclair le long de mes veines; je sentais son action toute-puissante atteindre rapidement mes sens, je ne percevais plus rien..... Suivait un sommeil de vingt-quatre heures, la fièvre cédait, et le corps, effroyablement abattu par la maladie, se rétablissait lentement..... Trois accès de fièvre m'avaient enlevé sept livres, mais je me quinquinisai à outrance, du point du jour au soir; le cinquième jour, je sortais de la maison, pâle, faible, tremblant, les yeux jaunes, avec des palpitations, des bourdonnements d'oreilles, mais plus de fièvre. » Vous voyez que les différents phénomènes que je vous ai exposés précédemment sont exactement reproduits dans cette citation.

J'ajouterai que, de tous les troubles déterminés par la quinine sur le système nerveux, le bourdonnement d'oreilles est celui dont on peut le mieux saisir la marche et l'intensité; aussi est-ce avec juste raison que ce phénomène a été pris comme une sorte de critérium pour évaluer le degré de puissance et la durée du temps pendant lequel la quinine exerçait son action sur le système nerveux, c'est-à-dire la durée du temps pendant lequel le système nerveux était sous la dépendance de l'action médicamenteuse.

A ce point de vue, mais d'une façon tout à fait accessoire, je veux vous faire remarquer ceci : vous voyez que chez les individus atteints d'accidents paludiques graves, il faut arriver à des doses relativement énormes pour réaliser une action thérapeutique efficace. Ce fait n'est pas très concordant avec l'action antiseptique intense exercée par la quinine sur l'hématozoaire du paludisme. Mais, pour ma part, je suis convaincu qu'en plus de son action antiseptique, la quinine agit encore, dans ce cas, par son influence sur le système nerveux. Cela rappelle absolument ce phénomène sur lequel j'attirais votre attention l'année dernière, lorsque je vous disais, pour peindre ma

1. L'expérience a appris que XV à XX gouttes d'acide bromhydrique en solution — il s'agit de la solution officinale, renfermant 10 p. 100 d'acide bromhydrique gazeux — étaient capables de lutter efficacement contre les phénomènes de céphalalgie, vertiges et bourdonnements d'oreilles que pouvait déterminer l'ingestion de 3 à 4 grammes *pro die* de sulfate de quinine.

façon de penser, que le système nerveux *se trouvait en puissance d'une action médicamenteuse ou toxique*. Dans le cas de paludisme grave, il est en puissance d'une action toxique provenant très probablement des produits formés dans l'économie sous l'influence de l'hématozoaire; ces produits viennent imprégner le système nerveux qui se trouve ainsi sous la dépendance d'une action toxique, et la quinine ne sera alors capable d'agir sur lui qu'à des doses relativement énormes, comparativement à celles nécessaires pour produire la même action sur un organisme indemne.

C'est la raison qui fait que l'on est obligé d'avoir recours, dans ces circonstances, à des doses presque toxiques; et c'est aussi la raison pour laquelle il est intéressant de savoir, qu'à côté de ces doses sub-toxiques, on a, grâce à l'acide bromhydrique, la possibilité d'enrayer les accidents, sinon graves, au moins très fâcheux déterminés par cette substance médicamenteuse.

Xᵉ LEÇON

ACTION DE LA QUININE SUR LE SYSTÈME NERVEUX
CHEZ L'HOMME. — TROUBLES DE LA VISION. VERTIGES
ET TITUBATION. DÉLIRE ET IVRESSE QUINIQUE. ACCI-
DENTS TOXIQUES.

C. *Troubles de la vision.* — Les troubles que l'on peut observer du côté de l'appareil de la vision sont beaucoup moins communs et se produisent avec une bien moins grande facilité que ceux que nous venons d'étudier, relativement à l'appareil de l'audition. Il faut, pour les réaliser, ou bien une susceptibilité tout à fait particulière, ou l'emploi de doses relativement assez considérables. Ça n'est guère qu'à partir des doses de 1 gramme au moins de sulfate de quinine *pro die* qu'on peut voir survenir ces accidents.

Ces troubles consistent d'abord en une sensibilité assez vive au contact de la lumière; un peu de photophobie, la clarté fatigue; l'action de fixer les yeux sur un objet est pénible; on éprouve une sorte de sensation de tiraillement, comme celle qui se produit lorsque l'on regarde des objets avec des lunettes trop fortes ou une loupe que l'on ne peut placer à la distance focale voulue; l'œil est brillant, la pupille normale, la conjonctive non injectée. A cette période, il s'agit seulement d'une excitation légère du nerf optique, excitation analogue à celle que l'on observe, en général, au début des paraly-sies d'un nerf.

A un degré plus avancé, la vue est trouble; la lumière du jour semble moins vive; les objets peuvent paraître plus petits; il y a de la diplopie; les objets ne sont pas vus nettement à une distance de deux à trois mètres. C'est à ce moment que l'on commence à voir survenir une dilatation pupillaire plus ou moins accentuée. L'amau-

rose peut arriver à être incomplète ou complète ; et, dans le cas
d'amaurose complète, les pupilles sont très dilatées et insensibles à
la lumière.

Ces accidents sont très lents à se dissiper lorsqu'ils se produisent,
et d'autant plus lents à se dissiper que l'amaurose a été plus complète.

Autrefois, on croyait — et on lit encore dans les auteurs relativement récents — qu'il n'y avait pas de lésion matérielle, soit de
l'encéphale, soit du nerf optique capable de rendre compte de ces
phénomènes ; et on pensait qu'ils étaient dus à une altération dynamique de la puissance nerveuse. Mais, depuis quelques années, les
méthodes perfectionnées d'analyse histologique du tissu nerveux ont
permis de reconnaître des altérations très nettes sur lesquelles je
crois qu'il est nécessaire d'insister un peu, ne serait-ce que pour
nous permettre de comprendre le mécanisme de l'action de la quinine sur les éléments du système nerveux.

C'est surtout depuis les études et les communications faites au
Congrès de Rome en 1894 par les ophtalmologistes que l'on put
mettre en évidence la dégénérescence des cellules de la couche ganglionnaire de la rétine [cellules multipolaires] suivie de la dégénérescence du nerf optique. Il se produit à ce moment un rétrécissement
appréciable des vaisseaux rétiniens, et ce rétrécissement est dû, très
probablement, à l'action exercée par la quinine sur les éléments
musculaires. Il se ferait de la sorte une nutrition insuffisante; et
nous allons voir dans quelle mesure cette insuffisance de la nutrition
peut être invoquée pour expliquer la série des phénomènes qui se
manifestent.

C'est en effet cette théorie vasculaire qui avait tout d'abord été
mise en avant pour expliquer les phénomènes. Mais les études des
ophtalmologistes, études qui ont porté, non seulement sur les troubles de la vision déterminés par la quinine, mais encore sur les
amblyopies toxiques déterminées par un certain nombre d'autres
substances médicamenteuses, ont montré que cette théorie vasculaire
était insuffisante pour interpréter les diverses sortes d'amblyopie
toxique, les deux caractères principaux permettant d'établir une division schématique des phénomènes que l'on observe avec telle ou telle
substance toxique.

En effet, les différentes espèces d'amblyopies toxiques peuvent se rapporter à deux groupes principaux. A. — Le premier serait caractérisé par un simple rétrécissement du champ visuel; c'est ainsi que la quinine, l'acide salicylique, la pelletiérine, la fougère mâle déterminent des troubles qui peuvent, lorsqu'ils sont poussés à leur extrême limite, aller jusqu'à l'amaurose complète. Les recherches de M. Nuel, entre autres, ont montré que, dans l'amaurose déterminée par la fougère mâle, dans le cas de névrite primitive filicique, comme on l'a appelée, il s'agissait d'une névrite primitive, non pas interstitielle, mais parenchymateuse, ce qui constitue une différence essentielle dans le mode de détermination de cette névrite. B. — Dans le second groupe rentrent les amauroses caractérisées par la formation d'un scotome central avec intégrité complète de la périphérie du champ visuel. Les amauroses toxiques de ce groupe sont celles déterminées par l'alcool, le tabac, le sulfure de carbone, l'arsenic, l'iodoforme et même par le diabète sucré.

C'est en 1894 que de Bono, au Congrès international de médecine de Rome, a attiré l'attention sur des expériences qu'il avait instituées dans le but de montrer la part que pouvaient prendre les phénomènes vasculaires à la production des accidents dont il est question en ce moment. Il démontra, par un certain nombre d'expériences sur les animaux, qu'en ce qui concerne l'amaurose quinique, on voyait toujours un rétrécissement très marqué des vaisseaux du nerf optique, de la rétine, de la choroïde. Mais, en même temps, ses expériences lui permirent de montrer que l'action vaso-constrictive que l'on peut observer dans ces circonstances n'avait pas pour cause une influence produite par l'intermédiaire du grand sympathique, attendu que si, sur un chien intoxiqué par la quinine et rendu déjà amaurotique, il faisait l'extirpation du ganglion cervical supérieur d'un seul côté, outre les phénomènes habituels consécutifs à cette extirpation, il remarquait qu'il y avait une plus grande constriction des vaisseaux papillaires et surtout rétiniens du côté où l'ablation avait été faite par rapport à ceux du côté resté indemne.

D'autre part, il observa que, lorsque la quantité de quinine injectée était insuffisante pour déterminer une amaurose complète et définitive, la vision s'améliorait aussi bien dans les deux yeux, et même plutôt un peu plus du côté où avait eu lieu l'ablation du ganglion cervical. D'un autre côté, et cela dans de nombreuses expériences, il remarqua que l'ischémie rétinienne n'était jamais en rapport constant avec le degré de diminution de la vision. Il en conclut que la quinine devait exercer directement une action sur l'épithélium pigmentaire et sur la couche des cônes et des bâtonnets.

Pour démontrer cette action, il fit quelques expériences sur des grenouilles. Après avoir fait deux lots de ces animaux qu'il exposa aux mêmes conditions d'éclairement et d'intensité de lumière, il observa que les cônes et les bâtonnets étaient allongés et presque entièrement découverts par l'épithélium pigmentaire chez ceux qui avaient reçu l'injection de quinine, tandis que, sur les grenouilles normales, les cônes et les bâtonnets étaient raccourcis et entièrement recouverts par l'épithélium pigmentaire. Il fit, de plus, une constatation qui avait une importance considérable dans l'espèce : la reconnaissance de la présence de la quinine dans l'humeur aqueuse et le corps vitré. Par conséquent, il était logique d'admettre que ces phénomènes se produisaient principalement, sinon même exclusivement, par suite de l'influence directe d'une action de contact avec la quinine.

Mais c'est surtout dans une thèse, soutenue tout récemment à Paris en 1900 par M. Druault, que les phénomènes d'amaurose quinique ont été étudiés, tant en utilisant ces travaux antérieurs que par des expériences personnelles qui ont élucidé la question.

M. Druault pratiqua l'expérience en quelque sorte inverse de celle de Bono; il fit la section du sympathique avant l'administration de la quinine, c'est-à-dire avant l'intoxication, et il vit que cette section n'exerçait qu'une influence aggravante très minime sur la dégénérescence rétinienne quinique. De même, l'ablation du ganglion ophthalmique, la section du nerf moteur oculaire commun restaient sans influence bien appréciable. Au contraire, l'iridectomie et la sclérotomie postérieure entravaient un peu le phénomène de dégénérescence. Sous l'influence de ces opérations, il est évident que la circulation devient plus active dans la rétine; mais on pouvait aussi admettre d'autres interprétations, telles que soit une entrave apportée à la pénétration de la quinine jusqu'aux cellules, soit une modification nutritive rendant les cellules plus résistantes. Un fait qui est absolument constant dans toutes les expériences de ce genre, c'est qu'il se produit, non seulement une diminution dans la tension des milieux de l'œil et des modifications mécaniques de la circulation, mais encore un œdème du corps vitré. Les modifications circulatoires ne doivent donc pas être seules mises en jeu.

Si l'on vient à sectionner le nerf optique avant de faire l'injection de quinine, on constate que cette modification fait perdre aux cellules l'aptitude à subir la dégénérescence consécutive à l'intoxication quinique. A l'état normal, les cellules de la couche ganglionnaire forment des éléments nettement différenciés, susceptibles, par conséquent, de manifester une sensibilité particulière vis-à-vis de certaines substances toxiques; et ces propriétés spéciales sont naturellement les premières à disparaître après la section du cylindre-axe.

Voilà autant de phénomènes qui permettent d'éclairer d'une façon très remarquable la pathogénie de l'amaurose quinique. Cette amaurose est, en effet, caractérisée par deux sortes de lésions.

a. Des lésions de la rétine consistant en une dégénérescence rapide des cellules de la couche ganglionnaire caractérisée par des phénomènes de vacuolisation et de chromatolyse. Les effets sont très prompts; puisque, moins de vingt heures après l'injection d'une dose de quinine suffisante pour produire l'amaurose chez le chien, on peut déjà voir se manifester ces phénomènes. Les cellules de la couche ganglionnaire sont même déjà complètement nécrosées dans un espace de temps variant de vingt-quatre à trente-six heures après l'injection de quinine.

Quant aux variations de forme et de colorabilité de la substance chromatophile qui constituent le signe le plus précoce des maladies des cellules nerveuses, elles se montrent dès la première heure qui suit l'injection de quinine. Cette dégénérescence commence par envahir d'abord le corps cellulaire, puis ensuite le noyau; et son évolution est beaucoup plus lente dans le noyau qu'elle ne l'est dans la substance cellulaire. A un moment assez avancé, le noyau et le corps cellulaire sont entièrement décolorés.

Ce phénomène permet d'interpréter probablement la curabilité spontanée de l'amaurose quinique lorsque, l'influence de la quinine ayant cessé d'agir sur les cellules, le retour à l'état normal se fait graduellement. Mais, pour peu que les doses de quinine soient suffisantes, ou si l'on fait de nouvelles injections, à la fin, le noyau et le corps cellulaire sont absolument décolorés; ce sont alors des cellules qui doivent être éliminées de l'organisme.

b. Les lésions du nerf optique consistent en une dégénérescence wallérienne, c'est-à-dire une atrophie ascendante des fibres du nerf optique, identique à celle que l'on voit à la suite de l'énucléation de l'œil, ou de la névrotomie rétro-bulbaire pratiquée sur le nerf optique. Cette dégénérescence du nerf optique se montre plusieurs jours après l'intoxication et dure plusieurs mois. Elle peut être suivie jusque dans les corps genouillés externes et les tubercules quadrijumeaux antérieurs. Elle est en rapport avec la localisation qui s'observe sur les cellules de la région ganglionnaire de la rétine et non pas uniformément répartie sur toute la surface du nerf.

Un point qui est intéressant mais ne me paraît pas absolument fixé — et je crois que M. Druault ne le considère pas lui-même comme définitivement arrêté — est celui-ci : chez les animaux sur lesquels, grâce à des doses suffisantes de quinine, il avait pu déterminer les phénomènes décrits précédemment, les coupes de la région bulbo-protubérantielle n'ont rien montré d'anormal au niveau du nerf acoustique. Il ne faut pas prendre, je le répète, ces résultats comme définitifs, attendu que les phénomènes sont, nécessairement, peut-on dire, en relation avec une action plus ou moins passagère ou plus ou moins marquée que la quinine doit exercer également sur les extrémités nerveuses de l'appareil auditif.

Il serait absolument extraordinaire, et en complet désaccord avec ce que l'on sait jusqu'ici, que des influences aussi énergiques que celles exercées par la quinine et se manifestant par les phénomènes que nous connaissons sur les appareils de la vision et de l'audition, puissent coïncider, d'une part avec des lésions accentuées et bien établies du système nerveux, en ce qui regarde la vision, et d'autre part avec l'intégrité parfaite de ce même système nerveux, en ce qui regarde l'audition.

Le début des lésions se montre donc sur les cellules de la couche ganglionnaire de la rétine; et ces altérations s'observent dès les premières heures de l'intoxication, alors que la dégénérescence des cellules du nerf optique se produit seulement au bout de plusieurs jours. Lorsque l'on a pratiqué au préalable la section du nerf optique, on voit que la dégénérescence des cellules ganglionnaires est beaucoup plus lente à se produire, qu'elle suit, au lieu de la précéder, la dégénérescence du nerf et qu'elle présente un aspect souvent absolument différent. Il y a donc, évidemment, une action tout à fait particulière exercée par la quinine, très différente de l'action de dégénérescence qui peut se produire après la section du nerf optique.

Un point encore intéressant, c'est que la lumière n'influence pas

l'évolution de ce phénomène. Chez les chiens, la dégénérescence est
sensiblement aussi rapide sur l'œil hermétiquement clos et couvert
que sur celui exposé librement à l'air et à la lumière. De plus, chose
qui confirme ce que j'ai dit à plusieurs reprises, cette action exercée
par la quinine sur l'appareil de la vision est variable chez les différents animaux : chez le chat, elle se comporte comme chez le chien
et, également, comme chez l'homme; au contraire, elle est nulle
chez le cobaye, le lapin et la souris.

M. Druault croit pouvoir conclure de la très nombreuse et intéressante série d'expériences auxquelles il s'est livré, qu'aucun point des
voies optiques, autre que les cellules de la couche ganglionnaire de
la rétine et le nerf optique, ne présentant d'altérations, il est donc
probable qu'il n'y a qu'un seul neurone atteint par la quinine.

Il est évident qu'il est impossible d'expliquer ce résultat autrement
que par une action primitive exercée par la quinine sur la cellule
nerveuse. Si l'on tient compte que c'est, non seulement un territoire
déterminé, mais toujours le même de la couche ganglionnaire de la
rétine qui est touché primitivement par la quinine, on a là, je crois,
actuellement tout au moins, le seul exemple bien net de localisation
d'une intoxication déterminée sur une partie d'un groupe de cellules
de même espèce.

L'ischémie produit, bien évidemment, une insuffisance de nutrition; mais, lorsque l'on examine la façon dont elle se conduit pendant l'évolution du phénomène indiqué, on voit qu'elle persiste —
et même qu'elle s'accroît — à un certain moment, alors que la vision
s'améliore. D'autre part, le nitrite d'amyle qui, lui, vient lutter victo-
rieusement contre l'ischémie, n'améliore pas la vision. Enfin, les
recherches les plus persévérantes et les plus minutieuses n'ont pas
permis à M. Druault de retrouver aucune altération histologique
dans les vaisseaux du nerf optique ou dans ceux de la rétine elle-
même : il a recherché d'une façon absolument infructueuse soit
l'épaississement des parois, soit la prolifération de l'endothélium.

D'un autre côté, la conservation de la région centrale de la rétine
ne peut être expliquée par une disposition vasculaire spéciale; puis,
la dégénérescence ne se montre plus après la névrotomie du nerf
optique. Si l'on fait agir la quinine sur un animal auquel on a
pratiqué, au préalable, la section du nerf optique, on voit que l'action
de la quinine, encore efficace le premier jour qui suit, commence

à s'affaiblir dès le deuxième et devient complètement nulle à partir du sixième jour après cette névrotomie. Puis il semble assez rationnel d'admettre que la nécrose consécutive à l'ischémie, aussi intense que vous puissiez la supposer, est insuffisamment délicate pour servir de réactif entre les différentes sortes de cellules nerveuses ou entre ces cellules normales et celles ayant déjà subi une modification quelconque.

D'autre part, l'anémie est beaucoup moins forte le premier jour de l'administration de la quinine qu'elle ne se montre après quatre ou cinq jours et même quelques semaines après cette administration, c'est-à-dire que cette anémie tardive débutant après quatre ou cinq jours et qui devient complète en quelques semaines. Cette anémie tardive très intense doit être, très probablement, le résultat de la disparition de la couche ganglionnaire et de la couche des fibres nerveuses détruites sous l'influence toxique de la quinine, c'est-à-dire de la disparition de la plupart des éléments que les vaisseaux rétiniens sont destinés à nourrir. De plus, l'anémie du début est en disproportion avec l'effet produit, le calibre des vaisseaux étant tout au plus réduit d'un tiers dans les artères où cette ischémie est encore plus considérable que dans les veines.

Il est absolument incontestable que le spasme vasculaire que l'on peut observer dans ces circonstances — et qui doit être attribué à l'action exercée sur les éléments musculaires — concourt à affaiblir les cellules de la couche ganglionnaire par une insuffisance d'apport nutritif; mais il faut encore y joindre, à mon avis, l'action déterminée par l'abaissement de pression — qui est si considérable et bien mis en évidence par les tracés (voir page 160); — et, surtout, plus encore peut-être par la diminution considérable d'énergie des contractions cardiaques. Ce sont là trois phénomènes qui concourent au même but, c'est-à-dire à un affaiblissement très notable de la nutrition des cellules.

Je ne veux pas terminer cette étude sans faire ressortir combien ces expériences sont intéressantes à rapprocher de celles de Pergens que j'ai citées à propos de l'action des substances hypo-anesthésiques, et relativement à l'action qu'exerçait la lumière sur les cellules pigmentaires de la rétine; combien elles sont encore intéressantes à rapprocher de celles de M. Demoor et de Mlle Stefanowska relatives à l'action exercée sur le prolongement cylindraxile des neurones sous l'influence des anesthésiques et de la morphine; combien enfin elles concordent encore avec celles faites, il y a quelques années, dans le laboratoire du professeur Mathias Duval, par M. Manouélian, qui a étudié les effets de la fatigue [1].

Tous ces phénomènes sont absolument concordants et montrent ce que l'observation avait déjà suggéré, mais ce pourquoi il manquait une démonstration précise, c'est que l'influence d'une foule, pour ne pas dire de toutes les substances qui agissent sur le système nerveux central, ne peut s'interpréter que par une action primitivement locale et élective exercée par la substance en question sur les cellules nerveuses.

D. *Vertiges et titubation.* — Je passe maintenant à un autre symptôme de l'action générale de la quinine sur le système nerveux, je veux parler des vertiges et de la titubation.

Ces manifestations constituent un des effets les plus constants des doses un peu élevées de quinine. Chez les individus tant soit peu susceptibles, on voit les vertiges se produire dès que la dose administrée en une fois dépasse 40 à 50 centigrammes, ou bien dès qu'elle atteint 80 à 100 centigrammes par doses réfractées dans les vingt-quatre heures.

Ces phénomènes apparaissent toujours après les bourdonnements d'oreilles; ils sont d'abord faibles et consistent en une sorte d'étourdissement, de tournoiement de tête léger, de vacillation qui ne se fait sentir que lorsque l'individu change de position; lorsque, par exemple, étant assis, il se lève un peu rapidement. A un degré plus élevé, les phénomènes sont plus intenses; l'individu chancelle lorsqu'il veut se lever; sa figure rougit ou pâlit; les yeux se troublent et voient des bluettes; il s'y joint des nausées, une sorte de tremblotement des membres; quelquefois une sorte de syncope accompagnée de légers tremblements convulsifs. Tous ces phénomènes cessent aussitôt que l'individu est placé dans une position horizontale. Quelquefois, on voit que la disposition aux vertiges dure pendant plusieurs jours et c'est là une des meilleures preuves de la persistance de l'action de la quinine sur le système nerveux.

La titubation est moins fréquente et ne se montre qu'à la suite de fortes doses. Toutes réserves faites au sujet de la susceptibilité indi-

---

1. Voir *Leçons de pharmacodynamie et de matière médicale*, première série, p. 130, et deuxième série, p. 586.

viduelle, ce n'est guère qu'à partir des doses de 1 gr. 50 et 2 grammes par jour que l'on voit ce phénomène apparaître. Cette titubation, quand elle se produit, est toujours accompagnée de troubles de l'audition et de la vision, d'un état plus ou moins accentué de stupeur, d'une certaine indécision de l'individu, d'un air d'étonnement et de lourdeur dans la face, de tremblotement dans les membres et de lenteur dans les mouvements : c'est ce que Monneret avait caractérisé par l'épithète d'*état typhique* succédant à l'action de la quinine. Cette titubation est parfois accompagnée d'épistaxis. Mais un fait presque paradoxal, en apparence tout au moins, c'est que, chez les typhiques, l'administration de la quinine aux doses faibles améliore, dans une notable proportion, cet ensemble de symptômes rappelant les accidents que je viens de décrire. D'ailleurs ces phénomènes, lorsqu'ils sont provoqués par la quinine, se dissipent assez rapidement et ne durent jamais plus de un à deux jours après la cessation de la substance médicamenteuse.

Il est évident que l'on peut accepter, pour expliquer ces manifestations, l'interprétation de Briquet et admettre une congestion se produisant vers l'encéphale — vous vous rappelez qu'en particulier la pie-mère présente une congestion tout à fait remarquable tout le temps que dure l'action exercée par la quinine — en même temps que des phénomènes d'affaiblissement et de perversion de la puissance nerveuse.

E. *Délire. Ivresse quinique.* — J'arrive maintenant à un ordre de phénomènes plus graves, je veux parler du délire et de l'ivresse quinique.

Ce phénomène, qui représente en quelque sorte le summum de l'action de la quinine, ne s'observe guère que chez des sujets doués d'une très vive susceptibilité nerveuse, ou bien quand on administre de fortes doses de quinine à des sujets en état de pléthore ou en état fébrile accentué; mais surtout, lorsque de très fortes doses sont données brusquement, soit à des individus susceptibles, soit même à des individus réagissant normalement sous l'influence de la quinine.

Je vous ai parlé récemment de l'action toute particulière exercée à cet égard par l'ingestion de vin de quinquina; il est évident que, dans ces circonstances, l'action de l'alcool est synergique de celle de la quinine et cela explique la facilité avec laquelle certains individus qui absorbent des doses assez considérables de quinine ne supportent

plus ces mêmes doses lorsqu'elles sont administrées sous forme de
solution alcoolique et surtout sous forme de vin de quinquina, les
autres alcaloïdes des écorces venant alors ajouter leur action à celle
de la quinine.

Ainsi que je vous l'ai déjà dit, le délire peut se présenter sous deux
formes : *a*. Il peut être bruyant, agité ; s'accompagner de chaleur à la
peau, d'une accélération du pouls, de loquacité ; l'individu pousse
des cris, ses yeux brillent, ses membres sont trémulants. Ce phénomène ressemble, dans une étroite mesure, à la période d'excitation
que l'on observe dans l'intoxication par l'atropine ou des préparations
belladonées ; *b*. Plus rarement, c'est au contraire un délire calme,
une sorte de rêvasserie avec stupeur, prostration et répugnance au
mouvement.

Dans tous les cas, ce phénomène se produit brusquement, s'accompagne de vertiges, de titubation, de bourdonnements d'oreilles, de
troubles de la vue, de tremblotements des membres ; il s'accroît graduellement, tant que les sujets sont sous l'influence de la quinine,
persiste pendant toute la durée de l'influence de cette quinine, puis
décroît régulièrement pour cesser — absolument comme l'ivresse
déterminée par l'alcool — après trois à quatre heures, laissant à sa
suite un état d'abattement, de céphalée, de brisement des membres,
et même, a-t-on été jusqu'à dire, des troubles du côté de l'appareil
digestif rappelant ceux que l'on observe à la suite de l'ingestion d'une
quantité assez considérable d'alcool. Briquet faisait remarquer, avec
beaucoup de raison d'ailleurs, — et cette remarque était d'autant plus
intéressante qu'on avait récemment accusé la quinine de déterminer
des phlegmasies diverses, — que l'ivresse quinique n'était pas plus
en rapport avec la phlegmasie des méninges que l'ivresse alcoolique n'était en rapport avec l'encéphalite que l'on peut observer dans
quelques cas d'alcoolisme.

En général, ces phénomènes de délire et d'ivresse quinique ne se
montrent pas avant une période de trente-six heures, au moins,
d'usage de la quinine ; ils persistent rarement plus de quelques heures,
puis décroissent et dégénèrent, la plupart du temps, en une sorte de
déraisonnement tranquille, sans agitation. Briquet considérait ces
manifestations comme dues à une névrose passagère déterminée par
une congestion cérébrale accompagnée d'excitation.

Tout cela impose, évidemment, une certaine discrétion dans l'ad-

ministration de la quinine chez les individus offrant une prédisposition aux congestions de l'encéphale et, à plus forte raison, chez ceux
doués d'une très grande susceptibilité nerveuse. A cet égard, il y a
deux témoins, deux réactifs, pourrait-on dire, de la façon dont on doit
s'attendre à voir un individu réagir sous l'influence de la quinine,
c'est la manière dont il supporte, d'une part, les affections morales et,
d'autre part, l'alcool. Briquet insiste beaucoup sur ces deux points.
Et l'année dernière, à propos de l'alcool, je vous ai déjà fait remarquer combien certains individus, capables de présenter des phénomènes graves, étaient de véritables sensitives pour des quantités
d'alcool en apparence très modérées et ne déterminant, en général,
que des manifestations très discrètes, sinon même absolument insensibles, chez des individus sains et normaux.

Je vous ai fait remarquer que ces faibles quantités d'alcool donnaient lieu, chez eux, à des phénomènes qui se rapprochaient quelquefois des accidents graves de l'alcoolisme aigu.

Les phénomènes de délire et d'ivresse quinique ont été particulièrement étudiés dans quelques circonstances où la quinine s'est révélée
comme une véritable substance toxique; et je crois que voici le
moment le plus convenable pour compléter les renseignements que
je vous ai précédemment donnés relativement à l'action toxique de
cet alcaloïde.

Bien que la question paraisse actuellement définitivement jugée, il
n'est pas sans intérêt de revoir attentivement certaines observations
prises à une époque où la quinine était couramment administrée à des
doses relativement considérables, observations dans lesquelles les
uns voulaient trouver la preuve de l'influence phlegmasique de la quinine, tandis que les autres prétendaient y voir la preuve précisément
contraire. Il y a eu, à ce sujet, une discussion assez longue : les partisans de l'École de Broussais accusant la quinine de tous les méfaits
imaginables, les autres prétendant, au contraire, qu'il était absolument impossible que la quinine déterminât jamais des effets de
ce genre.

Il est incontestable — et j'ai déjà eu l'occasion d'attirer votre attention sur ce point — que, chez des individus présentant un état de
moindre résistance, la quinine exerce une action beaucoup plus
intense que celle qu'elle exerce chez les individus normaux. En plus
de l'exemple que je vous ai déjà cité, il est difficile d'en trouver une

preuve plus évidente que celle qui résulte de l'observation suivante relevée dans le service de Piédagnel, à l'hôpital Saint-Antoine : elle est, en quelque sorte, le tableau de la thérapeutique d'une époque.

« Une jeune fille est prise d'attaques épileptiformes avec congestion cérébrale, pour lesquelles on est obligé de pratiquer une saignée. Celle-ci donne naissance à une phlébite grave avec gonflement phlegmoneux de tout le membre supérieur, accidents comateux et fièvre vive. Au bout de quelques jours, un rhumatisme articulaire aigu semble s'ajouter à la maladie ; puis un érysipèle se déclare le long du membre supérieur déjà malade, et la jeune fille se trouve être dans un état des plus graves. Presque toutes ses articulations sont douloureuses et tuméfiées ; un érysipèle phlegmoneux occupe tout le bras et l'avant-bras ; la respiration est accélérée et le pouls bat 130.

« Ce fut alors que, ne pouvant plus faire de traitement anti-phlogistique, on eut la pensée de recourir au sulfate de quinine qui fut donné en poudre, à la dose de 3 grammes par jour, en trois prises. Il parut se faire une certaine amélioration, et l'on porta graduellement la dose à 5 grammes ; mais, le quatrième jour de cette médication, la malade, qui avait déjà pris les quatre cinquièmes de cette dose en quatre fois, fut brusquement saisie d'agitation et de délire ; ce qui n'empêcha pas les gens de service de lui administrer encore son cinquième gramme en une fois.

« A l'instant même, les accidents augmentèrent : la tête se renversa en arrière, les yeux devinrent insensibles à la lumière et au toucher, avec dilatation des pupilles et convulsion du muscle droit supérieur. Il y eut perte de connaissance. Bientôt survinrent des alternatives d'agitation et de coma ; la respiration s'accéléra, le pouls s'affaiblit tout en se maintenant à 100 pulsations. Cet état dura dix heures, après quoi survint la résolution complète des membres, la gêne de la respiration, l'affaiblissement du pouls, puis la mort, au bout de treize heures d'accidents.

« A l'autopsie, on trouva la pie-mère fort injectée ; la convexité de l'arachnoïde couverte d'une exhalation albumineuse concrétée en longs filets très durs ; le cerveau affaissé et toute sa périphérie fortement injectée, ramollie et presque diffluente ; le cœur rempli de sang noir et poisseux, ses cavités droites contenant des caillots dont l'un paraissait ancien ; les poumons engoués dans leurs parties postérieures ; toutes les articulations d'un côté du corps pleines de pus, et celles de l'autre côté rouges et renfermant une assez grande quantité de synovie d'aspect purulent; la veine saignée rouge, épaissie, avec son tissu cellulaire ambiant infiltré de sérosité. »

Comme le fait remarquer Briquet à propos de la discussion sur la part prise par la quinine dans la production de ces accidents méningitiques, il est évident que les lésions cérébrales constatées étaient beaucoup trop avancées pour avoir pu évoluer en treize heures; d'autre part, cette observation nous montre un fait constant et bien des fois vérifié depuis, tant sur le malade qu'expérimentalement, c'est que, dans le cas où les individus, ou les animaux, lorsqu'il s'agit d'expérimentation physiologique, sont en proie à une septicémie intense, l'influence de la quinine est à peu près nulle. Enfin il est évident que dans le cas relaté par cette observation, la quinine a été mal administrée; elle a été donnée à trop fortes doses, non réfractées, surtout la dernière fois, alors que se montraient les premiers accidents de l'intoxication quinique, alors que la malade présentait des troubles visuels, de l'insensibilité générale, de la chute du pouls, etc.

Dans ce cas particulier, je crois que, s'il n'est pas entièrement exact de dire que la quinine a tué la malade, il est incontestable que la dernière dose, surtout, a été la goutte d'eau qui a fait déborder le vase et précipité les accidents.

Pour terminer ce qui a trait aux doses toxiques de quinine, et pour vous édifier sur la valeur relative de cette toxicité, je crois ne pouvoir mieux faire que de vous résumer une observation très curieuse, publiée par Guersant, qui montre tout à la fois la toxicité relativement faible de la quinine et les conditions véritablement extraordinaires dans lesquelles la quinine était administrée il y a bientôt un siècle. Guersant rapporte d'ailleurs un certain nombre de faits d'intoxication parmi lesquels celui-là présente un intérêt tout particulier. Il concerne un médecin exerçant dans la Haute-Loire, à Martainville. Ce praticien était absolument persuadé que la quinine n'agissait, dans les cas de fièvre intermittente, qu'administrée à doses formidables; et appliquant cette conviction avec la plus entière bonne foi, il eut la malheureuse idée de se servir des siens et de lui-même comme sujets d'expérience : vous allez voir les résultats auxquels il est arrivé.

Sa femme étant atteinte de fièvre intermittente, en raison de la persuasion dans laquelle il était que la quinine ne pouvait agir qu'à dose très élevée, il lui administra d'abord 16 grammes de sulfate de quinine en un court espace de temps : cette administration fut rapidement suivie d'un état de stupeur, de pesanteur de tête, d'éblouissements, de vertiges, de surdité, d'amaurose et d'impotence motrice à peu près complète.

Ce malheureux médecin, attribuant tous ces phénomènes à l'invasion prochaine d'un accès pernicieux de fièvre palustre, donna de nouveau à sa malade 25 grammes de sulfate de quinine. Une progression effrayante des accidents signala cette nouvelle intervention : la malade fut entièrement sourde et aveugle dans l'espace de quelques heures ; la respiration devint embarrassée, le pouls misérable ; la malade tomba dans un véritable état d'algidité.

En présence de cet état grave, on recourut à des révulsifs puissants et on arriva à déterminer un état stationnaire durant quelques jours ; mais le mari de cette malheureuse femme, déjà un peu nerveux, surmené par les émotions et par les fatigues occasionnées par la grande quantité de malades qu'il était obligé de voir à cause d'une épidémie grave de fièvre paludéenne qui se montra à cette époque, vivement impressionné par l'état de sa femme et par les insuccès qu'il éprouvait dans son mode de traitement, surtout dans les formes graves de la fièvre intermittente, se trouva lui-même pris d'un accès de fièvre qu'il crut être une de ces formes graves ; et alors, poussant sa conviction à l'extrême, il s'administra 60 grammes de sulfate de quinine, tant par la bouche que par le rectum, dans un espace de temps indéterminé, mais que je crois être fort court, vous allez voir pourquoi : très rapidement, il perd la vue et l'ouïe ; sa respiration devient fréquente, haute, absolument comme celle d'un individu atteint de pneumonie grave se terminant par hépatisation ; son pouls devient petit, irrégulier, et il tombe dans l'état d'algidité qui avait caractérisé précédemment l'état dans lequel se trouvait sa femme.

Malgré les conseils des confrères appelés auprès de lui, il absorbe encore 5 onces, c'est-à-dire 160 grammes de sulfate de quinine dans l'espace de huit à neuf jours. Alors apparut une aggravation considérable de son état : poussées de sueurs froides ; le malheureux devient complètement sourd et aveugle, sa respiration est difficile et râlante ; il tombe dans un état de stupeur profonde, présente l'aspect d'un homme ivre, est en proie à un délire continu et finit par mourir par asphyxie.

La malheureuse femme de ce médecin put être guérie grâce à la suppression du sulfate de quinine, mais sa guérison fut très lente. La surdité et l'amaurose persistèrent longtemps ; et Guersant, qui rapporte ce fait plusieurs années après qu'il a eu lieu, dit qu'à ce moment encore, cette femme présentait un affaiblissement considérable de la vue et de l'ouïe.

La conclusion qui découle de cette observation est que la quinine n'est pas aussi toxique qu'on pourrait le croire au premier abord. Je vous rappelle encore à ce sujet les exemples du malade de Giacomini, qui parvint à guérir après avoir ingéré 12 grammes de sulfate de quinine en une seule fois; celui du malade de Guersant, qui arriva au même résultat après en avoir ingéré 16 grammes; et enfin celui du malade de Hayler, auquel l'infirmier fit prendre, en une seule fois aussi, une once, soit 32 grammes de sulfate de quinine et qui, après avoir éprouvé des accidents plutôt moins graves et accentués que les deux autres, guérit aussi parfaitement.

Dans ces trois cas, il n'y a pas eu mort consécutive; mais il faut se rappeler que, dans les cas de doses aussi fortes, il y a, fort heureusement pour l'individu qui les ingère, à compter avec le phénomène d'inhibition de l'absorption; et, si au lieu d'ingérer en une seule fois 15 à 30 grammes de sulfate de quinine, ces individus en avaient ingéré seulement 5 à 8 grammes, il est fort probable que les choses auraient plus mal tourné. Si le médecin de Martainville a fini par succomber, il faut reconnaître, qu'en vérité, la quinine lui avait fait aussi peu de mal que possible; mais, lorsqu'un individu arrive à absorber 240 grammes de sulfate de quinine dans l'espace de dix-huit jours au maximum, il est bien difficile d'imaginer que l'issue d'une semblable intoxication ne soit pas mortelle.

Remarquez enfin que les phénomènes toxiques déterminés par la quinine se sont surtout portés sur le système nerveux et l'appareil respiratoire. On meurt par asphyxie : les phénomènes déterminés du côté du cœur et de la circulation cèdent beaucoup plus facilement; ils ne paraissent pas avoir, au point de vue toxique, la même importance.

XIᵉ LEÇON

ACTION DE LA QUININE SUR LE SYSTÈME NERVEUX CHEZ L'HOMME. — CONVULSIONS. COLLAPSUS GÉNÉRAL. — ACTION ANALGÉSIANTE. — ACTION ANTI-PÉRIODIQUE.

Il nous reste, pour terminer l'étude de l'influence exercée par la quinine sur le système nerveux, à jeter un coup d'œil sur certains symptômes moins importants que ceux étudiés jusqu'ici, mais sur lesquels il est néanmoins nécessaire d'attirer l'attention.

Convulsions. — En premier lieu viennent les convulsions. J'ai eu déjà l'occasion de vous montrer que les convulsions vraies sous l'influence de la quinine étaient plutôt fort rares et dues, très probablement, dans la majorité des cas, à la présence d'une plus ou moins grande proportion de cinchonine mélangée à la quinine.

La vérité à ce sujet, ou du moins ce qui me semble résulter très nettement de l'expérience et de l'observation, c'est que la quinine mettrait l'organisme dans un état particulier de réceptivité pour l'action convulsivante de la cinchonine. Mais je me hâte d'ajouter que cela n'est pas vrai pour tous les convulsivants ; et je vous rappelle l'expérience qui a consisté à montrer comme quoi une grenouille, mise au préalable sous l'influence d'une dose élevée de quinine, était devenue incapable de réagir ensuite par les convulsions tétaniques habituelles en présence de la strychnine.

D'ailleurs, sous l'influence de la quinine, on n'observe jamais de convulsions chez les animaux à sang froid, tandis que ces convulsions sont, au contraire, assez fréquentes chez les animaux à sang chaud, tels que le cobaye, le chien, le lapin. De façon que l'on pourrait dire que la quinine est un convulsivant en quelque sorte occasionnel ; et que ce serait à cause de la réactivité spéciale du système nerveux des animaux à sang chaud que cette action se développerait sous l'influence de la quinine, car il ne faut pas oublier ce fait que les grenouilles qui sont si exquisément sensibles aux convulsivants ne réagissent plus du tout de cette façon sous l'influence de la quinine.

La cinchonine est plus efficacement convulsivante; mais, cependant, il est parfaitement incontestable d'autre part que, chez des organismes prédisposés, et dans des conditions que nous ne savons pas encore déterminer avec netteté, la quinine peut provoquer des accidents convulsifs. Et, en effet, tout à l'heure, au laboratoire, en injectant du chlorhydrate de quinine parfaitement pur à un cobaye, l'un de ces animaux dégénérés dont je vous ai déjà parlé dans une de nos précédentes réunions, sous l'influence d'une dose hypertoxique de quinine, nous avons vu cet animal présenter un véritable accès convulsif, rappelant, dans une certaine mesure, les accidents de début qui caractérisent la façon dont ces animaux réagissent sous l'influence de la strychnine. D'habitude, on observe, au contraire, chez ces animaux, un état de torpeur, de la syncope et des mouvements convulsiformes ne méritant pas le nom de convulsions proprement dites.

C'est probablement par l'intervention d'un facteur indéterminé ou d'une irritabilité spéciale, d'une susceptibilité toute particulière, qu'il faut expliquer les convulsions que l'on peut observer chez l'homme sous l'influence de doses relativement faibles de quinine.

Ces convulsions ont surtout été observées avec le quinquina en nature. Cela s'expliquerait facilement puisqu'il renferme de la cinchonine dont l'action franchement épileptogène vient se surajouter à l'action de la quinine qui a, en quelque sorte, préparé le terrain pour l'évolution de ce phénomène.

Dans l'ouvrage de Torti, on trouve relatés des accidents convulsifs après usage du quinquina; mais, d'autre part, des observateurs parfaitement autorisés ont signalé également des convulsions vraies chez l'homme sous l'influence de la quinine, plus ou moins pure il est vrai. C'est ainsi que dans sa thèse, datant de 1842, relative à l'emploi du sulfate de quinine à haute dose, Pereira rapporte quatre cas dans lesquels, sous l'influence de l'administration de 4 grammes de sulfate de quinine par jour à des typhiques, à doses réfractées, il s'était manifesté des convulsions épileptiformes qui ne peuvent laisser aucun doute sur la possibilité pour la quinine seule de déter-

miner ces accidents dans certaines circonstances. L'intervention de
la cinchonine paraît négligeable ici, attendu que des doses égales
du même sulfate de quinine administrées à d'autres malades n'ont pas
provoqué chez eux ces accès convulsifs qui avaient frappé Pereira.

A ce sujet, il est évident qu'il faut faire intervenir la susceptibilité
individuelle; mais ce phénomène se montre surtout lorsque l'administration de la quinine est faite par doses insuffisamment fractionnées ou à intervalles trop rapprochés.

Collapsus général. — Un autre phénomène relevant aussi de
l'action de la quinine sur le système nerveux est le collapsus général.
J'en ai parlé déjà à propos de ces exemples d'accidents toxiques
survenus sous l'influence de doses énormes de quinine. C'est, ainsi
que le montre constamment l'observation, l'aboutissant des doses
trop élevées de quinine.

Et on trouve, à ce sujet, dans la thèse de Favier, qui a expérimenté la quinine sur lui-même, des renseignements fort intéressants.
Cet expérimentateur a observé qu'à la dose de 80 centigrammes,
ingérés en une seule fois, la quinine n'avait déterminé rien autre
chose que des bourdonnements d'oreilles, des vertiges et un besoin
urgent de manger : l'ingestion des aliments dissipait immédiatement
ces phénomènes. A dose double, c'est-à-dire à 1 gr. 60, les accidents
qui se sont montrés consistaient en somnolence, trouble des idées,
bourdonnements d'oreilles intenses, surdité presque entière et tiraillements d'estomac. En doublant encore la dose, c'est-à-dire sous
l'influence de 3 gr. 20, ingérés en une seule fois, Favier éprouva une
tendance insurmontable au sommeil, un besoin absolu de repos, des
vertiges très accentués, un affaiblissement extrême comme celui qui
résulterait d'un jeûne très prolongé; la marche était impossible : pour
le sujet en expérience, cette dose était évidemment la dose limite
entre la dose thérapeutique et la dose toxique.

C'est surtout en consultant les observations qui ont été rapportées
par Giacomini, relativement à cet individu qui avait absorbé
12 grammes de sulfate de quinine; par Guersant, relativement aux
accidents qui ont suivi l'administration de 16 grammes; par Hayler,
relativement à ceux qui ont suivi l'ingestion de 32 grammes de sulfate de quinine, que l'on peut se rendre compte des phénomènes qui
ont précédé, accompagné et suivi le développement de ces accidents,
en apparence fort graves, de collapsus général. Mais je me hâte

d'ajouter, comme je vous l'ai fait remarquer déjà, qu'il est très probable que ce sont ces énormes doses elles-mêmes qui ont permis de sauver les individus en annihilant immédiatement chez eux l'absorption de la quinine.

Ce collapsus général est alors caractérisé par une prostration extrême, une immobilité absolue, un coma profond, la perte presque complète de la connaissance; la peau est devenue pour ainsi dire insensible; la vue et l'ouïe sont abolis; on constate l'immobilité et l'insensibilité de la pupille qui ne réagit plus aux excitations lumineuses; la face prend une coloration livide ou violacée; la respiration devient profonde, stertoreuse; enfin on observe un affaiblissement graduel du pouls et le refroidissement périphérique; tout cela, pendant un temps plus ou moins considérable, suivant que le collapsus lui-même dure un temps plus ou moins long.

Je vous ai indiqué aussi que la susceptibilité des individus était accrue par la diminution de leur résistance; je vous ai cité le fait d'une intoxication mortelle survenue dans le service de Récamier à l'Hôtel-Dieu et due très certainement à l'emploi, en une seule fois, d'une dose de 5 grammes. Récamier avait cru devoir administrer cette dose de sulfate de quinine à un individu affecté très récemment de variole; chez lui, les phénomènes toxiques s'étaient développés avec une très grande rapidité et s'étaient terminés par la mort : il est incontestable que celle-ci était due à l'intervention fâcheuse, dans la circonstance, de cette dose considérable de sulfate de quinine.

Dans tous les cas, les phénomènes de collapsus sont évidemment dus à un affaiblissement d'abord, puis à la destruction de la puissance nerveuse dont l'action que j'ai étudiée sur l'appareil de la vision permet d'interpréter le mécanisme.

En résumé, vous voyez que l'action de la quinine sur le système nerveux peut se traduire d'abord par un degré faible et passager d'excitation, puis, bientôt, par un état de sédation graduellement croissante qui peut aller jusqu'à l'hyposthénie; la destruction complète de la puissance nerveuse. Mais cela à la condition, bien entendu, que le phénomène de l'absorption de la quinine ne soit pas gêné par l'administration d'une dose par trop considérable; en d'autres termes, à la condition que la quinine puisse circuler dans l'organisme à une dose efficace pour réaliser les phénomènes graves d'intoxication.

Cette action toxique est alors accompagnée d'un certain degré de congestion des grosses veines de la pie-mère, congestion absolument semblable à celle que l'on peut observer après l'action de tous les stupéfiants. J'ai déjà insisté sur ce point, l'année dernière, à propos de l'opium et de ses alcaloïdes[1]. Sauf de très rares exceptions, l'on n'a pu déceler aucune autre altération matérielle que cette congestion de la pie-mère et une stagnation plus ou moins considérable du sang dans les gros vaisseaux du thorax et de l'abdomen. Nous allons voir que le mécanisme de cette stagnation est facile à expliquer par l'intervention des nerfs splanchniques. Comme vous le voyez, c'est le cœur et le système nerveux qui supportent, on pourrait presque dire à eux seuls, les efforts toxiques et thérapeutiques de la quinine.

Action analgésiante. — Quelques mots sur l'action analgésiante de la quinine, puisque, dans les généralités que je vous ai présentées au sujet des antithermiques, nous avons reconnu que cette action analgésiante accompagnait toujours l'action antipyrétique, de même que l'action trophique.

Cette action analgésiante de la quinine présente un certain avantage puisque, dans les affections apyrétiques où la douleur constitue, sinon le phénomène dominant, au moins un des phénomènes importants, elles peut être combattue avantageusement par la quinine que l'on peut alors administrer à des doses beaucoup plus élevées que celles auxquelles il est possible de donner les autres médicaments narcotiques ou analgésiques capables d'arriver au même résultat. En d'autres termes, l'imprégnation des cellules nerveuses par la quinine peut, sans inconvénients, être poussée plus loin qu'elle ne peut l'être sous l'influence des analgésiques ou des narcotiques que nous avons déjà étudiés.

Cette propriété calmante de la quinine se manifeste même dans les maladies fébriles et dans celles où il existe des altérations organiques. Elle n'avait pas échappé à Briquet, ainsi que le prouve la citation suivante montrant combien son appréciation des effets thérapeutiques que l'on peut réaliser avec cet alcaloïde était exacte et pénétrante. Dans son *Traité thérapeutique du quinquina*, Briquet écrit :

« L'un des effets les plus puissants qui résultent de la puissance destructive de la vie que recèle le quinquina, est la propriété d'en-

1. Voir *Leçons de pharmacodynamie et de matière médicale*, deuxième série, p. 606.

rayer, ou au moins de troubler les divers actes pathologiques qui nécessitent, pour leur exécution, le concours simultané d'un certain nombre d'organes; de prévenir de cette manière toute congestion, tout raptus, toute fluxion, tout mouvement inflammatoire; d'entraver, en un mot, tout travail pathologique. C'est d'après cette propriété que le quinquina peut être utile pour combattre les fièvres, les maladies discontinues, les maladies intermittentes et pour troubler un travail imminent de suppuration. »

Cette action élective de la quinine sur les centres cérébraux de réception et de perception sensitive a été démontrée d'une façon expérimentale par les recherches de Laborde. Il fait absorber à un chien, par voie d'injection veineuse, 1 gramme de quinine à l'état de sulfate ou de chlorhydrate : cette injection détermine une analgésie telle que la pression, la piqûre, la brûlure même de parties d'habitude très sensibles aux actions extérieures, comme par exemple la pulpe et la membrane interdigitales, ne produisent absolument aucune réaction. Si, à ce moment, après avoir bien constaté l'état d'insensibilité de l'animal, on pratique la section sous-bulbaire de la moelle et la respiration artificielle, on voit que les excitations donnent alors des réactions motrices qui se distinguent par une remarquable augmentation d'intensité, exactement comme cela a toujours lieu après une section de la moelle sur un animal soumis à la respiration artificielle.

Il en résulte que la conductibilité nerveuse centripète est absolument intacte, et que l'hypothèse d'une modification quelconque des cellules dans la continuité du nerf est inadmissible. Si donc, conclut M. Laborde, la sensibilité perçue, consciente ou douloureuse, a été plus ou moins abolie sous l'influence de la quinine, c'est que les impressions périphériques, quoique conduites et transmises, ne subissent plus leur élaboration normale au centre fonctionnel chargé de les transformer en sensation. La quinine agit donc sur ce centre, ce qui est absolument concordant avec les faits sur lesquels je me suis arrêté relativement à l'action exercée par la quinine sur l'appareil de la vision.

Mais voici le détail d'une autre expérience qui est encore plus probante, s'il est possible, en faveur de ce phénomène.

Sur un chien de 12 kilogrammes, on pratique, à deux heures cinquante, une injection, hypodermique cette fois, de 1 gramme de sulfate de quinine dissous dans 12 centimètres cubes d'eau. Après quelques minutes, on constate des vomissements. A trois heures trente, l'animal présente une analgésie déjà prononcée de la région lombaire, mais l'analgésie ne se montre pas encore dans certaines régions telles que la partie postérieure du tronc, la queue, les membres, les oreilles. On pratique alors une nouvelle injection de 50 centigrammes de sulfate de quinine dissous dans 6 centimètres cubes d'eau. A trois heures quarante-cinq, vomissements plus abondants qu'après la première injection, et paralysie du train postérieur. Un quart d'heure après, à quatre heures, l'animal est insensible aux piqûres profondes dans la région lombaire et dans les membres postérieurs; les membres antérieurs, la queue et les oreilles, manifestent encore quelques signes de sensibilité bien que celle-ci soit obtuse. A quatre heures dix, l'animal est pris d'un accès convulsif, épileptiforme, passager. A quatre heures vingt, on pratique la respiration artificielle; et l'on constate qu'à ce moment les piqûres profondes du tronc et des membres sont absolument sans réactions et que de légères tractions sur le sciatique droit, dénudé, ne donnent naissance qu'à de très faibles réactions. A quatre heures trente, on pratique alors la section du bulbe et on voit immédiatement apparaître des réflexes intenses, et même bilatéraux, dans les membres postérieurs par la piqûre de la peau des lombes, du thorax ou de la queue, tout à l'heure absolument insensible. Les réflexes sont encore plus marqués dans les membres antérieurs, atteints les derniers par la quinine. La tête seule reste absolument inerte. A ce moment, la section du sciatique gauche reste sans réaction, mais la traction exercée sur le bout central provoque des mouvements étendus à tout le train postérieur et même au train antérieur.

Voilà donc encore une preuve que la conductibilité des filets nerveux est absolument conservée et même pas sensiblement modifiée sous l'influence de doses élevées, presque toxiques, de quinine; tandis que les propriétés fonctionnelles du centre perceptif encéphalique sont suffisamment atteintes et modifiées pour qu'il soit incapable de traduire à la façon ordinaire les impressions qu'il reçoit, et de déterminer les phénomènes réflexes auxquels il préside lorsque l'animal est absolument intact.

Un point remarquable encore, c'est que l'analgésie que la quinine est capable de déterminer est d'autant plus accentuée que le système nerveux est en état d'éréthisme; absolument comme nous avons vu que l'action antipyrétique était d'autant plus accentuée que la température était plus élevée au-dessus de la normale au moment de l'absorption de la quinine.

On peut encore constater à ce moment un phénomène très remarquable, c'est que les réflexes vasculaires que l'on peut provoquer par excitation de la sensibilité cutanée sont fortement affaiblis et peuvent même être complètement annulés si la dose a été suffisante.

Mais ce n'est pas de cette façon que la quinine agit la plupart du temps lorsque l'on veut l'employer à titre de substance analgésiante ; et, en effet, si l'on voulait réaliser ainsi l'analgésie, il faudrait administrer la quinine à dose toxique, absolument comme il faudrait la donner à dose toxique pour obtenir un abaissement marqué de la température normale. Le plus souvent, la quinine n'agit comme analgésique que d'une façon indirecte, en dégageant la sensibilité opprimée par des congestions vasculaires. C'est ce qui arrive, par exemple, lorsque l'on voit la quinine déterminer une action antalgique dans les cas de névralgies congestives ; le mécanisme de l'action est alors très simple : sous l'influence légèrement excitante de petites doses de quinine, la circulation se fait mieux qu'auparavant et l'organe devient moins susceptible, moins sensible, parce que le nerf sensitif se trouve décongestionné et replacé dans son état normal.

Mais bien différente est l'influence de la quinine dans le cas d'éréthisme nerveux simple et continu qui n'est pas calmé du tout par la quinine. Bien plus, l'emploi de la quinine ne peut donner ici de bons résultats, car nous avons vu qu'un état de vive impressionnabilité cérébrale est même plutôt une contre-indication à l'emploi de cet alcaloïde.

Il existe, à cet égard, de très étroites analogies entre l'action thérapeutique de la quinine et celle de l'alcool. En poussant à l'extrême limite son action thérapeutique, on pourrait certainement dire que l'alcool est une substance analgésiante ; vous savez qu'un individu ivre est plus ou moins complètement analgésié, et j'ai déjà considéré l'alcool à ce point de vue[1].

Il en est de même pour la quinine, l'action primitive étant une action excitante plus ou moins marquée et l'action analgésiante ne se réalisant parfaitement qu'à dose toxique.

1. Voir *Leçons de pharmacodynamie et de matière médicale*, première série, p. 47, et deuxième série, p. 207 et 253.

Je dirais même que les convulsions et l'analgésie sont deux modes extrêmes de l'action de la quinine et j'ajouterais volontiers que la quinine prédispose à la fois à l'un et à l'autre de ces deux modes d'action, c'est-à-dire aux convulsions et à l'analgésie.

Action anti-périodique. — Ce qui est encore très remarquable, c'est la spécificité que possède ce médicament en ce qui regarde les phénomènes de *périodisme*. C'est là une propriété absolument indépendante de l'action exercée par la quinine à titre de substance antifébrile, bien que ces deux propriétés puissent se montrer simultanément. Mais l'action antipériodique de la quinine est un véritable pouvoir essentiel, autonome, qui s'exerce très probablement, on pourrait presque dire certainement, par l'intermédiaire du système nerveux.

Malheureusement, l'ignorance de la nature de cette action est égale et corrélative à notre ignorance relativement à la nature et au mécanisme de l'élément périodisme. Je pourrais vous répéter ici ce que disait Fonssagrives à propos des théories émises relativement aux substances hypnotiques. « Donnez-moi une bonne théorie du sommeil naturel, et je vous donnerai une bonne théorie de l'action des substances hypnotiques. » En un mot, la théorie du phénomène physiologique prime l'interprétation des modifications apportées à ce phénomène par l'intervention des substances médicamenteuses.

Dans tous les cas, un fait absolument indéniable, si l'explication n'en est pas encore possible à donner, c'est que, dans toutes les affections, qu'elles soient accompagnées de phénomènes fébriles ou bien qu'elles soient, au contraire, tout à fait apyrétiques, la périodicité est influencée d'une façon très efficace par l'emploi de la quinine. Et, à ce sujet, les deux théories que je vous ai déjà signalées, celle de l'hypersthénie et celle de l'hyposthénie, ont été mises en avant.

Dans l'une des interprétations qui ont été proposées, la quinine, par son action d'abord légèrement excitante, déterminerait un trouble dans les synergies préparant l'accès de fièvre; puis, par son action stupéfiante sur la fibre nerveuse, elle la mettrait hors d'état de compléter le mouvement de réaction. Il y aurait d'abord une perturbation, ensuite une abolition de la puissance nerveuse sous l'influence de laquelle se produit l'accès intermittent. Ici, c'est l'action hyposthénisante de la quinine qui est principalement invoquée.

Cette action hyposthénisante, soutenue dès le début par l'École

Italienne, avait été adoptée par Briquet dans une étude parue en 1872, et de beaucoup postérieure à son *Traité thérapeutique du quinquina et de ses préparations*, que j'ai si souvent l'occasion de citer. Briquet, admettant cette théorie, faisait ressortir que la propriété antipériodique appartient non seulement à la quinine, mais encore à peu près à tous les médicaments stupéfiants et anesthésiants. C'est là évidemment, sinon une erreur absolue, du moins une exagération de l'action que peuvent déterminer les substances stupéfiantes ou anesthésiantes; car, certainement, l'opium et le chloroforme, agents bien plus énergiquement stupéfiants et analgésiants que la quinine, lui sont très inférieurs quant à leur influence sur la périodicité. De plus, il faut remarquer que les substances agissant comme hyposthénisantes à doses toxiques, telles que l'arsenic, la digitale, etc., se montrent des substances antipériodiques et antifébriles très efficaces lorsqu'on les emploie à faibles doses, et qu'elles agissent alors beaucoup plus comme stimulantes que comme hyposthénisantes du système nerveux.

En opposition à cette interprétation, Barthez et Pidoux avaient admis, au contraire, que c'était grâce à son action hypersthénisante que la quinine devait agir dans les phénomènes de périodisme. Pour Barthez, le résultat obtenu au moyen de la quinine n'était autre que d'établir, comme il le disait, *une stabilité d'énergie dans tout le système des forces de l'organisme,* en d'autres termes, d'augmenter la résistance vitale.

Cette théorie avait été reproduite par Pidoux qui admettait que la stabilité d'énergie acquise par le système nerveux sous l'influence de la quinine, en d'autres termes cette augmentation de tonicité, remarquable surtout dans les territoires innervés par les splanchniques, s'opposait, comme une sorte de frein, aux perturbations constituant l'accès de fièvre, de même que cette tonicité soutenue s'opposait à la paralysie des vaso-moteurs déterminant les accès de névralgies congestives.

Pour Barthez et Pidoux cette force de résistance imprimée par la quinine au système nerveux lui donnerait le pouvoir de résister à l'action agressive capable de déterminer les phénomènes soit de fièvre, soit d'hyposthénie. A cet égard, l'intervention des splanchniques jouerait un très grand rôle en raison de l'influence prédominante exercée par eux sur le système circulatoire et de la congestion

des vaisseaux du thorax et de l'abdomen sous l'influence de doses
considérables de quinine. Cette action sthénique de la quinine est
d'ailleurs corroborée par les bons effets des toniques amers dont l'efficacité est des plus évidentes dans l'amélioration et la suppression
des phénomènes de périodisme.

Mais ce qui se rapprocherait encore le plus de cette opinion de
Pidoux et Barthez, ce serait la théorie de Gubler, cette théorie qui
veut que la quinine rende les centres nerveux et les conducteurs
nerveux beaucoup plus aptes à recueillir et à conserver la force vive
créée par la combustion respiratoire et les métamorphoses physico-
chimiques accompagnant les phénomènes inséparables de la nutrition
intime des tissus. Vous vous rappelez sans doute qu'à cet égard je
faisais remarquer le rôle important attribué par Gubler au grand
sympathique qui subirait de la part de la quinine une action hypersthénisante ; quoique cette action fût, en somme, assez peu en accord
avec l'action hyposthénisante qu'elle exerce, dans la plupart des circonstances, sur le reste du système nerveux.

Mais, pour les partisans de cette interprétation, les faits cliniques
sembleraient prouver le bien fondé de ce mécanisme. Et, en effet,
c'est toujours dans les cas où la quinine doit agir dans ce sens que
l'on voit facilement supportées les doses fortes de 3, 4 et 5 grammes
réparties dans l'espace de vingt-quatre heures ; par exemple, dans
les accès fébriles d'origine miasmatique, septique, infectieuse, tandis
que dans certaines phlegmasies aiguës, le rhumatisme surtout,
on peut voir survenir des complications graves. C'est alors que l'on
voit ces fortes doses de quinine parfaitement supportées par l'organisme et non suivies de ces phénomènes plus ou moins graves de
sub-intoxication que je me suis efforcé de vous dépeindre en vous
décrivant l'action exercée par la quinine sur le système nerveux. La
dose de quinine, pour les partisans de cette interprétation, compen-
serait donc, en quelque sorte, la dose d'innervation qui fait défaut
dans les grands abaissements de résistance vitale ; tandis que, dans
les cas contraires, la quinine tendrait à rompre, sans aucun profit,
l'équilibre du système nerveux.

Cette théorie est, à première vue, la plus plausible des deux ; mais il
faut attendre, pour se prononcer, que des connaissances plus certaines
nous permettent d'entrer plus avant dans l'intimité de ce mécanisme,
ce qui ne manquera pas d'arriver lorsqu'une interprétation plus

exacte des phénomènes du périodisme permettra de leur appliquer les données que je vous ai soumises à propos de l'action de la quinine sur les différents appareils de l'organisme.

Dans tous les cas, l'action tonique, incontestablement exercée par la quinine, s'use par sa continuité, et l'excitation qu'elle détermine au début sur le système nerveux cesse bientôt par épuisement de l'incitabilité. C'est ce qui arrive sous l'influence des doses soit prolongées, soit un peu considérables, où l'on peut même voir survenir de l'hypoglobulie et de l'anémie, phénomènes que j'ai eu déjà l'occasion de vous signaler. L'action tonique du quinquina en nature est beaucoup plus persistante, sinon plus intense; et les cliniciens contemporains de la découverte de la quinine avaient parfaitement observé ce phénomène lorsqu'ils donnaient le conseil, à la suite de l'emploi quelque peu prolongé de la quinine, dans toutes les circonstances où elle était indiquée, d'en suspendre l'administration et de la remplacer par l'administration de médicaments à base de quinquina dont l'action tonique est plus persistante et soutenue.

Je vous rappelle ici que la tolérance pour la quinine est très variable suivant l'état de l'individu et certaines circonstances : c'est ainsi, par exemple, que les vieillards et les gens nerveux supportent beaucoup moins bien les fortes doses ou même la continuité des doses moyennes; ils sont rapidement prostrés, présentent facilement des troubles de l'intelligence et des phénomènes ataxiques, ainsi que des troubles digestifs et de l'inflammation vésicale. Chez les femmes et les enfants, l'excitabilité nerveuse est aussi beaucoup plus facilement mise en jeu; les troubles des fonctions de l'encéphale sont plus faciles à produire et sont plus profonds.

Certaines circonstances particulières, le paludisme et la périodicité notamment, rendent au contraire facile et remarquable la tolérance de doses fortes ou longtemps continuées.

En résumé, vous voyez que, comme presque toujours, c'est par deux théories inverses que l'on cherche à interpréter l'action de la substance médicamenteuse; et nous retrouvons ici les deux interprétations opposées : celle qui explique les effets produits par l'excitation et la congestion, celle qui les explique par l'hyposthénie et l'ischémie cérébrale. L'une et l'autre des deux théories permet en effet de se rendre compte d'un certain nombre de phénomènes.

La congestion permet de se rendre compte des troubles de la vision et de l'audition, de la céphalée, des vertiges, du délire, des convulsions épileptiformes. Je vous rappelle que l'on a même accusé autrefois la quinine de déterminer de l'encéphalite et de la méningite, lorsqu'elle était employée chez des individus offrant une certaine prédisposition pour cette affection, chez les rhumatisants par exemple : c'est principalement chez eux que l'on avait vu se produire ce phénomène attribué, à tort je crois, à l'action de la quinine.

Quant aux phénomènes d'ischémie, ils peuvent permettre d'interpréter l'ivresse quinique, l'action sur le pouls et les capillaires accessibles à la vue, ainsi que les résultats obtenus avec le quinquina et la quinine, soit dans les affections congestives, soit dans les affections inflammatoires de l'encéphale. Les effets antidotiques déterminés par l'alcool et l'opium contre les accidents de quinisme intense plaideraient encore en faveur de cette interprétation, leur intervention n'amenant pas autre chose que la cessation de la contracture de l'élément musculaire déterminée par une dose forte de quinine.

Je crois vous avoir montré, en effet, qu'il y avait le plus souvent synergie entre l'action de la quinine et celle de l'alcool; et l'on pourrait dire que, pour un certain nombre de leurs manifestations physiologiques, l'opium et le quinquina, la morphine et la quinine sont également des synergiques; mais il est non moins évident qu'il peut y avoir, dans des conditions tout à fait spéciales, des manifestations d'antagonismes passagers qui sont alors, précisément, les effets antidotiques auxquels je fais allusion en ce moment. L'action hyposthénisante des fortes doses de quinine est alors combattue et annihilée par l'alcool, mieux encore par l'opium, et les choses se trouvent, en quelque sorte, ramenées à l'état normal.

Quant à l'action directe de la quinine sur les cellules cérébrales, elle me semble prouvée par le phénomène de l'ivresse quinique. L'action soporifique et engourdissante, les effets produits sur les appareils de la vision et de l'audition, la diminution de la sensibilité tactile, l'apathie, sont autant de manifestations de cette influence en accord avec les recherches tout à fait récentes, et que je vous ai exposées précédemment, relatives à l'action de la quinine sur l'appareil de la vision.

D'autre part, la diminution de la sensibilité, la chute de la force musculaire ne sont point le fait d'altérations des nerfs périphériques, mais bien d'un affaiblissement de l'élaboration dans les centres et non pas d'une diminution de la faculté conductrice des cordons de la moelle. Cet affaiblissement de l'élaboration dans les centres permet également d'interpréter, tout aussi bien sinon même mieux qu'une diminution du pouvoir conducteur, ce résultat, vérifié par l'expérimentation sur les animaux, que les réflexes vasculaires produits par irritation de la sensibilité cutanée sont considérablement affaiblis sous l'influence de la quinine.

Tout cela nous montre que c'est principalement par l'intermédiaire du système nerveux et de l'appareil circulatoire que l'action thérapeutique ou toxique de la quinine se fait surtout sentir. La respiration, nous l'avons vu, est en effet fort peu touchée; ce n'est absolument que sous l'influence de doses toxiques qu'elle est intéressée et que la mort survient après que la quinine a provoqué d'abord l'excitation, puis la paralysie des centres respiratoires de la moelle allongée et du bulbe.

Quant à l'action sur la circulation, elle est intéressante à retenir parce qu'on peut admettre qu'il se produit, sous l'influence de doses fortes, une diminution dans l'excitabilité des nerfs moteurs du cœur. L'affaiblissement du myocarde se montre seulement sous l'influence des doses toxiques. Mais le phénomène le plus important est, je crois, cet affaiblissement du muscle cardiaque : affaiblissement justifié par l'action élective que la quinine exerce sur les éléments musculaires. Cette action sur le myocarde est très manifeste; elle est très accentuée aux doses fortes, mais elle n'est cependant pas une action extrêmement redoutable, au moins lorsque le myocarde est sain. Je vous rappelle en effet que l'on a toujours constaté dans tous les accidents survenus chez l'homme, ou provoqués sur des animaux, au laboratoire, toutes les fois en un mot que l'on a administré des doses toxiques de quinine, que le cœur restait toujours l'*ultimum moriens*; et, très souvent, chez la grenouille, lorsque la rigidité cadavérique succédant à la mort déterminée par la quinine a envahi les membres, si à ce moment on ouvre l'animal, on voit le cœur battre encore; ce qui prouve la persistance des propriétés fonctionnelles du myocarde.

Il faut donc retenir cette action nocive de la quinine sur le myocarde surtout dans les cas où celui-ci serait déjà intéressé par une infection, la fièvre typhoïde par exemple ; l'action exercée par l'alcaloïde s'ajouterait alors à celle déjà réalisée par l'infection pour la rendre énergiquement nocive. C'est seulement dans de semblables circonstances qu'il faudra apporter d'étroites restrictions à l'administration de la quinine. J'insiste sur ce point, parce que je crois que l'on a été trop loin en voulant qualifier la quinine de *poison du cœur*; cela est vrai, mais seulement à l'extrème limite, alors que son influence nocive sur le système nerveux s'est déjà, de beaucoup, montré la plus importante et a en quelque sorte épuisé son action. A côté de ces inconvénients incontestables mais, en somme, assez rares, il ne faut pas oublier les avantages, bien évidents surtout avec les doses moyennes et faibles, constitués par l'accroissement momentané de l'impulsion cardiaque, manifesté par la surélévatien de tension, accroissement d'autant plus net et persistant que les doses s'éloignent davantage des doses toxiques. On peut donc conclure qu'il ne se produit pas d'affaiblissement sensible de l'action du cœur aux doses thérapeutiques.

XIIᵉ LEÇON

ACTION DE LA QUININE SUR LES ÉLÉMENTS DU SANG ET SUR LES ÉCHANGES S'ACCOMPLISSANT PAR L'INTERMÉDIAIRE DU SANG. — ACTION SUR LES ORGANISMES INFÉRIEURS ET LES BACTÉRIES. — INTERPRÉTATION DE L'ACTION EXERCÉE PAR LA QUININE SUR L'ORGANISME.

Il nous reste, pour terminer l'étude de l'action physiologique de la quinine et, accessoirement, celle des principaux alcaloïdes qui l'accompagnent dans le quinquina, à approfondir certaines actions exercées par la quinine sur quelques organismes inférieurs et sur les éléments du sang. Cela va nous permettre, en joignant les résultats que nous allons obtenir à ceux déjà exposés relativement à l'action de la quinine sur les différents appareils, de nous rendre compte de la façon dont celle-ci agit, au mieux des intérêts du malade, dans certaines circonstances.

Je vous rappelle ce fait que, sous l'influence de doses assez considérables de quinine, la composition du sang change dans une proportion fort appréciable. Le sang peut même devenir incoagulable ; mais c'est là une propriété que la quinine partage avec la plupart des alcaloïdes pourvu qu'on les mélange au sang en quantité suffisante. Lorsque l'on met, au contact du sang, n'importe quel alcaloïde, on peut voir, lorsque la proportion atteint 1 d'alcaloïde pour 25 ou 30 de sang, la coagulation du sang devenue tout à fait impossible. C'est ainsi que pour la quinine seule il faudrait, pour empêcher la coagulation du sang, introduire en une seule fois dans l'organisme une quantité d'alcaloïde qui ne serait pas moindre de 15 à 20 grammes.

Je vous ai indiqué, d'après Briquet, que la fibrine augmentait notablement dans le sang ; que l'eau subissait aussi une légère augmentation, la plupart du temps à peine appréciable ; que les hématies diminuaient dans une notable proportion ; que les sels et l'albumine ne subissaient que peu ou même pas de changement. Mais, de par la diminution du nombre des hématies et l'augmentation de la fibrine, il résulte que le sang devient, dans une certaine mesure, comparable au sang des chlorotiques.

Cette propriété d'augmenter la quantité de fibrine n'est pas exclusive à la quinine ; toutes les substances antipyrétiques produisent le même résultat.

Chez l'animal vivant et sain, la quinine est absolument incapable de déterminer une destruction globulaire, même lorsqu'elle est administrée à très haute dose. Ce point est assez important à considérer, car il ne paraît pas qu'il en soit ainsi chez l'homme, au moins chez les paludiques, puisque les manifestations englobées autrefois sous la dénomination de fièvre ictéro-hématurique et que l'on envisageait comme une forme grave de la fièvre maremmatique, ont été reconnues depuis pour une forme particulière des accidents toxiques que la quinine pouvait déterminer. La déchéance subie par l'organisme sous l'influence de son envahissement par l'hématozoaire du paludisme, semble donc rendre les hématies plus vulnérables aux fortes doses de quinine.

Cependant, on peut observer *in vitro* la destruction des hématies et la formation de méthémoglobine, mais seulement sous l'influence de doses considérables de quinine ajoutées au sang. La question de susceptibilité individuelle est encore prouvée par ce fait que l'on a observé des accidents de méthémoglobinurie et d'hématurie chez certains individus prédisposés. Ces accidents sont même provoqués parfois chez les animaux à la suite d'injections intra-veineuses pratiquées avec des solutions de quinine trop concentrées, ou sur des animaux à résistance fortement diminuée : on voit survenir dans ces circonstances une véritable hémoglobinurie quinique.

L'action la plus importante exercée par la quinine sur le sang est l'influence anti-oxydante qu'elle exerce sur les hématies en entravant l'ozonisation de l'oxygène. Vous savez que cette ozonisation de l'oxygène au contact des hématies a été attribuée à l'influence exercée par les phénomènes thermo-électriques qui s'accomplissent dans l'inti-

mité des tissus. Je vous rappelle combien la teinture de gaïac bleuit
facilement lorsqu'on la met en présence du sang et de l'air; or, cette
ozonisation est entravée par une très faible dose de quinine. L'ozonisation est d'autant plus active que la saignée est plus récente et
l'action de la quinine est d'autant plus énergique que l'ozonisation
elle-même est plus accentuée. Il en résulte qu'il est logique de conclure que le maximum de cette action anti-ozonisante, si l'on peut
dire ainsi, se produit dans l'organisme vivant; et que, suivant
la dose administrée, la quinine peut entraver plus ou moins efficacement les phénomènes d'oxydation interstitielle dans l'organisme.

Il est vrai que beaucoup d'alcaloïdes ont la même propriété et
entravent aussi l'ozonisation, par exemple, la morphine, l'atropine,
la strychnine; mais aucun n'est, assurément, aussi puissant à cet
égard que la quinine : il suffit, par exemple, de faire une injection
veineuse de 50 centigrammes à 1 gramme de quinine à un lapin pour
voir les hématies perdre leur propriété ozonisante et le sang cesser de
bleuir la teinture de gaïac au sortir de la veine.

De plus, les sels de quinine solubles, et notamment le chlorhydrate,
empêchent le transport de l'ozone par l'hémoglobine sur les substances oxydables. C'est ainsi que de l'indigo est très rapidement déco-
loré, c'est-à-dire oxydé, par de l'essence de térébenthine en présence
d'une petite quantité de sang fraîchement tiré de la veine. Si l'on
répète l'expérience après addition de un millième de quinine, cette
propriété ozonisante va être perdue, le mélange restera coloré.

Il y a cependant un point important à considérer, car il permet
d'apporter quelques restrictions à l'interprétation de cette action dans
l'organisme, c'est que ce ralentissement ne se fait que dans un milieu
alcalin; dans un milieu neutre ou acide, l'oxydation, la décoloration
de l'indigo est beauconp plus active.

Il en résulte donc que la quinine paraît capable d'enlever aux
hématies la propriété de se charger d'oxygène naissant dans le cours
de la circulation; et il est facile de concevoir que cette propriété doit
encore s'exercer plus activement, plus spécialement, dans le cours de
la circulation pulmonaire : par conséquent, les hématies sont moins
aptes à remplir leurs fonctions de combustion.

De là l'explication très naturelle du phénomène de diminution des
oxydations, d'où résulte, dans une notable mesure, l'abaissement de
la température, en même temps que le ralentissement de la désassi-

milation et de certaines éliminations. La dénutrition est ralentie, l'élimination des substances azotées est diminuée, notamment celles voisines de leur maximum d'oxydation, comme l'ont montré les expériences de Ranke et comme je vous l'ai fait observer d'après les chiffres des tableaux de Kerner. L'azote total des urines diminue dans la proportion de 25 à 35 p. 100; la diminution du soufre des albuminoïdes peut atteindre jusqu'à 39 p. 100.

On peut donc dire, en définitive, — et c'est la première fois que nous voyons ce terme justifié, — que la quinine constitue un très énergique agent antidéperditeur, tout en ne s'opposant qu'assez faiblement aux phénomènes intimes de nutrition qui s'accomplissent dans la profondeur de l'organisme.

Mais il est un autre point, fort intéressant encore, qui va nous permettre de pénétrer plus avant dans le mécanisme de l'action intime de la quinine. Sous l'influence de la quinine, l'oxygène paraît fixé plus énergiquement sur l'hémoglobine; il semblerait même que l'ozonisation, la transformation de l'oxygène ordinaire en oxygène actif, ne puisse s'effectuer; il se passe quelque chose d'analogue à ce que l'on observe lorsque l'on met les hématies sous l'influence de l'oxygène pur en augmentant la tension de ce gaz.

Voici une excellente preuve de ce fait : vous savez que lorsque l'on abandonne du sang au contact de l'air, une quantité plus ou moins considérable d'acides gras prend naissance par suite de l'oxydation, spontanée, suivant que ce sang est exposé sur une plus ou moins grande surface à l'influence de l'air; or, lorsqu'on pratique une saignée sur un animal, après injection préalable de quinine, et qu'on abandonne ce sang au libre contact de l'air, on voit que la quantité d'acides gras est de beaucoup inférieure à celle qui se forme lorsque le sang est abandonné à l'air à l'état naturel, c'est-à-dire lorsqu'il n'y a pas eu injection préalable de quinine.

Une autre preuve encore est cette observation faite par Manasseïn dans ses remarquables études sur les globules sanguins, que les hématies augmentent de volume lorsque l'on vient à les soumettre à l'action de l'oxygène sous une pression supérieure à celle de l'air atmosphérique : l'augmentation de volume est proportionnel à l'abaissement de température que l'on observe dans ce cas. La quinine déterminerait également l'augmentation du volume des hématies.

Bien différente est l'action exercée à ce point de vue par la quinine sur les globules blancs ; sous l'influence de la quinine, on voit alors une diminution de l'affinité des leucocytes pour l'oxygène, en même temps qu'une diminution dans le nombre de ces leucocytes qui subissent aussi une diminution de volume : il faut, il est vrai, pour arriver à des résultats absolument probants, introduire des quantités un peu considérables de quinine dans l'organisme des animaux, il faut arriver au moins au vingt millième du poids du corps ; mais, dans ces conditions, on constate une diminution de la quantité des leucocytes qui peut atteindre, en quelques heures, le quart de leur quantité primitive, en même temps que la quantité d'oxygène fixé sur ces leucocytes s'abaisse notablement.

En outre, sous l'influence de la quinine on voit les mouvements amœboïdes des leucocytes se ralentir nettement et progressivement, suivant la dose, et même disparaître complètement. Cette action est très remarquable, surtout en dehors de l'organisme, *in vitro*. Pour arriver à les anéantir dans l'organisme vivant, il faudrait administrer une telle dose de quinine qu'elle donnerait lieu à des manifestations toxiques avant que cette diminution des mouvements amœboïdes des leucocytes puisse être constatée.

Un certain nombre de circonstances font varier cette action de la quinine ou plutôt l'intensité de cette action. C'est d'abord l'état sain ou morbide de l'individu ou de l'animal sur lequel on expérimente ; on peut constater, par exemple, que l'effet antidéperditeur de la quinine peut être plus ou moins considérablement amoindri ou même annulé complètement. C'est, d'autre part, la question des doses ; lorsqu'elles sont exagérées, l'effet prédominant consiste dans l'arrêt des oxydations qui entraîne une diminution considérable de l'activité vitale cellulaire et se traduit encore par un abaissement de température.

A ce point de vue, une interprétation proposée par Kerner est fort intéressante et peut permettre d'expliquer, dans quelques cas, l'action de la quinine donnée même à doses assez considérables. Kerner a reconnu que, sous l'influence des agents d'oxydation intense, la quinine pouvait fixer les éléments de deux oxhydryles c'est-à-dire une molécule d'eau et un atome d'oxygène, et se transformer en un composé qu'il a appelé la *dihydroxylquinine*, ne différant de la quinine que par 2OH en plus.

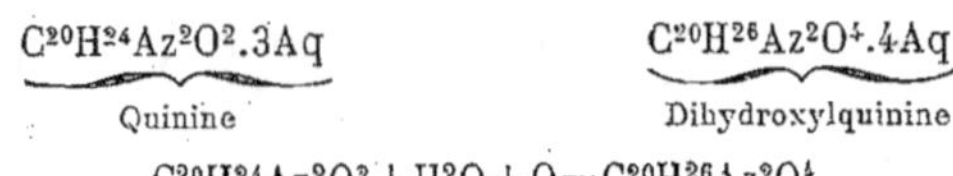

$$\underbrace{C^{20}H^{24}Az^2O^2.3Aq}_{\text{Quinine}} \qquad \underbrace{C^{20}H^{26}Az^2O^4.4Aq}_{\text{Dihydroxylquinine}}$$

$$C^{20}H^{24}Az^2O^2 + H^2O + O = C^{20}H^{26}Az^2O^4$$

Cette dihydroxylquinine prendrait naissance dans l'organisme des individus en puissance de fièvre sous l'influence des éléments vivants portés à leur maximum de puissance oxydante au moment de la combustion fébrile, et cela permettrait d'expliquer comme quoi, dans certaines circonstances, l'administration de doses même considérables de quinine peut être supportée sans qu'il en résulte soit des accidents toxiques, soit même un avantage au point de vue du résultat thérapeutique produit par la quinine. Grâce à une suractivité particulière dans les oxydations de l'organisme, cette transformation de la quinine s'effectuerait presque aussitôt; et, comme cette dihydroxylquinine est absolument inerte au point de vue médicamenteux, n'a pas de propriété antipyrétique et se trouve même à peu près dénuée de tout pouvoir toxique, il serait naturel de n'obtenir alors aucun des effets de la quinine.

Cependant, si cette interprétation peut être valable dans certaines circonstances, il en est un assez grand nombre dans lesquelles elle ne peut plus être invoquée : on sait par exemple que, dans certains cas où la quinine se montre sans action sur des états fébriles opiniâtres, lorsque l'on augmente les doses de quinine ou que l'on en prolonge l'administration, on peut voir survenir une exaspération des symptômes contre lesquels on cherche à lutter : un redoublement de la fièvre, un état de dépression très marqué, l'appauvrissement du sang; en un mot, tous les accidents toxiques dus à des doses exagérées de quinine. C'est surtout à l'époque où l'on employait la quinine à doses assez élevées, dans les cas de rhumatisme articulaire aigu, par exemple, que l'on a pu faire ces observations et relever des cas dans lesquels l'interprétation de Kerner pourrait rendre compte des phénomènes, ainsi que d'autres où elle ne pourrait être admise et où l'on observait seulement les phénomènes d'intolérance, voire d'intoxication.

Je vous disais tout à l'heure que l'on observait, sous l'influence de la quinine, un arrêt des mouvements amœboïdes des leucocytes, arrêt beaucoup plus énergique sous l'influence de la quinine que sous l'influence de tout autre alcaloïde capable de le déterminer également. Il y a, en même temps, lorsque les doses sont élevées, une diminution considérable du nombre des leucocytes.

Cette action a été nettement démontrée par une série d'expériences de Binz puis de Scharrenbroich, qui ont porté sur des grenouilles et qui ont montré que les phénomènes d'inflammation, susceptibles d'être provoqués artificiellement sur le mésentère de ces animaux, étaient très différents suivant que l'on faisait ou que l'on ne faisait pas intervenir la quinine. Ces expériences ont été menées d'une façon précise et faites dans deux conditions différentes :

La quinine a d'abord été injectée à des grenouilles avant que l'inflammation artificielle provoquée par contact d'essence de moutarde sur le mésentère fut déterminée. Dans ce cas, sous l'influence préalable de la quinine, l'action irritante de l'essence de moutarde ne s'est pas traduite par ses manifestations habituelles : il n'y eut point de dilatations vasculaires, d'accumulation des leucocytes à l'intérieur des vaisseaux, ni d'émigration des leucocytes à travers les parois dans le tissu cellulaire du mésentère.

Dans une autre série d'expériences l'action irritante déterminée par l'essence de moutarde a été réalisée en premier lieu, et la quinine n'a été injectée que lorsque les leucocytes commençaient à distendre les vaisseaux et à s'infiltrer dans les tissus extra-vasculaires. Sous l'influence de cette injection, on pouvait constater une diminution notable du nombre des leucocytes à l'intérieur des vaisseaux, en même temps que l'arrêt de leurs mouvements et, par suite, de leurs migrations. Si, à ce moment, on versait sur le mésentère une goutte d'une solution très diluée de quinine, on voyait les leucocytes perdre immédiatement tout mouvement et venir s'accumuler contre la paroi externe des vaisseaux. Les préparations microscopiques représentées dans la figure 18 montrent avec une grande netteté ces modifications.

Ce sont évidemment là des expériences dont l'intérêt n'est pas à faire ressortir, mais dont l'interprétation est encore assez difficile; car il y a un grand nombre de circonstances dans lesquelles on ne peut que constater l'impuissance de la quinine. Dans les cas, par exemple, où l'organisme est en proie à de vastes suppurations, dans la fièvre purulente, ou même dans la leucocythémie, l'emploi de la quinine ne donne pas des résultats comparables à ceux que l'on serait en droit d'attendre d'après ces expériences de Binz.

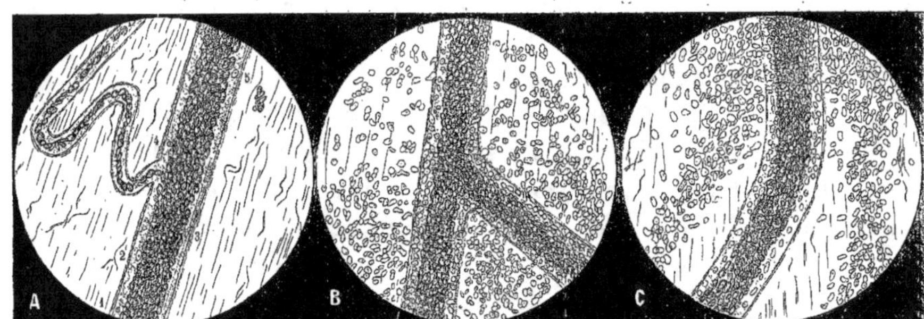

Fig. 18. — Action de la quinine sur les leucocytes de la grenouille (d'après Binz et Scharrenbroich).
Les hématies sont figurées par les corpuscules ovoïdes ombrés, les leucocytes par les corpuscules clairs.

A. — Vaisseau du mésentère de la grenouille à l'état normal. On voit la cavité du vaisseau presque entièrement remplie par les hématies; et l'on peut distinguer seulement cinq leucocytes, mis en évidence par les chiffres 1, 2, 3, 4, 5.

B. — Vaisseau du mésentère en état d'inflammation. La quantité des leucocytes est considérable, surtout à l'extérieur du vaisseau.

C. — Arrêt de l'inflammation sous l'influence d'une solution faible de quinine. Le nombre des leucocytes diminue, leurs mouvements s'arrêtent et ils viennent s'appliquer contre la paroi vasculaire.

J'ajoute que, dans cette action exercée par la quinine sur les leuco-cytes, il faut non seulement tenir compte de l'influence exercée sur la substance vivante, mais encore de l'action physique particulière exercée par cet alcaloïde sur des substances inertes. Ainsi, au cours de ses expériences, Binz montra que la quinine était non seulement capable d'arrêter les mouvements amœboïdes des leucocytes, mais qu'elle pouvait encore exercer la même action sur des corps inertes tels que le noir de fumée, le cinabre, qui présentent dans l'eau ce mouvement brownien. Ce mouvement est arrêté encore plus efficace-ment par la quinine qu'il ne l'est sous l'influence d'acides ou de bases énergiques, ou même d'alun qui jouit cependant à cet égard d'un pouvoir tout spécial.

Il y a donc, incontestablement, une action physico-chimique qui vient se joindre à l'action toxique exercée par la quinine sur l'élé-ment vivant.

Il est encore une série de faits très importants pour l'interprétation de l'action exercée par la quinine sur l'organisme vivant; je veux parler des effets que la quinine exerce sur les organismes inférieurs et les bactéries.

Ces effets, aussi bien pour les bactéries que pour les organismes inférieurs, sont semblables à ceux que l'on a pu observer sous l'in-fluence de la privation d'oxygène. Certains micro-organismes résis-tent avec plus ou moins d'énergie à l'action destructive de la quinine; et il est remarquable que ceux qui résistent le plus sont précisément ceux qui résistent aussi le mieux à la privation d'oxygène. Ainsi, le penicillium, les amibes, les euglènes des eaux salées qui résistent si facilement dans des atmosphères privées d'oxygène, se montrent aussi les organismes les plus résistants à l'action de la quinine.

Il faut évidemment faire intervenir ici une action particulière exercée par la quinine sur le protoplasma, c'est-à-dire sur les diverses variétés de substances albuminoïdes; et une expérience très simple va nous permettre de comprendre la valeur du rôle que peut jouer cette action de la quinine sur la matière albuminoïde.

Vous savez que le sulfate de quinine en dissolution dans l'eau, grâce à l'addition d'une faible quantité d'acide sulfurique, donne une solution fluorescente; or, cette solution perd sa fluorescence par l'ad-dition d'une très faible quantité d'albumine : la quinine n'est pas alté-rée, mais l'addition d'albumine a suffi pour lui faire perdre la propriété physique de la fluorescence, celle-ci devient absolument nulle une fois que la quinine a été mélangée à une solution albumineuse.

Étant encore loin d'être fixé sur la constitution des substances albuminoïdes, il nous est impossible d'interpréter cette action, il n'y a qu'à en tenir compte comme élément de preuve que la quinine doit exercer une action différente sur les albumines suivant leur constitution; ce qui concorde avec cette observation que l'action toxique de la quinine, c'est-à-dire la mort du protoplasma, s'exerce avec d'autant plus d'énergie que ce protoplasma est plus différencié, c'est-à-dire que l'on s'élève davantage dans l'échelle des êtres organisés. Par exemple, son action est très intense sur la plupart des protozoaires.

D'autre part, l'albumine mélangée à une proportion variable de quinine ne supporte plus que difficilement le phénomène de peptonisation; l'action des diastases est fortement entravée; il en est de même, d'ailleurs, avec la plupart des alcaloïdes. Mais j'aurais à répéter à ce sujet ce que je disais à propos des hématies et des leucocytes, l'action de la quinine est encore ici beaucoup plus intense que celle des autres alcaloïdes.

La diminution des processus d'oxydation ressort avec une entière certitude des expériences rapportées antérieurement; et il est évident que tous ces faits concordent pour constituer des preuves de l'action de la quinine sur les phénomènes de nutrition intime de l'organisme. Mais il faut encore tenir compte d'un certain nombre de faits; et, peut-être, dans une étude attentive et serrée, permettront-ils de donner l'explication nette d'actions de la quinine qui sont encore un peu indécises actuellement.

Les phénomènes de fermentation sont tous plus ou moins entravés sous l'influence de la quinine. A cet égard, les conclusions de Binz étaient très précises : il avait remarqué que la levure de bière, le ferment lactique, le ferment butyrique étaient complètement paralysés par des doses très faibles de quinine. Ces allégations de Binz avaient été contredites dans ces dernières années; mais cependant elles sont parfaitement exactes et je puis même vous rendre témoins de l'intensité avec laquelle la quinine détermine la mort des organismes monocellulaires, lorsqu'on la fait agir en quantité suffisante, c'est-à-dire exagérée dans le cas particulier, sur des organismes en pleine activité vitale.

Voici deux fioles dans lesquelles de la levure de bière agit, depuis quelques heures, sur une liqueur sucrée. Pour développer l'action dans toute son intensité, on a placé ce mélange dans l'étuve à 40° et vous pouvez constater par la mousse abondante qui recouvre le liquide que la fermentation est en pleine activité. Chacune de ces fioles renferme un litre de liquide de Raulin dans lequel on a fait dissoudre 100 grammes de glucose plus 10 grammes de gélatine et auquel on a ajouté 50 grammes de levure de bière délayée dans de l'eau. Après une demi-heure d'exposition à l'étuve à la température de 40°, la fermentation était franchement déclarée ; à présent, elle est tumultueuse. Je verse dans l'une des fioles une solution de 2 grammes de chlorhydrate de quinine dissous dans 10 centimètres cubes d'eau tiédie au bain-marie et vous allez voir la fermentation s'apaiser peu à peu puis cesser complètement au bout de quelques minutes, tandis qu'elle continuera, à peine modérée par le refroidissement, dans la seconde fiole abandonnée à la température ambiante. C'est donc bien l'influence exercée par la solution de chlorhydrate de quinine et non pas le passage d'une température de 40° à la température de la chambre qui a provoqué l'arrêt de cette fermentation.

De plus, si la proportion de quinine en présence de laquelle se sont trouvées les cellules de levure n'est pas trop considérable, un simple lavage à l'eau distillée sur filtre peut leur permettre de recouvrer leurs propriétés fonctionnelles de ferment alcoolique lorsqu'on les replacera au sein d'un liquide sucré approprié : la rapidité avec laquelle se développera leur action fermentescible ainsi que l'énergie de cette action seront d'autant plus influencées que la proportion de sel de quinine en dissolution aura été plus considérable ou que le contact entre la solution quinifère et les cellules de levure aura été plus prolongé ; la mort de la cellule étant pour chacun de ces cas la limite de l'influence exercée par la quinine sur le protoplasma.

Voici donc une observation fort importante, et des faits à mettre en opposition, en quelque sorte, avec ceux de la suractivité que la quinine, à petite dose, imprime aux leucocytes ; car, si nous avons reconnu, d'une part, que la quinine est capable d'empêcher le transport de l'ozone par les hématies sur les substances oxydables, ou, ce qui revient au même, d'empêcher l'ozonisation de l'oxygène en présence des hématies, l'expérience nous apprend qu'elle est, inversement, capable de faire acquérir à certains protoplasmas végétaux la propriété d'effectuer ce transport ou cette transformation.

L'observation et l'expérience nous démontrent la réalité de certains phénomènes, en apparence fort contradictoires : l'action des diastases est ralentie, mais l'action des phagocytes est exagérée par la quinine, à doses faibles et moyennes, comme aussi l'action du transport de l'oxygène ozonisé par le protoplasma végétal ou l'ozonisation même de cet oxygène. C'est seulement sous l'influence des doses élevées que les propriétés fonctionnelles de ces organismes vivants, stimulées par les doses faibles, viennent à être entravées, inhibées et, finalement, anéanties. Je vous rappelle même, à ce sujet, que l'arrêt des mouvements amœboïdes des leucocytes ne peut être provoqué, à moins que ce ne soit sous l'influence d'une dose considérable, dans l'organisme d'un animal vivant.

Les recherches de Binz relatives à l'action exercée par la quinine sur les organismes vivants, celles de Kerner relatives à la formation de la dihydroxylquinine, m'ont fait penser qu'il y aurait un grand intérêt à essayer de déterminer ce que devient la quinine en présence de cellules capables de lui résister, tout en accomplissant les actes physico-chimiques corrélatifs de leur activité vitale; en d'autres termes, à déterminer les produits de métamorphose de la quinine mélangée à des milieux nutritifs appropriés au développement de certains organismes bien déterminés, la levure de bière, le pénicillium, par exemple.

Ces recherches, quoique entreprises depuis un certain temps déjà, ne m'ont pas encore conduit à des résultats suffisamment nets et précis pour que je croie intéressant de les faire intervenir ici ; elles m'ont permis seulement de vérifier, tout à la fois, l'assertion de Guyochin relativement à la formation de quinidine et celle de Kerner relativement à la formation de la dihydroxylquinine. Il se produit, en même temps, une assez notable proportion de produits alcaloïdiques incristallisables dont je poursuis l'étude, produits dont l'action physiologique me paraît appelée à jeter quelque clarté dans les tentatives d'interprétation de l'action exercée par la quinine sur les êtres vivants. Les proportions relatives de ces substances sont essentiellement variables avec les conditions expérimentales, et notamment avec la facilité plus ou moins grande laissée aux cultures de s'accomplir avec l'intervention de l'oxygène de l'air. Quelques-uns de ces produits sont de simples produits d'oxydation; et on peut réaliser leur formation en soumettant la quinine, de préférence en milieu alcalin et en présence d'albuminoïdes, à l'action d'un courant d'oxygène ozonisé. L'addition d'une très petite proportion de lactate de manganèse facilite beaucoup la production de ces dérivés.

En somme, il s'agit ici d'une question fort complexe et qui soulève continuellement de nouvelles difficultés d'exécution aussi bien que d'interprétation. L'étude des métamorphoses subies par la quinine sous l'influence d'organismes vivants dont la biologie est réduite à la plus grande simplicité possible, me paraît permettre d'espérer l'obtention de résultats qui mettront sur la bonne voie pour expliquer le mode d'intervention de cette substance chez les organismes supérieurs.

Cette action offensive de la quinine est beaucoup plus intense, mais aussi plus complexe, lorsque l'on s'adresse à des êtres d'une organisation plus compliquée, aux gros infusoires tels que les Paramécies, les Kolpodes, les Monades. Il suffit par exemple d'une solution à 1/800 de chlorhydrate neutre de quinine pour arrêter les mouvements des infusoires que l'on peut rencontrer dans l'eau des mares.

Certains organismes inférieurs sont encore plus sensibles à l'action de la quinine; et, à ce sujet, les *Hématozoaires du paludisme* présentent la sensibilité la plus remarquable. Il suffit de 1/3000 d'un sel soluble de quinine dans une solution pour qu'ils prennent aussitôt ces formes particulières que l'on a appelées leurs formes cadavériques.

La quinine jouit aussi de propriétés antiseptiques fort remarquables, car une solution à 2 p. 1000 détermine des effets antiseptiques analogues à ceux d'une solution phéniquée. Une solution à 5 p. 1000 s'oppose au développement des bactéries de la putréfaction; on peut même arrêter une putréfaction en cours d'évolution, mais il faut alors faire usage de solutions beaucoup plus riches, à 20 p. 1000 : vous savez, en effet, qu'il y a une grande différence entre empêcher une fermentation de se mettre en marche ou en arrêter une en pleine évolution.

Mais cette action antiseptique de la quinine est, en général, assez faible, et l'on voit les bactéries du sang putride pulluler dans une solution à 2 p. 1000 comme dans de l'eau pure. C'est principalement sur certains organismes animaux des plus inférieurs, et notamment sur les hématozoaires du paludisme, qu'on lui voit exercer une action des plus remarquables et des plus intenses.

Interprétation de l'action exercée par la quinine sur l'orga-

nisme. — Trois actions physiologiques absolument incontestables dominent, en quelque sorte, les modifications provoquées, au point de vue pharmacodynamique, par les doses modérées de quinine, et cela en dehors de toute action spécifique comme celle que nous lui verrons exercer sur les hématozoaires du paludisme : c'est, d'abord, la sédation du rythme des contractions cardiaques; en second lieu, une modération dans la production de la chaleur animale ; enfin, une diminution encore plus marquée de la combustion des éléments organiques et de la dénutrition cellulaire. Ces modifications trahissent le rôle considérable joué dans leur production par le système nerveux ; et elles doivent s'interpréter, aussi bien que les modifications éprouvées par le tissu musculaire, au moyen des actions exercées par la quinine : sur les composés albuminoïdes d'abord; puis sur les processus de fermentation — ce mot étant pris dans un sens absolument général et désignant tous les phénomènes de dédoublement se réalisant sous l'influence des diastases —; sur les éléments anatomiques aussi bien que sur les micro-organismes ; sur les échanges organiques, influence dont les expériences de Kerner fournissent la preuve manifeste; enfin, par une action sur le sang et les leucocytes.

Lorsqu'on le met en conflit avec la quinine, le protoplasma cellulaire présente une résistance toute particulière à l'action de l'oxygène ; son oxydation est moindre, la désassimilation est ralentie et plus difficile qu'à l'état normal. Le protoplasma cellulaire se trouve entravé dans ses différents modes d'activité vitale; et cette entrave nous explique l'abaissement de température que l'on peut voir survenir dans certaines conditions, ainsi que la diminution remarquable dans l'élimination de l'azote et du soufre.

Chez l'homme et les animaux supérieurs l'influence ne saurait être aussi simple, et il faut tenir grand compte de l'intervention du système nerveux. L'action excito-motrice que la quinine exerce sur le système nerveux central, action qui retentit notamment sur l'appareil circulatoire dont les vaso-moteurs sont encore impressionnés par l'intermédiaire du grand sympathique, doit évidemment entrer pour une grande part dans l'interprétation des phénomènes; mais ceci, je ne saurais trop le répéter, à la condition que la quinine soit administrée à doses faibles, car les doses massives, au contraire, dépriment, paralysent, tuent la substance nerveuse; l'incitabilité, d'abord accrue, se trouve bientôt rapidement déprimée.

Je crois vous l'avoir déjà dit, la quinine se localise dans la cellule nerveuse, et cette localisation est complètement en accord avec les phénomènes d'ivresse quinique, le délire, l'amblyopie, la surdité; mais toutes les parties du système nerveux ne sont pas également impressionnées. L'alcaloïde paraît exercer une action élective sur le bulbe, bien manifeste seulement, il est vrai, lorsque les doses sont plutôt exagérées, voire toxiques. A cet égard, les bourdonnements d'oreilles et la diminution de l'acuité auditive constituent des manifestations d'une délicatesse et d'une sensibilité exquises. Alors que l'ivresse, le délire et l'amblyopie sont des symptômes d'ordre surtout toxique, les bourdonnements d'oreilles s'observent parfois avec une intensité remarquable, même lorsque la quinine a été administrée à faibles doses et bien avant que la circulation et la respiration soient atteintes; ou bien ils persistent alors que tous symptômes vaso-moteurs et autres ont complètement disparu. L'action exercée localement par la quinine sur les cellules multipolaires de la couche ganglionnaire de la rétine fournit une preuve expérimentale évidente de l'importance qu'il faut attribuer au rôle que joue le système nerveux dans les manifestations symptomatiques provoquées par cet alcaloïde.

D'après les données récemment introduites dans la science, la quinine provoquerait, à dose suffisante, une rétraction des prolongements protoplasmatiques et cylindraxiles des neurones entraînant une contiguité, et par suite une conductibilité moins parfaite. Cette conception permet d'interpréter facilement la presque totalité des influences exercées et se traduisant par les différentes manifestations exposées dans les leçons précédentes.

L'action modératrice sur les centres thermogènes du bulbe est bien prouvée par l'expérience de Binz, qui constate que la température ne s'élève plus après section de la moelle cervicale lorsque l'animal sur lequel on pratique cette expérience a été préalablement soumis à l'action de la quinine. Mais il peut se produire aussi une influence, en quelque sorte secondaire, par l'intermédiaire des centres médullaires gouvernant la circulation et la calorification. On observe une excitation des vaso-moteurs déterminant l'accroissement de la tension vasculaire, une circulation plus active, la réduction du calibre des artérioles, tous phénomènes entraînant une diminution de la température et résultant de l'impression excitante déterminée par la quinine sur le grand sympathique : ces manifestations sont, en effet, identiques à celles que l'on observe sous l'influence de la galvanisation du sympathique.

La quinine influence puissamment la moelle, ainsi que le prouvent avec la plus entière évidence l'anesthésie que l'on peut réaliser chez les animaux par voic d'injection intra-veineuse, ainsi que les accès épileptiformes que l'on peut provoquer principalement chez les animaux jeunes. Eulenburg avait voulu trouver dans cette influence l'explication des propriétés physiologiques manifestées par la quinine et, d'expériences pratiquées sur des grenouilles, il avait cru pouvoir conclure que cet alcaloïde paralyse d'abord les centres réflexes de la moelle puis ceux de la sensibilité et des mouvements volontaires dans le cerveau. Mais les mouvements réflexes persistent, même à doses toxiques, à moins que la quinine ne puisse venir imprégner directement les éléments nerveux de la moelle qui perd alors ses propriétés par suite de l'action de contact exercée immédiatement par la substance toxique ; et c'est ainsi, comme l'a montré M. Jolyet, qu'il faut interpréter les expériences d'Eulenburg.

Enfin, d'autres observateurs ont voulu faire jouer à l'action exercée par la quinine sur le tissu musculaire le principal rôle ; les éléments musculaires du cœur et des vaisseaux seraient les plus directement intéressés. Nasse et Waldorf, Lewitzki, Vicenzo Chirone entre autres, accepteraient volontiers cette interprétation que semblent confirmer les modifications subies par le cœur et la circulation, ces modifications cardiaques et vasculaires étant tout à la fois une conséquence de l'action exercée par la quinine sur l'élément musculaire et sur l'élément nerveux par l'intermédiaire des ganglions intracardiaques et des vaso-moteurs. Mais c'est alors d'une action toxique qu'il s'agit, et nous trouvons encore une fois confondues ces deux notions, pourtant bien distinctes et bien essentielles à distinguer, de l'action toxique et de l'action médicamenteuse.

Cependant, il y a encore un autre mode d'action que Binz avait nettement mis en évidence, l'un des premiers certainement, et alors que l'on ne connaissait pas l'action particulière, spécifique pourrait-on même dire, d'une foule de substances antiseptiques : il s'agit d'une *véritable neutralisation* de la cause de la fièvre, que cette cause réside dans des micro-organismes sortant périodiquement, comme génération nouvelle, de son lieu d'incubation [organes lymphatiques, rate] pour aller provoquer par irritation vaso-motrice la série des phénomènes constituant la fièvre; ou bien que cette cause réside dans la diffusion de poisons chimiques qui, accumulant les irritations, provoquent des décharges nerveuses périodiques, une désassimilation plus active de l'albumine organisée et une élévation de température.

Il est évident que la quinine agit, en définitive, par tous ces mécanismes à la fois; et qu'ici encore, il y a lieu de tenir compte aussi bien de l'action exercée sur le système nerveux que de son action sur l'appareil circulatoire et de son action en tant que substance antiseptique.

D'ailleurs, dans les affections septicémiques qui présentent un double caractère, putride et fébrile, l'action de la quinine présente un caractère multiple; on réalise avec elle l'alliance d'un agent antiseptique avec un antithermique, et un antipyrétique en même temps qu'un modificateur de la nutrition.

Il y a également une distinction très importante à établir entre les effets déterminés par la quinine sur les éléments figurés et sur leurs produits solubles. Il semble qu'il existe, de la part de la quinine, sur les éléments solubles qui peuvent circuler dans l'organisme, une véritable action d'antagonisme, antagonisme vrai, chimique ou biologique; mais dans certaines circonstances seulement : nous savons, en effet, qu'il y a des circonstances dans lesquelles la quinine, sans exercer d'action antipyrétique, provoque une action médicamenteuse qui ne peut guère s'interpréter que par le fait d'une action d'antagonisme.

L'image de cette action d'antagonisme nous est très fidèlement représentée par ce fait que l'action spécifique de la quinine sur l'hématozoaire du paludisme s'exerce à des doses beaucoup plus faibles que celles nécessaires, par exemple, pour arrêter, *in vitro*, les mouvements des leucocytes. De même, les solutions à 5 p. 1000 n'ont plus aucune action sur les spirilles d'Obermeïer, les poisons septiques du typhus, etc. On conçoit facilement et volontiers que l'action de la quinine soit différente quand elle s'exerce sur des ptomaïnes ou des leucomaïnes, des toxalbumines, des zymases, comme elle est différente lorsqu'elle s'exerce sur des organismes voisins mais dissemblables. Action antiseptique et action antagonistique, voilà à quoi peut se réduire, en maintes circonstances, l'influence exercée.

Certains médicaments que l'on pourrait dans bien des cas employer à titre de succédanés de la quinine sont moins antipyrétiques et plus antiseptiques ou, au contraire, moins antiseptiques et plus antipyrétiques. L'acide salicylique, l'antipyrine, la kaïrine, la thalline, certains alcools et phénols pourraient servir de preuve évidente à cette assertion. C'est précisément dans le fait de distinguer les indications relatives à l'emploi de chacune de ces substances médicamenteuses que réside cet art thérapeutique qui fait que, dans certaines circonstances, on obtient d'excellents résultats avec tel ou tel médicament de préférence à un autre.

Je n'insiste pas ici sur l'influence heureuse exercée par la quinine dans tous les cas de périodisme : ce que j'en ai dit déjà me semble suffisant et je n'aurais aucune considération nouvelle à faire intervenir.

En résumé, en tant que substance médicamenteuse, la quinine peut provoquer des manifestations fort opposées. Pendant longtemps, la controverse roula à peu près exclusivement sur les points de savoir si la quinine était un hyposthénisant ou un hypersthénisant. Les résultats, tant de l'observation clinique que de l'expérimentation, montrent qu'elle peut être l'un ou l'autre; c'est une question d'opportunité dans l'application et surtout de doses.

C'est une loi physiologique absolue que la paralysie succède à l'excitation prolongée d'un élément vivant; mais le degré d'impressionnabilité n'est pas le même pour tous les éléments anatomiques, et cela nous explique pourquoi l'on peut observer ce fait, en apparence contradictoire, de l'excitation de certains appareils coïncidant avec la paralysie de certains autres. Cette constatation ne pouvait manquer de se produire pour la quinine, et elle a contribué à fournir des arguments pour les théories les plus opposées, en même temps qu'à rendre plus difficiles, je dirais presque volontiers à fausser les interprétations que l'on pouvait donner de l'action multiple et diverse exercée par cette substance médicamenteuse.

Retenons, en dernière analyse, que, chez l'homme sain, la quinine ne peut pas même être considérée comme un tonique indirect, car elle ne fait que troubler la digestion, diminuer l'appétit, ralentir les échanges nutritifs : elle provoquerait donc plutôt un affaiblissement de l'organisme. Chez le fébricitant, au contraire, elle tend à déterminer la chute de la fièvre, elle régularise la circulation, stimule l'appétit, diminue les combustions et les pertes organiques, retarde l'épuisement et rend la vie plus longtemps possible dans une période où l'alimentation est à peu près nulle. En ce sens, elle est comparable à l'alcool ; mais, comme nous l'avons déjà vu pour ce dernier [1], cette influence est passagère et on ne peut chercher impunément à la prolonger.

1. Voir *Leçons de pharmacodynamie et de matière médicale*, deuxième série, p. 332.

XIIIe LEÇON

Quinidine. — A côté de la quinine, le quinquina renferme un certain nombre d'autres alcaloïdes dont l'action va nous occuper maintenant et dont j'aurai peu de choses à dire, après tous les détails précédents sur la quinine.

L'alcaloïde qui se rapproche le plus de la quinine est celui qui a reçu le nom de *Quinidine* : c'est un isomère de la quinine que l'on trouve, en proportion plus ou moins considérable, dans les différentes variétés d'écorces. Son action est moins intense que celle de la quinine, sauf l'action convulsivante, mais presque absolument identique. Il faut environ 1 gr. 50 de quinidine pour équivaloir, au point de vue physiologique, à 1 gramme de quinine.

Je vous ai déjà dit, en étudiant la matière médicale des quinquinas, que la quinidine se trouve en proportions assez considérables dans certains quinquinas, ceux de la Nouvelle-Grenade notamment; et je vous rappelle aussi ce fait que l'action exercée par la lumière sur les écorces est la cause de leur richesse en quinidine, laquelle ne se produirait qu'aux dépens de la quinine.

Les sels de quinidine sont plus solubles que les sels de quinine; leur action sur l'organisme animal est, à peu de chose près, la même que celle des composés correspondants de la quinine. Son emploi a donné d'excellents résultats dans le traitement des affections d'origine palustre.

Sur la circulation, les effets de cette substance sont un peu moins accentués que ceux de la quinine, à moins que la dose ne soit plus forte, auquel cas ils deviennent identiques. La quinidine possède la propriété désavantageuse de provoquer plus facilement que la quinine de la diarrhée et des vomissements. L'action de la quinidine est particulièrement remarquable sur les centres psycho-moteurs.

L'expérimentation sur les animaux permet de mettre facilement en relief les analogies et les divergences entre l'action exercée par les divers alcaloïdes des écorces de quinquina.

Si l'on pratique sur un cobaye du poids de 350 à 400 grammes, une injection hypodermique de 25 à 30 centigrammes de sulfate de quinidine, on voit l'animal plongé, durant quelques minutes, dans une période prodromique de stupeur : il reste fixé sur place, ramassé en boule et affecté d'un tremblement léger de la tête avec balancement latéral. Puis, tout à coup, il est violemment entraîné et comme projeté en arrière, la tête en opisthotonos, en proie à une violente attaque convulsive caractérisée par des secousses toniques de la tête et des membres. Cette première attaque se calme, et l'on observe une période de rémission de plus ou moins longue durée durant laquelle la station debout est possible si l'animal ne bouge pas, tandis qu'il est en butte à de l'ataxie motrice intense dès qu'il veut exécuter le moindre mouvement.

Bientôt survient une nouvelle attaque, débutant, comme la première, par un mouvement subit de projection et d'entraînement en arrière, accompagnée de secousses alternativement toniques et cloniques : une seconde période de rémission survient ensuite. Après la troisième ou la quatrième attaque, les crises convulsives deviennent subintrantes; l'animal reste sur le flanc, en proie à une agitation clonique des pattes et à des grimacements épileptiformes de la face. Au bout de 40 à 45 minutes, on voit se produire l'asphyxie terminale par suspension des mouvements respiratoires, le cœur continuant encore à se contracter, quoique de plus en plus faiblement.

L'action épileptogène de la quinidine est donc plus accentuée que celle de la quinine; mais nous allons la voir encore dépassée par celles de la cinchonine et de la cinchonidine.

Ces deux alcaloïdes, isomères l'un de l'autre, comme la quinine et la quinidine, se rencontrent dans un grand nombre de variétés d'écorces. (Voir pages 56 et suivantes les tableaux de la composition chimique de quelques écorces de quinquina.) Par leur proportion, tout au moins, ils figurent parmi les principes actifs les plus importants des écorces; et j'ai déjà eu l'occasion de vous faire remarquer combien le mélange de la cinchonine à la quinine exaltait les propriétés convulsivantes de cette dernière.

La *Cinchonine* et la *Cinchonidine* possèdent, comme caractéristique physiologique, la propriété d'agir surtout sur les régions myélitique et bulbaire de l'axe cérébro-spinal, alors que la quinine et la quinidine localisent plutôt leur action sur l'encéphale lui-même. De sorte qu'en exagérant un peu les choses, on pourrait dire que la quinine et la quinidine sont plutôt des poisons stupéfiants, la cinchonine et la cinchonidine plutôt des poisons convulsivants. Des quatre, la quinine est encore la plus toxique.

Cinchonine. — Sous l'influence d'une dose de 25 à 30 centigrammes de sulfate de cinchonine injectée à un cobaye de 250 à 350 grammes, ou bien sous l'influence d'une dose de 75 à 100 centigrammes pour un chien du poids de 12 à 15 kilogr., on voit se dérouler un ensemble de phénomènes rappelant ceux que nous avons pu observer sous l'influence de la quinine, mais qui s'en différencient par des phénomènes convulsifs plus accentués et plus intenses.

Au début, les animaux sont plongés dans un état de tristesse accompagnée de jactitation, auquel succède un état d'immobilité, avec fixité du regard, tout à fait particulier. La station debout est très difficile à réaliser, car l'animal est en proie à une ataxie motrice violente dès qu'il cherche à se mouvoir. En même temps, on constate du tremblement avec secousses spasmodiques généralisées, et, chez les cobayes, ce balancement latéral de la tête si caractéristique chez ces animaux de l'intoxication par les alcaloïdes des quinquinas. Puis tout à coup, après un cri initial, bien caractérisé surtout chez le chien, on voit l'animal en expérience tomber sur le flanc, les membres en état de contracture tonique, le corps en opisthotonos; il est en proie à des convulsions cloniques, ses dents s'entrechoquent, une écume parfois sanguinolente apparaît à la bouche.

Survient alors une période de rémission de ces phénomènes convulsifs; les mouvements respiratoires apparents, momentanément suspendus pendant l'accès, reprennent avec une accélération anhélante; l'animal reste dans un état de torpeur somnolente plus ou moins prolongé et en faisant entendre un ronflement particulier, comme dans l'attaque épileptique. S'il s'agit d'un chien, il pousse, par moment, des aboiements offensifs semblant témoigner d'un état hallucinatoire.

Après une durée, en général assez courte, de cette période de rémission, un nouvel accès survient, reproduisant la même succession des phénomènes, mais avec des intermittences de plus en plus courtes. Lorsque la dose est mortelle, les accès deviennent subintrants jusqu'à la mort, qui ne dépasse pas deux heures dans les conditions que je viens d'exposer.

M. Laborde, qui a fait de l'intoxication par la quinine et la cinchonine une étude très attentive, a montré que les crises provoquées chez les animaux rappellent d'une façon tellement précise les phénomènes caractéristiques de l'attaque d'épilepsie qu'il leur a donné l'appellation d'*épilepsie cinchonique*.

Sur le cœur et la circulation, la cinchonine détermine plus encore que la quinine les phénomènes convulsifs et d'irrégularités cardiaques et respiratoires ; les grandes modifications se montrent primitivement et d'emblée, tandis qu'elles sont seulement tardives sous l'influence de la quinine. Cela est en rapport avec ce fait que l'action de la cinchonine est surtout myélitique et bulbaire, tandis qu'elle est surtout cérébrale avec la quinine.

L'action convulsivante est la règle, sans exception, sous l'influence de la cinchonine ; elle est, au contraire, l'exception sous l'influence de la quinine. La quinidine pourrait, en quelque sorte, être envisagée comme un terme de transition.

Cette action nocive de la cinchonine est remarquable lorsque le terrain a été en quelque sorte préparé par la quinine ; j'ai déjà appelé votre attention sur ce point et vous ai montré comme quoi la quinine semblait préparer l'organisme à ressentir les accidents convulsivants qu'il n'aurait pas manifestés sans être, au préalable, sous cette influence. Et, en effet, la toxicité de la quinine, fait assez curieux, est remarquablement augmentée lorsqu'elle est mélangée de cinchonine ; et cette toxicité est d'autant plus grande que la proportion de cinchonine mélangée sera elle-même plus considérable. Un fait encore intéressant, c'est que l'homme paraît résister beaucoup mieux que les animaux à ce mélange, ainsi que l'ont montré les observations des médecins anglais exerçant dans l'Inde.

Comme influence exercée par la cinchonine sur le système nerveux, il faut noter les troubles de la vue, les vertiges, la titubation ;

mais, toutefois, ces phénomènes le cèdent de beaucoup en intensité à l'action convulsivante.

De ses expériences sur les animaux, Briquet avait cru pouvoir conclure que la quinine était plus toxique que la cinchonine; et que l'action dépressive exercée par cette dernière sur le cœur était inférieure à celle de la quinine dans la proportion de un tiers.

Mais j'insiste encore sur l'influence particulièrement nocive du mélange de la cinchonine avec la quinine : la toxicité de la quinine est exaltée, et la destruction de la puissance nerveuse est plus profonde, plus intense et plus rapide. Le délire, les hallucinations visuelles, les attaques épileptiformes constituent les manifestations les plus frappantes de cette influence fâcheuse. Cette particularité explique les divergences que l'on n'a pas manqué de relever dans la symptomatologie décrite par différents observateurs, et elle montre l'importance capitale des produits parfaitement purifiés pour l'étude pharmacodynamique d'une substance active.

Cinchonidine. — L'action de la *cinchonidine* ne diffère de celle de la cinchonine qu'en ce que la période prodromique des accidents est plus longue, l'accès épileptiforme moins fréquent, et en ce que l'on constate aussi une tendance moindre au renouvellement des accès. L'action de la cinchonidine est surtout caractérisée par de l'ivresse, de la paraplégie, des spasmes et des convulsions, l'accélération du pouls, l'élévation de la température, des tremblements rappelant les manifestations de la paralysie agitante. On observe aussi de l'ataxie respiratoire, de la salivation, des nausées et des vomissements qui semblent beaucoup plus fréquents qu'ils ne le sont avec la quinidine et la cinchonine. On a noté, à plusieurs reprises, à la suite de l'administration du sulfate de cinchonidine dans un but thérapeutique, la provocation de délire toxique hallucinatoire et de crises épileptiformes. Il y a sans doute à faire ici d'expresses réserves sur le degré de pureté du produit employé.

Cinchonamine. — Un mot seulement à propos d'un autre alcaloïde dont on a fait une étude un peu plus approfondie dans ces dernières années; je veux parler de la *cinchonamine*. Cet alcaloïde se caractérise par des propriétés très toxiques. Un cobaye du poids de 350 à 400 grammes, qui reçoit en injection hypodermique une dose de 20 à 25 centigrammes de sulfate de cinchonamine, après trois à quatre minutes d'immobilité et de stupeur, tombe brusquement sur le flanc, comme foudroyé, agite un instant les pattes et meurt. L'action convulsivante, à des doses inférieures, est beaucoup plus énergique encore que l'action convulsivante de la cinchonine et elle se rapproche de l'action convulsivante caractérisant les alcaloïdes de certaines strychnées.

Bochefontaine a résumé de la façon suivante les résultats obtenus dans ses expériences à l'aide de la cinchonamine : affaiblissement progressif des propriétés physiologiques du système nerveux central; phénomènes convulsifs mal déterminés, chez les mammifères seulement; affaiblissement et ralentissement des contractions cardiaques. Les doses massives provoquent une mort rapide par arrêt diastolique du cœur, aussi bien chez les animaux à sang froid que chez les animaux à sang chaud; et l'atropine est impuissante à rétablir les mouvements du cœur abolis par la cinchonamine. L'activité toxique de la cinchonamine est environ six fois plus considérable que celle des autres alcaloïdes des quinquinas.

Un fait intéressant est que la cinchonamine jouit de propriétés antithermiques et antipyrétiques bien supérieures à celles de la quinine et de la cinchonine. Lorsqu'on a provoqué une élévation anormale de température chez un animal par l'injection de substances septiques, on peut produire un abaissement considérable de température par l'injection d'une dose faible de cinchonamine.

En revanche, son action antiseptique est faible; on pourrait même dire nulle, car il ne faut pas moins de 15 à 20 grammes de sel en dissolution par litre de liquide pour réaliser une action antiseptique efficace. Ce qui caractérise donc l'action de cet alcaloïde, c'est le phénomène d'abaissement de la température, porté au maximum, qu'il détermine.

Sous l'influence de la cinchonamine, on note une salivation abondante, même après section du nerf lingual, ainsi que des convulsions tétaniformes et des phénomènes hallucinatoires.

Pour confirmer les renseignements que je viens de vous fournir, relativement à l'action physiologique exercée par les principaux alcaloïdes des quinquinas, autres que la quinine, je vais mettre sous vos yeux quelques tracés qui vous permettront, surtout par leur comparaison avec les tracés correspondants obtenus au moyen de la quinine (voir pages 149, 158 et suivantes) de mieux saisir les grandes différences de cette action physiologique.

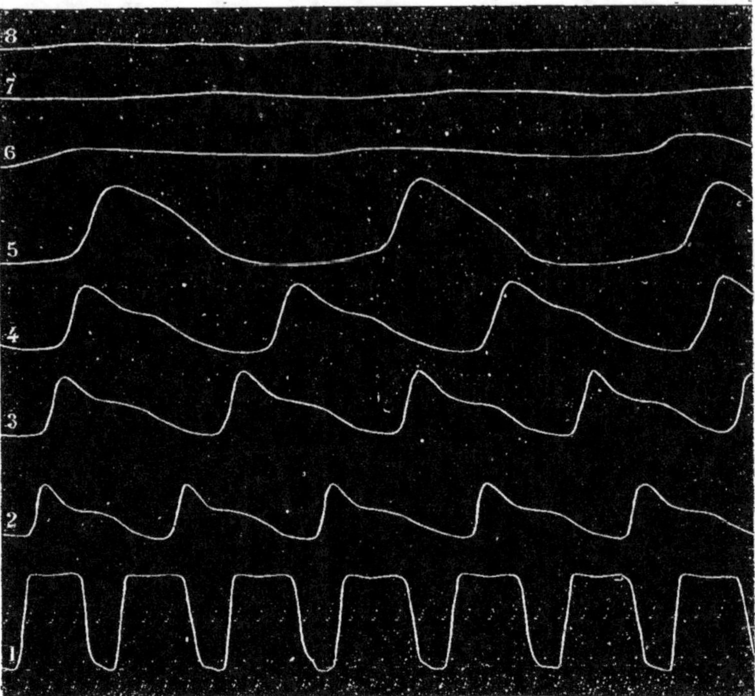

Fig. 19. — Modifications cardiaques chez la grenouille sous l'influence de la quinidine
(d'après M. Laborde).

Ligne 1. — Tracé normal, avant l'injection hypodermique du sulfate de quinidine.
— 2, 3, 4 et 5. — Ralentissement progressif et diminution d'amplitude des contractions.
— 6 et 7. — Tendance à l'arrêt.
— 8. — Arrêt des contractions cardiaques.

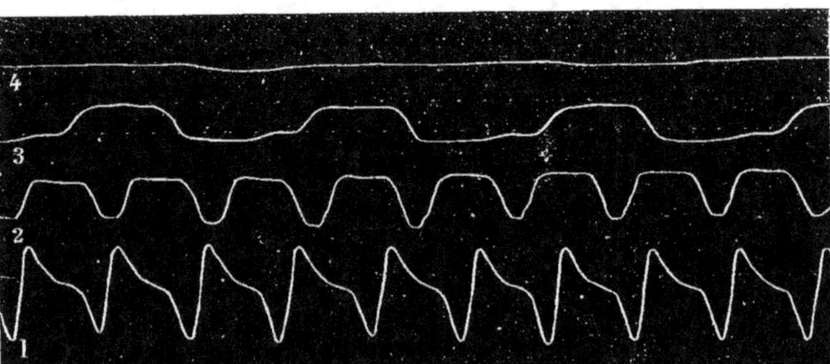

Fig. 20. — Modifications cardiaques chez la grenouille sous l'influence
de la cinchonidine (d'après M. Laborde).

Ligne 1. — Tracé normal, avant l'injection hypodermique de sulfate de cinchonidine.
— 2. — Début du ralentissement.
— 3 et 4. — Intermittences et arrêt.

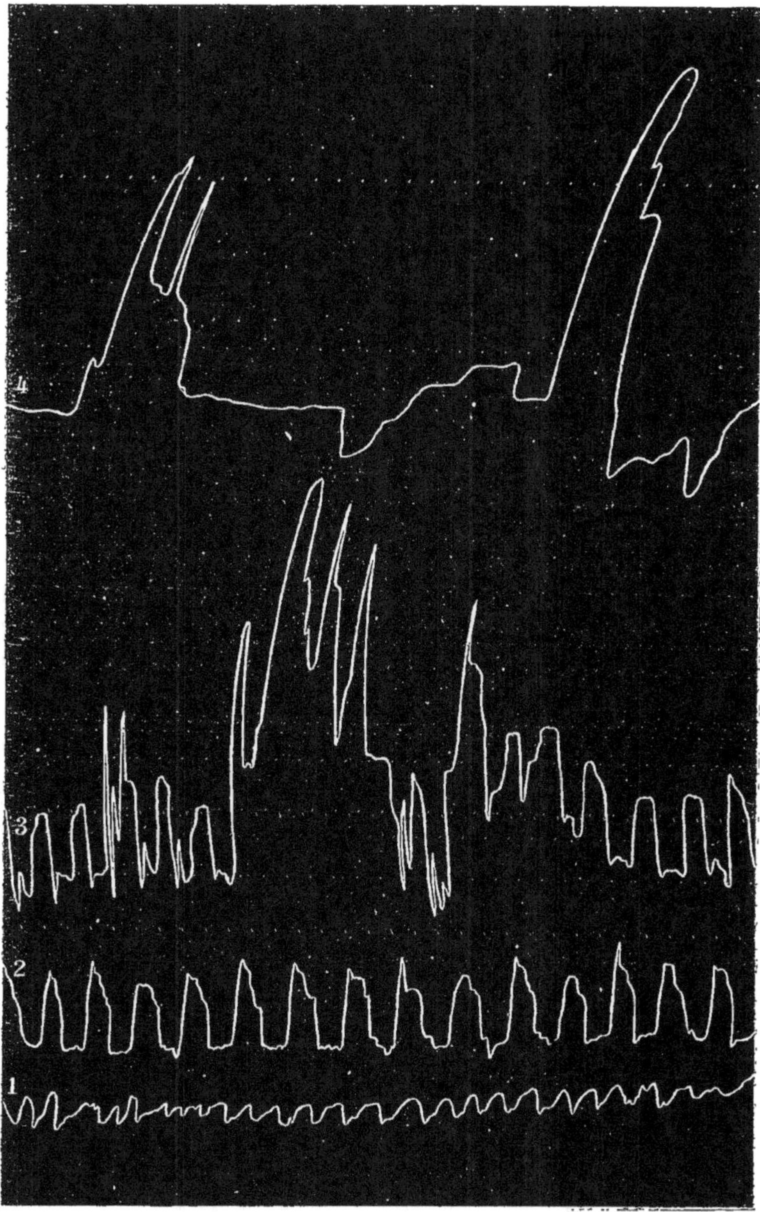

Fig. 21. — Modifications cardiaques chez le lapin sous l'influence de la cinchonine
(d'après M. Laborde).

Exploration cardiographique à l'aide de la double pince cardiaque appliquée et maintenue sur la
région précordiale sans aucune opération préalable et sans traumatisme d'aucune sorte. Injection
hypodermique de sulfate de cinchonine.

Ligne 1. — Tracé normal, avant l'injection.
— 2. — Tracé après l'injection; accroissement de l'amplitude, respiratoire et cardiaque.
— 3. — Irrégularités; début des accès convulsifs.
— 4. — Attaque convulsive avec tendance à l'arrêt tétanique respiratoire et cardiaque.

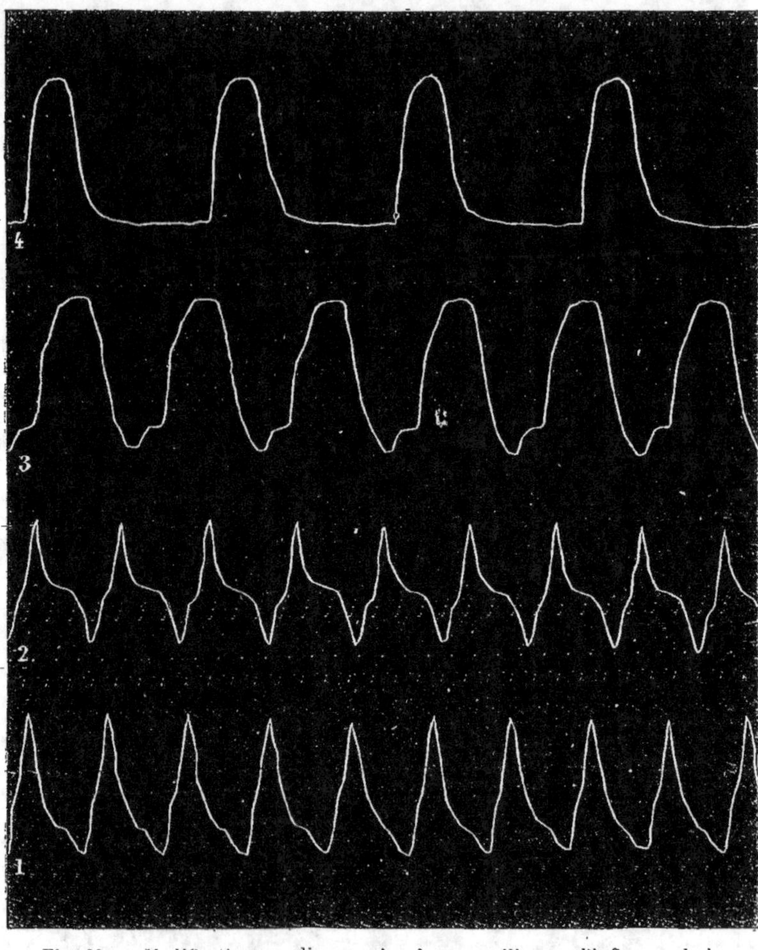

Fig. 22. — Modifications cardiaques chez la grenouille sous l'influence de la
cinchonine.

Injection hypodermique de 1 centigramme de chlorhydrate de cinchonine.

Ligne 1. — Tracé normal, avant l'injection : 36 pulsations par minute.
— 2. — 25 minutes après l'injection :   34   —   —
— 3. — 1 heure 15 après l'injection :   21   —   —
— 4. — 3 heures après l'injection :   16   —   —

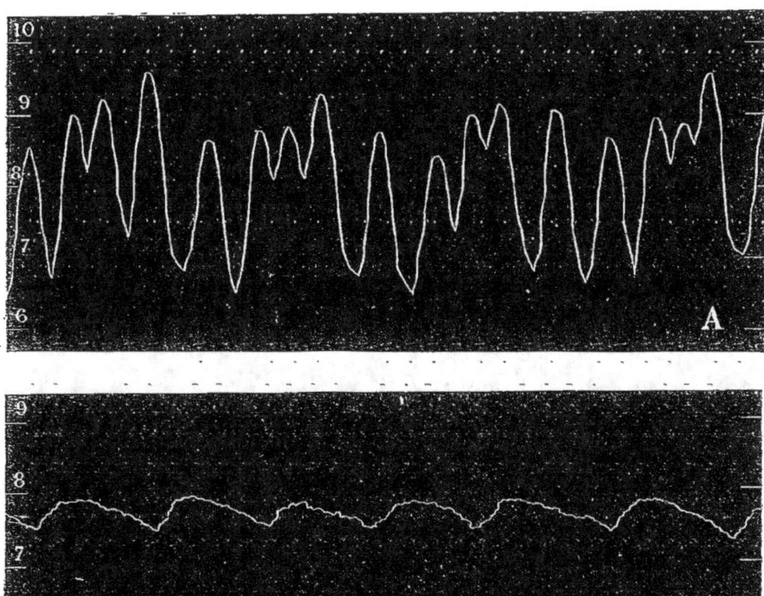

Fig. 23. — Modifications de la tension sanguine chez le chien sous l'influence
de la cinchonine.

Injection hypodermique de 3 centigrammes de chlorhydrate de cinchonine par kilogr. d'animal.

A. — Tracé normal, avant l'injection.

B. — 20 minutes après l'injection ; la pression a déjà baissé de 18 millimètres.

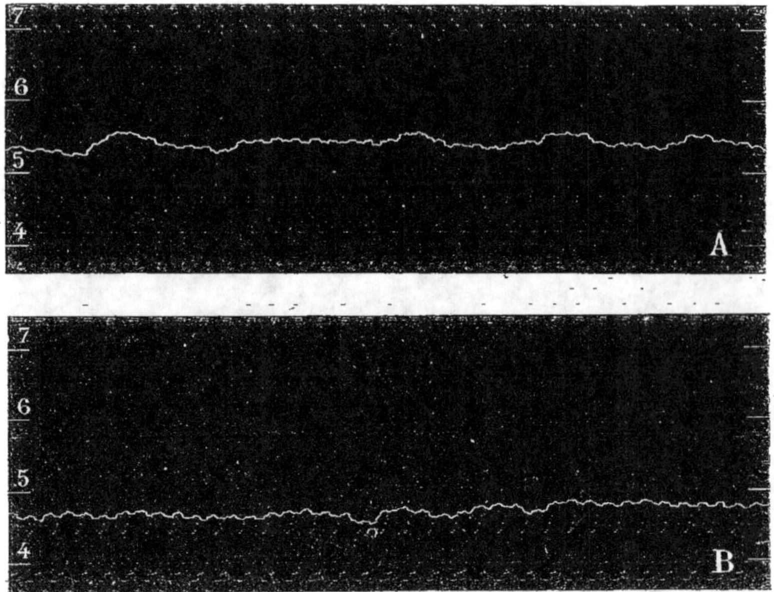

Fig. 24. — Modifications de la tension sanguine chez le chien sous l'influence de la
cinchonine (suite de l'expérience de la figure 23).

Injection hypodermique de 3 centigrammes de chlorhydrate de cinchonine par kilogr. d'animal.

A. — 1 heure après l'injection ; la pression s'est abaissée de 43 millimètres.
B. — 1 heure 30 après l'injection ; la pression s'est abaissée de 50 millimètres.

La comparaison des tracés reproduits dans les figures 11, 12 et 19 montre combien l'action de la quinidine sur le myocarde de la grenouille est plus intense et hâtive que celle de la quinine. Il en est de même pour la cinchonidine dont le tracé, reproduit dans la figure 20, se rapproche bien plus de celui de la quinidine que de ceux de la quinine.

Quant à ce qui regarde la cinchonine, la différence d'action que je vous ai signalée relativement à la quinine sur le cœur des animaux à sang chaud et celui des animaux à sang froid se retrouve encore. Chez la grenouille (fig. 22) on observe, au début, une faible diminution d'amplitude sans ralentissement bien sensible; puis le ralentissement se produit et l'amplitude augmente, mais ce ralentissement est moindre qu'avec la quinine. (Voir fig. 12.) Chez les animaux à sang chaud, après une phase passagère d'accroissement dans l'amplitude des contractions respiratoires et cardiaques, on voit se produire rapidement des irrégularités, des accès convulsifs avec tendance à l'arrêt tétanique (fig. 21); et la tension sanguine, prématurément abaissée, descend à une valeur plutôt inférieure à celle atteinte sous l'influence des doses élevées de quinine (fig. 23 et 24), et cela, sans passer par une période, même très fugace, de surélévation. (Comparer avec les figures 13, 14, 15 et 16.)

Quelques mots seulement relativement aux convulsions que peuvent provoquer les différents alcaloïdes du quinquina.

Elles ne sont pas de nature réflexe. Ainsi, s'il est vrai qu'une excitation déterminée sur un animal en puissance d'une dose toxique de cinchonine peut parfois faire naître ces convulsions, d'autre part, et c'est le plus grand nombre des cas, on peut les voir éclater spontanément, automatiquement; et elles montrent une périodicité remarquable dans le rythme des attaques subintrantes cloniques.

La cinchonine exerce une action élective particulière sur les centres bulbo-protubérantiels; et la preuve que les centres corticaux sont peu intéressés, c'est que l'on peut détruire les zones motrices corticales chez le chien sans que cela empêche les convulsions de se produire. Il faut seulement dans ce cas que la dose soit plus forte, et le caractère tonique des convulsions est également plus accentué. C'est là un fait à rapprocher des expériences de Richet et Langlois relativement à la cocaïne qui peut déterminer des convulsions dans les mêmes conditions, après la destruction des gyrus, ou après intoxication préalable par le chloralose, qui paraît agir sur les centres corticaux.

Une autre preuve réside en ce que la pression sanguine n'augmente pas lors des convulsions déterminées par ces alcaloïdes, alors qu'au contraire elle augmente par les convulsivants vrais dont la strychnine et la picrotoxine seraient les types.

Action physiologique du quinquina en nature. — Nous nous sommes occupés, au début de ces leçons, de la matière médicale des quinquinas, nous avons étudié ensuite l'action physiologique des principaux alcaloïdes des écorces, il me reste, pour compléter cette étude, à dire quelques mots de l'action du quinquina en nature et à déterminer ensuite, d'une façon précise, la façon dont la quinine est utilisée en thérapeutique, notamment pour le traitement des fièvres paludéennes.

Ce n'est pas sans de violentes luttes et des circonstances tout à fait particulières que le quinquina a pris droit de cité dans la thérapeutique. A propos de sa matière médicale, j'ai eu l'occasion de vous rappeler les discussions passionnées qui eurent lieu au sujet de son introduction dans la thérapeutique, dissentiments qui étaient entretenus non seulement par des idées scientifiques, mais on pourrait même dire, surtout, par des points de vue extra-scientifiques.

C'est ainsi que la poudre de quinquina ayant été introduite en Espagne sous le nom de poudre des Jésuites, cette origine lui valut des ennemis particuliers et irréconciliables; les protestants, en effet, ne voulaient pas croire à la valeur de cette poudre *propagée par l'art infernal des Jésuites*. D'autre part, les classiques opiniâtres, ceux qui suivaient aveuglément les doctrines soutenues et propagées par l'École à la fin du xviiᵉ siècle, les partisans obstinés de Galien ne pouvaient admettre que le quinquina, qui avait été déclaré par l'École sans action sur les humeurs, pût guérir une maladie reconnue humorale. C'était là le pivot de la discussion; on discourait pour savoir le mécanisme par lequel le quinquina pouvait arrêter la fièvre, et l'on disait que s'il déterminait cet arrêt de la fièvre cela venait surtout de « sa nature qui tenait du vénéneux et de la malignité ».

Vous voyez comme il devenait facile d'expliquer une action médicamenteuse en se basant sur des idées préconçues.

Lorsque l'on voulait pénétrer plus avant dans le mécanisme de
l'action, on disait que le quinquina, étant une substance chaude et
sèche, « dissipait la partie la plus subtile des humeurs et pétrifiait
le reste, de sorte que le sang et les autres liquides se trouvaient cuits
et en quelque sorte indurés ». On allait même plus loin, et les con-
tempteurs du quinquina, à la tête desquels se trouvaient deux auteurs
dont j'ai eu déjà l'occasion de vous citer les noms, Chifflet et Plemp,
disaient que l'humeur peccante constituant le principe de la fièvre
était, elle aussi, enfermée dans l'infarctus que le quinquina déterminait dans l'économie, mais que cette humeur s'en dégageait bientôt;
et alors les malades, minés par la double action du remède et de cette
humeur perfide, ne tardaient pas à mourir dans la cachexie, la
phtisie ou l'hydropisie.

Toutes les préparations de quinquina furent d'abord considérées
comme des substances excitantes, jusqu'au moment où les études de
Giacomini sur la quinine arrivèrent à démontrer l'action hyposthénisante de cet alcaloïde employé en forte proportion; et alors régna
presque sans partage la théorie de l'hyposthénie cardiaco-vasculaire
et nerveuse attribuée à la quinine et, par extension, au quinquina.

Mais les premières recherches, vraiment dignes de ce nom, furent
faites par un auteur dont j'ai déjà eu, à plusieurs reprises, l'occasion
de citer le nom, par Torti, qui, en 1700, étudia le quinquina avec une
très remarquable précision, étant donnés surtout les moyens d'études
dont on pouvait alors disposer. Pour lui, le quinquina exerçait une
action directe sur le principe fébrile que l'on supposait à cette époque
résider dans le duodénum; et, à l'appui de son opinion, il faisait une
expérience qui semblait, jusqu'à un certain point, lui donner raison.
Il avait remarqué que l'addition de décoctions de quinquina aux
liquides contenus dans l'estomac ou l'intestin grêle de fébricitants donnait lieu à la formation de précipités qu'il considérait comme une
combinaison du principe fébrifuge avec le ferment fébrile. C'était là
une erreur, car nous savons que toutes les décoctions d'écorces tan-
nifères peuvent précipiter les substances albuminoïdes, et ce précipité n'était pas autre chose.

Un auteur anglais, Hales, signala en 1740 l'action styptique du
quinquina. Il faisait passer des décoctions de quinquina à travers des
artères d'animaux vivants ou morts et il observait une contraction
vasculaire avec rétraction plus ou moins persistante : dans tous les

cas, jamais le vaisseau ne revenait à son diamètre primitif. Hales attribuait à cette action exercée par le quinquina, l'action que Torti attribuait à la précipitation de l'humeur fébrile.

En 1798, Pringle et Macbride attirèrent l'attention sur la valeur antiseptique énergique du quinquina. Ils remarquèrent que la putréfaction de matières animales abandonnées à l'air était sensiblement retardée ou même complètement empêchée, lorsque l'on soumettait préalablement ces matières à l'action d'une décoction de quinquina, ou mieux, qu'on les saupoudrait d'une couche légère de poudre de quinquina. Ils constatèrent que, dans les mêmes conditions, les tissus animaux se trouvaient condensés et durcis et que la décomposition putride était au moins considérablement retardée, quelquefois même complètement suspendue.

C'était d'ailleurs, dans tous ces faits, la confusion la plus complète des propriétés thérapeutiques avec les actions astringentes et tanniques. Il fallut arriver jusqu'aux expériences qui furent faites avec la quinine pour avoir des notions plus précises sur l'action physiologique et l'action thérapeutique du quinquina lui-même.

En 1821, Pelletier et Caventou remirent à Magendie une certaine quantité de l'alcaloïde qu'ils avaient isolé. Celui-ci fit alors des expériences sur des chiens en leur injectant des doses variables de sulfate de quinine par la veine jugulaire, et comme il ne remarqua rien de bien particulier, les doses n'ayant pas été suffisamment élevées, il en conclut, un peu prématurément, que la quinine était une substance inoffensive que l'on pouvait administrer à une dose quelconque sans craindre d'inconvénients.

Il est bien certain que dans ces expériences de Magendie, l'examen des animaux fut très superficiel, car, bien que les doses injectées eussent à peine atteint 1 gramme, certaines modifications sont déjà possibles à saisir dans ces conditions.

Il fallut arriver jusqu'au moment où, les partisans de Broussais attaquant à peu près toutes les substances médicamenteuses de cette époque, s'ingénièrent à trouver dans toutes une action irritante, pivot de la doctrine, pour que les expériences de Duval et Béraudi, puis celles de Giacomini, de Mélier, Monneret et Briquet, etc., vinssent démontrer que la quinine pouvait déterminer, soit des actions irritantes par contact direct, soit des actions hyposthénisantes lorsqu'on l'introduit à doses suffisantes dans l'organisme. Je ne vous rappellerai pas ici, j'y ai suffisamment insisté, les recherches faites au point de vue expérimental, les observations cliniques qui sont venues confirmer ou infirmer les résultats de ces expériences. Les recherches et les observations de Double, Fouquier, Chomel, Coutanceau, Magendie, furent parmi les plus importantes. Je n'ai pas à revenir sur les conclusions auxquelles nous sommes arrivés à propos de l'action physiologique de la quinine, action double : sthénisante lorsque les doses sont faibles, hyposthénisante lorsqu'au contraire elles sont élevées.

Mais, en réalité, lorsque l'on veut tenir compte de l'action physiologique appartenant à chacun des groupes de substances contenues dans les écorces, on peut ranger ces substances en trois groupes différents, doués chacun d'une action physiologique particulière.

A. — C'est d'abord le groupe des alcaloïdes comprenant : la quinine, la quinidine, la cinchonine, la cinchonidine et quelques autres alcaloïdes baucoup plus rares qui ne semblent pas devoir être pris en considération au point de vue de l'action médicamenteuse. Ce groupe de substances se caractérise par des propriétés névrosthéniques, antipyrétiques ; par le ralentissement que ces principes impriment à l'activité de la circulation ; enfin par l'abaissement du taux des échanges. C'est surtout par suite de l'action de ces alcaloïdes sur le cœur et la circulation d'une part, sur le système nerveux d'autre part et les éléments anatomiques en dernier lieu, que leur action se manifeste et se traduit.

B. — Un second groupe, fort important, est celui des substances tanniques ; il comprend : le rouge cinchonique, l'acide kino-tannique et des principes amers que l'on peut rapprocher des principes tannants, de sorte que ce groupe exerce, à la fois, l'action des substances astringentes et celle des principes amers. L'action astringente est, dans une certaine mesure, antagoniste sur beaucoup de points de l'action des alcaloïdes ; mais, sur quelques points cependant, cette action vient en aide à celle des alcaloïdes, au point de vue, par exemple, de la tonicité exercée sur le tissu musculaire. Quant au groupe des substances amères, il comprend des composés qui agissent surtout par action organoleptique, par action propulsive et par action excito-sécrétoire sur les glandes du tube digestif.

C. — Le troisième groupe est composé par les substances neutres et indifférentes, au moins au point de vue médicamenteux ; il comprend : le kinate de chaux, les gommes, etc. Ce sont des principes sans action efficace ou notable, je le répète, au point de vue thérapeutique.

Suivant l'artifice, le procédé pharmaceutique qui aura présidé à la préparation de la substance médicamenteuse dont le quinquina est la base, il peut y avoir prédominance de tel ou tel groupe, de sorte qu'en définitive, l'action médicamenteuse résultante se traduira par des effets débilitants ou, au contraire, excitants. Toutefois, dans la plupart des cas, c'est l'action débilitante qui prédomine lorsque chacun des groupes que je viens de définir a été inégalement, c'est-à-dire proportionnellement enlevé au quinquina par l'artifice pharmaceutique qui a servi à obtenir la préparation. Et, à ce point de vue, rien ne peut mieux représenter cette action qu'une substance qui avait été isolée au début des recherches de Pelletier et Caventou, presque à la même époque, et que son auteur avait désignée par l'appellation de *Quinetum.*

On avait, en effet, désigné sous ce nom le mélange obtenu au moyen de l'épuisement de la poudre de quinquina par de l'eau acidulée, traitement de cette eau acidulée par de la soude qui précipitait la totalité des alcaloïdes, puis reprise par de l'acide chlorhydrique dilué et nouvelle précipitation. Par ces précipitations successives, on obtenait ainsi un produit duquel tout le groupe des substances astringentes était plus ou moins complètement écarté et qui était constitué, pour la presque totalité, par l'ensemble des alcaloïdes du quinquina ; sauf cependant les alcaloïdes non cristallisables qui étaient restés dans les liquides de précipitation. Ces alcaloïdes possédant surtout des propriétés nauséeuses, le quinetum se trouvait par cela même débarrassé de l'influence émétique que l'on observe à un degré assez élevé dans la poudre de quinquina ; et l'on possédait ainsi une substance représentant ce qui pouvait être regardé comme les seuls alcaloïdes utiles existant dans le quinquina.

Comme vous le voyez, le quinquina en nature est, en définitive, une substance assez complexe dont l'action totale est due aux différents éléments qui la constituent.

Le mode d'action des diverses préparations que l'on peut réaliser avec le quinquina varie donc selon qu'elles contiennent tout ou partie, ou une plus ou moins forte proportion des éléments actifs dont je vous parlais ; et, par conséquent, ces préparations justifient ainsi, chacune en ce qui la concerne, la préférence que l'on peut accorder à l'une ou à l'autre. Si c'est le groupe des alcaloïdes qui prédomine, ce sera une préparation douée de propriétés plus ou moins énergiquement antipyrétiques, névrosthéniques; dans tous les cas énergiquement antimalarique.

Si c'est le groupe des tannins, ce sera les propriétés astringentes qui prédomineront. Si c'est le groupe des substances amères, la préparation aura surtout, beaucoup plus que les autres, des propriétés organoleptiques, une action propulsive.

Dans la grande majorité des cas, les préparations galéniques de quinquina peuvent être considérées comme des toniques médicamenteux et même, jusqu'à un certain point, comme des substances analeptiques. Dans une certaine mesure, le quinquina, comme la noix vomique, est capable de concourir à la stimulation et à la restauration des sujets débilités. L'assimilation avec une substance alimentaire est, évidemment, beaucoup moins étroite avec le quinquina qu'avec la noix de kola dont la richesse en principes hydrocarbonés, susceptibles de transformation qui les rende assimilables, est infiniment plus grande; mais elle est cependant justifiée dans un assez grand nombre de cas.

Je dois vous signaler aussi, à ce propos, une variation de la résultante de l'action médicamenteuse suivant la variété de quinquina ayant servi à obtenir la préparation. Le quinquina gris, dans lequel prédominent les tannins et la cinchonine, fournira des préparations médicamenteuses douées de propriétés astringentes, amères, organoleptiques et propulsives. Le quinquina jaune, dans lequel prédomine la quinine, fournira des préparations médicamenteuses peu astringentes, amères et surtout névrosthéniques. Le quinquina rouge, qui renferme à peu près autant de quinine que de cinchonine et, en plus, des tannins, fournira des préparations médicamenteuses moins énergiquement névrosthéniques, mais tout à la fois amères et astringentes. Il s'agit ici, bien entendu, de préparations galéniques soigneusement faites et réalisées avec des écorces minutieusement sélectionnées.

Étudions avec un peu plus de détails l'action du quinquina en nature et commençons par l'action topique.

Action topique. — Cette action topique est surtout une action tonique et astringente; l'action tonique dépassant de beaucoup, dans la circonstance, l'action astringente, car nous savons que les principes tanniques du quinquina resserrent médiocrement les membranes animales, coagulent imparfaitement les matières albuminoïdes et ne possèdent pas la propriété de précipiter en noir les sels ferriques.

Le quinquina qui renferme le plus de tannin donne le précipité le plus accentué et l'action tannante la plus énergique; c'est d'abord le quinquina rouge, puis le gris qui renferme surtout des substances amères et assez peu d'astringentes. Vous savez que l'un des caractères les plus marqués du tannin pathologique, c'est la façon dont il se conduit en présence des sels ferriques : le tannin pathologique donne un précipité noir bleuâtre avec une solution diluée de perchlorure de fer; le tannin physiologique, au contraire, donne des colorations variant du bleu au vert. Dans le cas du quinquina, ce sont des colorations vertes que l'on observe toujours. Il en résulte que, grâce à la faible valeur astringente de ces préparations de quinquina, l'action tonique l'emporte de beaucoup sur l'action astringente; et cette action se traduit par une excitation légère exercée sur les tissus, excitation déterminée peut-être plus encore par les principes alcaloïdiques et résinoïdes.

D'ailleurs, on constate une différence d'action très sensible suivant que l'on fait agir les décoctions ou même la poudre en nature sur des tissus morts ou vivants. Les tissus morts ne réagissent plus; les tissus vivants réagissent, au contraire; et, sous l'influence de l'action excitante déterminée par la poudre, on voit se produire une vaso-constriction amenant, sur place, une circulation plus active du sang. Cette action se traduit, sur les muqueuses par exemple, par une augmentation de la consistance et de la coloration; et sur les plaies, par un avivement très notable des bourgeons charnus. En même temps, à ces deux actions déjà très utiles, vient se joindre une action antiseptique énergique puisqu'elle résulte à la fois de l'action exercée par les alcaloïdes du quinquina et de l'action des substances tanniques dont les diverses espèces de quinquina sont assez riches.

D'autre part, le contact de la poudre de quinquina en nature ne provoque jamais l'action irritante que j'ai eu l'occasion de vous signaler à propos des sels de quinine.

Action dynamique. — Quant aux actions dynamiques du quinquina en nature, j'aurai peu de choses à vous en dire, après les détails circonstanciés dans lesquels nous sommes entrés au sujet de la quinine. Cette action du quinquina en nature se traduit surtout par certaines différences appréciables sur certains appareils. C'est ainsi que pour les organes digestifs, on voit que la poudre de quinquina possède une saveur beaucoup moins amère mais aussi beaucoup plus nauséabonde que les sels de quinine. A cet égard, le quinquina rouge est particulièrement remarquable. On a attribué surtout à la cinchonidine et aux alcaloïdes amorphes ces propriétés nauséeuses et dyspeptiques. Des doses un peu considérables de poudre sont toujours fort mal tolérées; et c'est précisément pour cela que l'on observait autrefois des accidents, souvent assez intenses, lorsque l'on employait la poudre de quinquina à fortes doses pour le traitement du paludisme. Assez souvent, même lorsque les doses sont modérées, au moins en ce qui répond à une dose très modérée de quinine, l'ingestion de cette poudre est suivie de vomissements, surtout, comme je viens déjà de le dire, avec le quinquina rouge; et, dans ce cas, il semble qu'il faille attribuer principalement à la cinchonidine cette action très particulière.

Les différents extraits de quinquina, les potions, et encore mieux les préparations vineuses, sont, au contraire, beaucoup mieux tolérées; l'alcool, le vin favorisent beaucoup la tolérance, la digestion et par conséquent même l'action des préparations de quinquina. Je vous rappelle d'ailleurs que c'est grâce à cet artifice que Talbor avait dû le succès qui suivit l'emploi de son spécifique contre la fièvre paludéenne.

Sous l'influence des doses faibles, l'intestin se trouve tonifié par le quinquina en nature, mais à une condition, c'est que la muqueuse de l'intestin soit intacte : on a observé que dans toutes les circonstances où l'état de la muqueuse intestinale laissait à désirer il se produisait une action locale irritante; et cette observation date de fort loin déjà puisque, dès les premières applications du quinquina au traitement du paludisme et du rhumatisme, les cliniciens avaient observé que chez les individus affectés d'entérite, la poudre de quinquina, au lieu d'amener une amélioration, déterminait au contraire une exaspération des symptômes et rendait ainsi l'affection beaucoup plus grave et intense. Guersant avait très nettement fait ressortir que dans les cas d'entérite, les préparations de quinquina, et principalement la poudre, déterminaient plus facilement les coliques et la diarrhée que ne le faisait la quinine seule.

Quant à l'action exercée sur le foie et la rate, elle est, à l'intensité près, celle de la quinine.

Sous l'influence de l'ingestion de poudre ou de préparations de quinquina, à la condition que cette ingestion soit faite par petites quantités, on peut observer une suractivité dans les fonctions nutritives, suractivité résultant non seulement de l'action des principes amers et astringents, mais très probablement encore de l'assimilation partielle et de l'action antidéperditrice si remarquable exercée par les alcaloïdes, même à petites doses.

Sous l'influence, soit des vins, soit des poudres, on a noté une excitation de l'appétit moindre que celle que l'on peut observer sous l'influence des amers exclusifs, tels que le quassia-amara, la gentiane; et on a attribué ce fait à ce que le quinquina fournissait à l'organisme des éléments alibiles. C'est là un point à prendre en considération. D'autre part, on voit très souvent que l'ingestion des aliments n'est pas plus considérable sous l'influence de la médication, mais leur utilisation est meilleure : la digestion et l'assimilation sont augmentées, les déperditions diminuées; et en cela le quinquina se rapproche sensiblement de la noix de kola.

Relativement à l'action du quinquina sur le cœur et la circulation, je n'aurai qu'à vous rappeler ce que nous avons appris au sujet de la quinine. C'est d'abord le relèvement du pouls en fréquence et en force quand il est au-dessous de la normale : l'action excitante du quinquina en nature est plus marquée que celle de la quinine, à dose égale d'alcaloïde, ce qui doit faire attribuer une part importante à quelques-uns des principes immédiats qui l'accompagnent. Cette action excitante peut même devenir nuisible lorsque le quinquina en nature est donné au milieu d'un accès fébrile, comme le fait également dans ces circonstances la quinine administrée à petites doses; et les cliniciens du commencement du siècle dernier mettaient en garde contre la production de ce phénomène qu'ils avaient fort bien reconnu.

Le quinquina constitue, plus encore que la quinine, un tonique du cœur et des vaisseaux; et c'est même la qualité maîtresse qui lui avait été attribuée par Barthez.

Quant à son action sur le sang, elle est très remarquable, parce que, dans une certaine mesure, elle diffère de celle de la quinine. Tandis que la quinine diminue le nombre des hématies ainsi que l'activité

de la circulation, la poudre de quinquina les augmente : cela doit
être attribué surtout à l'action exercée par les substances astringentes
et amères.

Comme pour la quinine, on note une action plastique sur le sang
et une augmentation légère et assez persistante de la tension sanguine au lieu de cette augmentation fugitive et souvent fort difficile
à saisir que je vous ai fait remarquer sur les tracés obtenus à l'aide
de la quinine. (Voir fig. 13 et 14, page 160.)

Il convient de faire intervenir ici une action particulière exercée
sur les toxines qui peuvent être contenues dans le sang. Vous savez
que l'on ne doit pas attribuer à ce mot de *toxine* des propriétés particulières. Pour ma part, il désigne simplement un groupe de corps
fort mal connus, dont l'existence est absolument indéniable, comme
le montrent certains phénomènes d'expérience : — je fais allusion
aux phénomènes que l'on peut observer, par exemple, à la suite de
l'injection d'une culture stérilisée de bacilles du tétanos, dans laquelle
on sait qu'il existe des substances extrêmement actives auxquelles,
faute de mieux, on doit se borner à donner le nom de toxines pour
spécifier ce que l'on veut dire, mais sans attacher à cette expression
un sens défini et immuable.

Or, la quinine exerce une action sur ces substances, mais le quinquina exerce une action encore plus énergique. On disait autrefois
que cette action s'exerçait sur les agents catalytiques fournis par les
miasmes, les virus, les résorptions putrides. Nous dirons à présent
que le quinquina entrave les septicémies en s'attaquant à la fois à
leurs causes et à leurs effets : par les principes astringents, par les
substances amères, par les alcaloïdes, le quinquina exerce une
action sur les ferments figurés et sur les toxines; par les alcaloïdes,
nous obtenons une action sthénisante qui vient lutter contre l'action
hyposthénisante des toxines produites sous l'influence des fermentations putrides. De sorte que l'action sthénisante et antiseptique de la
quinine, nous devons la reconnaître à un degré encore plus avancé
dans les différentes préparations de quinquina.

Quant à l'action du quinquina sur le système nerveux, c'est la même
que celle produite par la quinine, mais à un degré beaucoup moins
accusé, et d'autant moins que la préparation sera moins riche en alcaloïdes. A ce point de vue, les préparations les plus actives sont les
poudres, à la condition que l'on choisisse une écorce riche en alcaloïdes.

Certaines préparations méritent cependant une mention à part, surtout quant à leur efficacité et à leur activité au point de vue thérapeutique ; et, à cet égard, je citerai plus particulièrement l'extrait hydro-alcoolique du quinquina calisaya. C'est, de toutes les préparations galéniques, la plus riche en principes actifs. Elle renferme, au maximum, 10 p. 100 d'alcaloïdes. Si nous prenons ce chiffre comme point de départ, et si nous tablons sur lui pour évaluer l'activité de la préparation, nous remarquons alors qu'une dose de 5 grammes de cet extrait ne correspondrait qu'à 50 centigrammes du mélange d'alcaloïdes, dose certainement insuffisante pour expliquer les manifestations accentuées qu'elle exerce cependant sur le système nerveux.

Il faut remarquer de plus, que, dans cette préparation, les alcaloïdes sont, sinon à l'état de sels insolubles, du moins à l'état de sels fort peu solubles ; et que, par conséquent, s'ils n'étaient pas aidés d'une façon très efficace par les principes qui les accompagnent, l'action sur le système nerveux serait inappréciable. De sorte qu'en résumé on peut dire qu'au point de vue physiologique les effets du quinquina et des préparations de quinquina sont fort peu saillants, tandis qu'au contraire, au point de vue thérapeutique, ils sont très prononcés.

Le quinquina est un cordial, un nervin, à un degré bien supérieur à celui présenté par la quinine. La quinine est un agent plus sûr et surtout beaucoup plus prompt pour agir sur les manifestations graves du paludisme ; elle fournit le moyen d'arriver rapidement et avec une presque entière certitude à un but thérapeutique, de prévenir les accès graves, de conjurer l'imminence de la perniciosité ; mais il est incontestable, d'autre part, que le quinquina est une substance éminemment tonique et névrosthénique, possédant, à un degré plus remarquable que la quinine, une action antipériodique et antipyrétique à longue portée, ce qui est particulièrement intéressant dans le traitement de certaines formes de malaria. Aussi peut-on dire que les préparations de quinquina continuent et soutiennent l'action de la quinine.

Nos prédécesseurs avaient précisément bien remarqué cette manière d'agir du quinquina, et ils avaient observé qu'à la suite de l'administration un peu continue de quinine il fallait remplacer celle-ci par des préparations de quinquina. C'était, au dire de tous les cliniciens, le

moyen le plus sûr et le meilleur de tirer le plus grand profit possible
des préparations de quinine et de quinquina. C'est en utilisant alternativement ces préparations que l'on a pu dire de l'ensemble qu'il
constituait un remède héroïque pouvant être manié en toute sécu-
rité, capable de blesser quelquefois, mais, dans tous les cas, incapable de tuer. Ce qui est peut-être aller un peu loin, puisque j'ai eu
à vous citer des exemples dans lesquels l'intervention malheureuse
de doses exagérées de quinine avait certainement déterminé des accidents mortels d'intoxication.

Pour terminer ce qui a trait au quinquina en nature, je vous citerai
un certain nombre de faits résultant du rapport dressé par une commission médicale que le gouvernement britannique avait envoyée
aux Indes anglaises, en 1870, avec mission d'étudier la façon dont
chacun des alcaloïdes du quinquina se comportait dans le traitement
de la fièvre paludéenne. Les produits qui furent utilisés avaient été
préparés par Howard, savant extrêmement distingué et d'esprit très
scientifique; c'est vous dire que chacun de ces alcaloïdes était à un
degré de pureté aussi voisin que possible de la perfection et que les
observations de cette commission sont, par conséquent, tout particulièrement intéressantes.

Sur 1000 cas de fièvre paludéenne traités, les échecs furent au
nombre de 6 pour la quinidine, de 7 pour la quinine, de 10 pour la
cinchonidine et de 23 pour la cinchonine. Comme vous le voyez,
c'est ce dernier alcaloïde qui paraît présenter le moins d'efficacité
relativement au traitement de la fièvre paludéenne; et cependant la
moyenne de 23 échecs sur 1000 cas n'est pas encore mauvaise. De
sorte que l'on peut dire que tous les alcaloïdes sont à peu près également aptes au traitement de la malaria, la quinidine et la quinine
se rapprochant surtout de la perfection. Ce point est d'autant plus
important que les recherches de Howard, faites à l'occasion des travaux de cette commission, ont montré que la cinchonidine existait en
grande proportion dans les écorces du quinquina rouge; c'est précisément à la présence de cette proportion un peu considérable de
cinchonidine qu'il faut attribuer l'action émétique particulière ainsi
que l'action épileptisante exercées par ces écorces lorsqu'elles sont
administrées en nature.

EMPLOI DE LA QUININE ET DU QUINQUINA DANS LE TRAITEMENT DES FIÈVRES PALUDÉENNES. — ÉTIOLOGIE DU PALUDISME. — RECHERCHES ET EXPÉRIENCES DE M. LAVERAN. — HÉMATOZOAIRES DU PALUDISME.

J'ai terminé l'étude de la matière médicale et de la pharmacodynamie du quinquina ainsi que de ses alcaloïdes; mais je crois que je resterais au-dessous de ma tâche si je n'entrais pas maintenant dans quelques détails qui vont éclairer précisément cette action pharmacodynamique, relativement à l'emploi de la quinine et du quinquina pour le traitement des fièvres paludéennes. En effet, étant données les connaissances que nous possédons actuellement sur l'étiologie de cette affection, c'est une véritable étude pharmacodynamique que celle qui consiste à donner d'abord une idée de l'étiologie de la malaria pour expliquer ensuite très facilement comment la quinine et le quinquina vont pouvoir intervenir pour la cure de l'affection.

De plus, au point de vue de la philosophie de la science, l'étude de la façon dont le quinquina a pris droit de cité, en ce qui concerne la malaria, montre combien il faut apporter de soins à l'étude des substances médicamenteuses; et en même temps, dans la circonstance, combien est difficile et délicate cette étude dont le but semble reculer parfois au fur et à mesure que les connaissances s'étendent.

C'est Torti qui, dans la seconde moitié du xviie siècle, établit le groupe des fièvres qu'il appelait « fièvres justiciables du quinquina », groupe dans lequel rentraient les diverses variétés de fièvres désignées jusque-là par les appellations de : fièvres palustres, maremmatiques, telluriques; malaria, infection palustre, intoxication tellurique; fièvres à quinquina, intermittentes, rémittentes. Il avait remarqué et signalé très nettement la façon tout à fait spécifique dont se conduit le quinquina dans toutes ces circonstances.

Quelques années plus tard, Morton fit ressortir que pendant la saison d'automne et surtout dans les matinées et les soirées, l'air des contrées marécageuses semblait renfermer des principes particuliers, des miasmes dont l'absorption était favorisée par l'humidité. Ces faits furent confirmés par Lancisi dans les Romagnes, par Lind dans les colonies anglaises, par Pringle en Flandre, en Écosse, en Allemagne, en Hollande, par Baumes en France.

En France, l'École de Broussais mit bien entendu au passif de la quinine et du quinquina tout ce qui pouvait dépendre de ces affections paludéennes; c'est ainsi que Broussais n'hésitait pas à attribuer à l'emploi de la quinine : la gastro-splénite, l'hépatite, l'entérite, l'encéphalite, phénomènes caractérisant toujours pour lui l'action irritante de toute substance médicamenteuse.

Mais certains observateurs, d'abord Meckel en 1839, bientôt suivi par Virchow et Frerichs, remarquèrent, dans le sang des individus affectés de paludisme, la présence d'un pigment noir, qui, un certain nombre d'années plus tard, fut reconnu par Laveran comme étant un produit de la vie de l'hématozoaire du paludisme.

Vers le milieu du xix⁰ siècle, l'attention fut attirée sur ce fait que les formes larvées du paludisme étaient très fréquentes; et une statistique, faite en Grèce par Pampoukis, en 1887, établissait que, dans ces contrées, un bon tiers des maladies était certainement dû au paludisme. D'autre part, l'attention avait encore été attirée par le fameux désastre de l'expédition anglaise de Walcheren, en 1809, où, sur 44 000 hommes, 27 000 furent atteints de paludisme et mis hors de service.

Cette fièvre paludéenne est particulièrement redoutable dans la zone tropicale; et sa fréquence et sa gravité augmentent à mesure qu'on se porte des pôles vers l'équateur. Ses principaux foyers sont situés sur les côtes, sur les bords des fleuves ou rivières, dans les contrées marécageuses.

On avait observé un certain nombre de faits qui intéressent surtout l'étiologie; on connaissait la bonne influence de la culture, de l'altitude, et on savait que le bouleversement du sol était capable de déterminer une véritable explosion épidémique, comme en 1811, à Paris, lorsque fut creusé le canal Saint-Martin, et en 1840, lorsqu'on établit les fortifications. On pensait alors à l'existence d'un miasme transportable à distance et qui pouvait être arrêté par certains obstacles, tels que des rideaux d'arbres, par exemple, et l'on ne tarda pas à remarquer l'action bienfaisante exercée par les pins et, notamment, par les eucalyptus.

Telles sont les premières remarques qui furent faites ; vous allez voir, bientôt, combien il va nous être facile d'interpréter le bien fondé de ces observations.

Pour Morton, l'air des contrées marécageuses devait être chargé de petites particules nuisibles, surtout à l'automne, où la fraîcheur des matinées et des soirées servirait de cause adjuvante pour leur dissémination. Dans une série de recherches commencées en 1711 relativement à l'air de la campagne romaine et complétées en 1717 dans un ouvrage intitulé *De noxiis paludum effluviis, eorumque remediis*, Lancisi attribue à l'air vicié par les émanations des Marais-Pontins les accidents palustres que l'on voyait éclater comme épidémiquement dans la ville de Rome ; et il insiste sur le besoin de conserver des forêts situées entre ces marais et la ville et la protégeant contre ces effluves.

En 1799, Rasori reprit et compléta cette interprétation ; de sorte qu'en définitive, pour Lancisi et Rasori, les éléments nocifs de ces effluves, les particules nuisibles de Morton étaient constituées par des animalcules provenant de la décomposition et de la putréfaction des matières végétales accumulées au voisinage des marais ; ils estimaient que ces animalcules pouvaient déterminer la fièvre après qu'ils avaient été introduits dans l'organisme par inhalation et à la suite de leur développement et de leur multiplication dans le sang. La crédulité populaire avait désigné ces particules nuisibles par le nom de *Serafici*.

A cette époque, d'ailleurs, l'opinion que la cause d'un grand nombre de maladies résidait dans la présence de parasites infectant le sang des individus, était assez favorablement envisagée. Un curieux ouvrage de 1726, intitulé *Symptôme d'un médecin anglais sur la cause de toutes les espèces de maladies, avec les surprenantes configurations de différentes espèces de petits insectes que l'on voit par le moyen d'un bon microscope dans le sang et dans les urines de différents malades et même de tous ceux qui doivent le devenir. Recueilli par M. A. D. C.*, nous donne de très intéressants renseignements à cet égard, tout en nous montrant à quel degré de divagation pouvaient atteindre certains observateurs. On y voit figurés, par exemple, parmi les insectes du sang, ceux de la *petite vérole*, de la *rougeole*, de la *phthysie*, du *rhumatisme*, de l'*hydropisie*, de la *fièvre tierce*, de la *folie*, de la *pleurésie*, de la *migraine*, de la *fièvre putride*, du *mal de dents*, de la *rage*, de l'*insomnie*, de la *cataracte*, de la *somnolence*, du *squirre*, du *mal caduc*. C'est, néanmoins, un très remarquable et curieux document relativement aux conceptions scientifiques d'une époque.

Cette théorie de Lancisi et Rasori est celle qui va devenir, à quelques modifications près, la doctrine de l'école italienne. En 1846, Bassi enseigne que les parasites produisent le renouvellement de l'accès par l'acte de leur reproduction qui se fait plus ou moins rapidement suivant la variété de leurs espèces. Il était impossible d'approcher davantage de la réalité; mais cependant, l'existence de l'hématozoaire était encore loin d'être prouvée. Vers 1800, Virey admit, comme Lancisi et Rasori, que la fièvre paludéenne était due à ce fait que des infusoires seraient disséminés dans l'air et inhalés par les individus; Boudin accusa la flouve des marais, *Chara vulgaris*, qui répandrait dans l'air des principes volatils nuisibles, cause de la fièvre. Tous les observateurs s'accordaient pour remarquer également l'existence de spores très nombreuses dans l'air des pays marécageux ainsi que dans les eaux; et on en retrouva même dans les crachats et les urines des individus affectés de paludisme.

Mais, à cet égard, la plus remarquable expérience est celle que fit Salisbury en 1866, sur des algues du genre *Palmellæ*. C'est à ces algues qu'il n'hésitait pas à attribuer la malaria; et voici l'expérience, en apparence très concluante, sur laquelle il avait basé sa théorie. Enfermant dans une boîte, avec un peu de terre, une certaine quantité de ces algues, il avait transporté cette boîte sur un sommet montagneux où l'on n'avait jamais observé de fièvre palustre et il avait semé ces algues dans la chambre d'une maison : peu de temps après, quelques individus ayant habité cette chambre étaient pris d'accès très caractéristiques. Salisbury crut pouvoir conclure de cette expérience, plusieurs fois renouvelée, que les Palmellæ constituaient bien l'agent pathogène du paludisme

Il fallut les études de Wood, en 1868, pour réduire à néant les allégations de Salisbury. Wood montra que les Palmellæ étaient des algues riches en chlorophylle, incapables de vivre dans le sang de l'homme et des mammifères supérieurs, très répandues dans les localités salubres, par conséquent ne pouvant pas expliquer la genèse du paludisme et, de plus, capables de vivre dans une solution faible de sulfate de quinine.

C'est à peu près à cette époque que Binz, en 1867, démontra l'action nocive, particulièrement toxique exercée par la quinine sur le protoplasma vivant, animal ou végétal ; et il conclut que la malaria était causée par des organismes inférieurs répandus dans le sang des individus paludiques, organismes inférieurs que les uns pensaient être d'origine animale, les autres d'origine végétale.

Quelques années plus tard, en 1879, deux savants, dont un Allemand, Klebs, et un Italien, Tommasi-Crudelli, découvrirent dans le sol, la boue et l'air de la campagne romaine, une bactérie qu'ils appelèrent *Bacillus malariæ*, qu'ils purent isoler et cultiver, et à laquelle ils attribuèrent la propriété de produire la fièvre palustre.

C'était alors l'époque du premier mouvement d'enthousiasme suscité par les découvertes de Pasteur ; et il semblait que, cette fois, la question était élucidée pour la malaria ; aussi, ce ne fut pas sans difficultés que les recherches de M. Laveran furent acceptées par les différents savants qui avaient admis la contagion par le bacillus malariæ.

C'est en novembre 1880 que M. Laveran, alors médecin militaire en Algérie, à la suite d'une longue série de recherches entreprises sur le sang des paludiques, parvint à identifier et à décrire l'hématozoaire du paludisme. Il avait retrouvé dans le sang des paludiques ce pigment noir déjà observé par Meckel en 1847, puis deux ans plus tard par Frerichs et par Wirchow qui le considéraient comme formé dans la rate ; et ce fut en étudiant le mode de formation de ce pigment dans le sang des paludiques que M. Laveran fut amené à reconnaître l'évolution de l'hématozoaire. Son attention était attirée principalement sur la présence de *leucocytes mélanifères* dont l'apparence était due justement à ce fait qu'ils englobaient les débris d'hématies altérées par les hématozoaires ; ces leucocytes remplissaient, somme toute, leur rôle de phagocytes. Mais, à côté de ces leucocytes mélanifères, M. Laveran observa des corpuscules sphériques, hyalins, sans noyau, d'ordinaire pigmentés ; des éléments en forme de croissants très caractéristiques ; d'autres en forme de rosace ; quelques-uns même des corps sphériques pigmentés munis de flagella mobiles et doués de mouvements extrêmement vifs et variés, ne pouvant laisser aucun doute sur la nature animée de ces éléments.

Ce ne fut pas sans de longues discussions que ces premières découvertes furent acceptées; et M. Laveran dut notamment faire un voyage à Rome pour aller convaincre deux observateurs très distingués, Marchiafava et Celli, et leur montrer que les faits observés en Algérie s'observaient également sur tous les autres points du globe.

Ses premières études se bornèrent à constater trois formes de corps : ceux qu'il avait appelé de première forme étaient constitués surtout par un petit corps transparent, sphérique, mesurant de 5 à 11 µ de diamètre. Les plus petits étaient accolés à une hématie et toujours dépourvus de pigment; les plus gros étaient, au contraire, libres et pigmentés. Cette première forme était celle des corps auxquels M. Laveran avait donné le nom de *Corps amœboïdes* ou de *Corps sphériques à grains de pigment plus ou moins mobiles*; et c'était la forme la plus fréquente que l'on pouvait rencontrer dans le sang des paludiques.

Une deuxième forme était constituée par une masse transparente, à contours nets, et affectant l'apparence d'un croissant. Cette masse renfermait quelques grains de pigment disposés tantôt au centre, tantôt sous forme d'anneaux, tantôt répartis dans toute la totalité. Ces *Corps en croissant* mesuraient 8 à 9 µ dans leur plus grand diamètre, sur 2 µ à leur partie moyenne.

Enfin une troisième forme, celle des *Corps sphériques flagellés*, se présenterait fort rarement dans le sang fraîchement retiré et n'apparaîtrait qu'un certain temps, de 5 à 20 minutes au moins, après exposition du sang à l'air.

M. Laveran observa que ces corps pouvaient se multiplier par segmentation en formant ce qu'il appelait les *Corps en rosace* ou *en marguerite*.

Tout d'abord, ces corps furent confondus avec des hématies altérées; et ce fut même la conviction première de la plupart des observateurs. Comme je viens de vous le dire, il ne fallut rien moins qu'un voyage à Rome de la part de M. Laveran pour arriver à convaincre ses adversaires que les observations qu'il avait faites étaient parfaitement exactes et qu'il était loisible à chacun de les répéter.

C'est alors que Marchiafava et Celli firent, en 1885, la description d'une espèce particulière à laquelle ils donnèrent le nom de *Plasmodium malariæ* et que les études entreprises à partir de ce moment montrèrent non seulement l'existence d'une variété de plasmodium, mais permirent même d'établir qu'il en existait des variétés différentes, qui, très probablement, suivant l'opinion de l'École italienne, correspondraient aux modalités différentes de la malaria.

L'année dernière, j'ai déjà attiré votre attention sur ce point pour vous faire remarquer combien certaines formes de malaria, absolument réfractaires à la quinine, étaient, au contraire, facilement influencées par le chlorhydrate de narcotine[1].

D'ailleurs, les travaux de Golgi, en 1885, montrèrent aussi que le cycle de l'évolution de ces modalités particulières de la malaria était en rapport étroit avec le cycle d'évolution des différentes espèces de plasmodium.

Je viens de vous exposer les connaissances que nous avons pu acquérir relativement aux hématozoaires du paludisme; je vous ai indiqué les formes principales de ces hématozoaires. Pour compléter cette étude, il nous reste à voir quelles sont les transformations que subit cet hématozoaire dans l'organisme, quelles sont les étapes qu'il traverse, quelles sont les circonstances dans lesquelles il peut subir ces métamorphoses. Bien que cette question semble nous éloigner de la quinine, vous allez voir qu'elle va nous y ramener lorsque nous étudierons les conséquences que l'on peut tirer de ces transformations.

Je vous ai déjà cité l'hypothèse mise en avant par Golgi, en 1885, de la pluralité des espèces d'hématozoaires, et j'ai attiré votre attention sur le fait que certains observateurs, notamment ceux de l'École italienne, admettaient que les modalités différentes des fièvres sont justiciables des différentes espèces d'hématozoaires, faisant ressortir à l'appui de cette opinion que certaines espèces de fièvres particulièrement rebelles à la quinine cèdent facilement à l'action d'autres substances médicamenteuses, soit au bleu de méthylène, soit à l'acide arsénieux, soit à l'euquinine, soit, et encore mieux, à l'action du chlorhydrate de narcotine.

Ces faits plaident en faveur de la pluralité des hématozoaires; cependant, beaucoup d'observateurs, encore actuellement, refusent d'admettre cette interprétation et estiment que les diverses modalités

1. Voir *Leçons de pharmacodynamie et de matière médicale*, deuxième série, p. 504.

de la fièvre sont dues à des prédispositions individuelles. C'est une question qui a encore besoin d'être étudiée ; mais, pour ma part, je serais plus disposé à admettre l'hypothèse de l'École italienne.

Elle a été la suite des études faites, depuis 1885, par Golgi, qui observa que les hématozoaires de la fièvre quarte ont un cycle évolutif particulier s'accomplissant en 72 heures ; que la sporulation se produit tous les quatre jours et que l'accès de fièvre est contemporain de cette sporulation si, bien entendu, il y a un nombre suffisant d'hématozoaires dans le sang. Il fit des recherches analogues pour la fièvre tierce et vit que l'évolution de l'hématozoaire, au lieu de s'accomplir en 72 heures, se réalisait en 48 heures et que l'accès de fièvre coïncidait également avec la sporulation, ce qui rendait compte de la différence de durée de la fièvre. Il fit même plus, il constata que l'on pouvait arriver à réaliser, chez l'homme, des fièvres à types apériodiques en faisant des inoculations d'hématozoaires à l'état tel qu'ils puissent évoluer à des époques différentes ; les uns au bout de 48, les autres au bout de 72 heures, par exemple. La périodicité se trouve alors troublée par le fait de ces groupes évoluant séparément ; et, de cette façon, on arrivait à avoir des fièvres apériodiques dont les accès irréguliers coïncidaient avec la sporulation de chacun des groupes inoculés à l'individu.

Mais une remarque peut-être plus intéressante est celle-ci : il observa seulement la présence des corps en croissant dans les fièvres à types absolument irréguliers, surtout dans les fièvres rémittentes et chez les individus atteints de cachexie palustre. Il remarqua que ces corps en croissant causent la fièvre irrégulière, souvent pernicieuse, et correspondent à des formes particulièrement rebelles à l'action de la quinine : il admit que ces formes étaient très résistantes et peut-être capables de poursuivre leur développement en dehors du corps de l'homme.

Des recherches persévérantes permirent à Golgi d'affirmer, en 1893, que l'on pouvait observer des parasites à tous les stades de développement dans les fièvres estivo-automnales.

On essaya, tout naturellement, d'inoculer aux animaux des hématozoaires du paludisme : toutes les tentatives furent absolument infructueuses, bien que, cependant, elles aient porté sur les animaux les plus divers ; c'est ainsi que l'on tenta des inoculations sur le

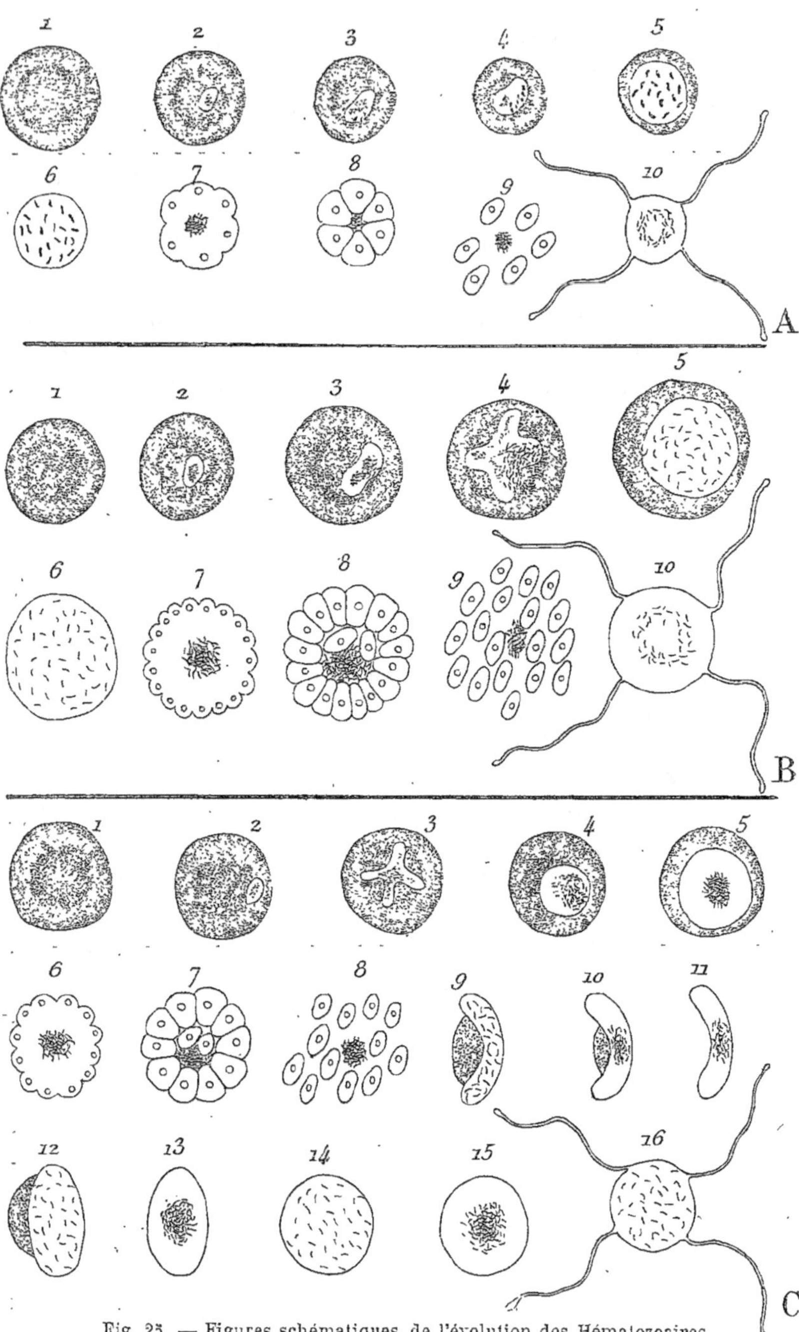

Fig. 25. — Figures schématiques de l'évolution des Hématozoaires
du paludisme.

A. — *Plasmodium malariæ.*
B. — *Plasmodium vivax.*
C. — *Laverania malariæ.*

A. — 1, hématie intacte. — 2, 3, 4, formes jeunes de l'hématozoaire se développant au sein de l'hématie. — 5, schizonte intraglobulaire. — 6, schizonte libre. — 7, 8, schizogonie. — 9, mérozoïtes libres autour d'un amas de pigment. — 10, microgamétocyte muni de quatre flagella ou microgamètes.

B. — 1, hématie intacte. — 2, 3, 4, formes jeunes de l'hématozoaire se développant au sein de l'hématie. — 5, schizonte intraglobulaire. — 6, schizonte libre. — 7, 8, schizogonie. — 9, mérozoïtes libres autour d'un amas de pigment. — 10, microgamétocyte muni de quatre flagella ou microgamètes.

C. — 1, hématie intacte. — 2, 3, 4, formes jeunes de l'hématozoaire se développant au sein de l'hématie. — 5, schizonte intraglobulaire. — 6, 7, schizogonie. — 8, mérozoïtes libres autour d'un amas de pigment. — 9, 10, gamètes, mâle et femelle, auxquels adhère encore un fragment d'hématie (corps en croissant de M. Laveran). — 11, 13, 15, métamorphoses successives d'un gamète femelle ou macrogamète (pigment rassemblé au centre); en 15 l'évolution complète est accomplie. — 12, 14, 16, métamorphoses successives d'un gamète mâle (pigment disséminé dans toute la masse); en 16 l'évolution est complète et le microgamétocyte est pourvu de quatre flagella ou microgamètes (d'après MM. Laveran et Noveu-Lemaire).

singe, le chien, le cheval, le lapin, le cobaye, la souris, les oiseaux, et même sur un loup.

Mais il n'en a pas été de même lorsque l'on essaya chez l'homme; ici, au contraire, on obtint par l'inoculation la reproduction des mêmes types de fièvres : quarte, tierce, et même pernicieuse. L'inoculation du sang d'un individu en état d'accès fébrile pouvait déterminer, chez celui auquel on faisait l'inoculation, des accès offrant exactement le type présenté par les accès de fièvre de l'individu ayant fourni le sang de l'inoculation.

Jusqu'à ces dernières années, on avait admis que les hématozoaires qu'il est possible de retrouver dans le sang des oiseaux étaient une variété de ceux du paludisme : les recherches des auteurs que je viens de citer ont montré que c'était là une erreur complète et que les variétés d'hématozoaires que l'on peut rencontrer chez les oiseaux, et dont l'une surtout a été très bien étudiée, l'*Hœmamœba Danilewskyï*, étaient des genres différents d'une même famille. La caractéristique zoologique des hématozoaires du paludisme est en effet la suivante : Protozoaires, classe des Sporozoaires, légion des Cytosporidies — qui comprend également les grégarines et les coccidies — ordre des Hœmosporidies, sous-ordre des Gymnosporidies, famille des Hœmamœba, genres Plasmodium, Laverania, Hœmamœba.

Je vous rappelle que les termes admis dans l'étude des hématozoaires sont ceux-ci : l'organisme arrivé à son état de complet développement, c'est-à-dire complètement séparé de l'hématie dans laquelle il se développe, prend le nom de *Schizonte*. Lorsque la sporulation ou *schizogonie* s'est faite, elle aboutit à une segmentation en

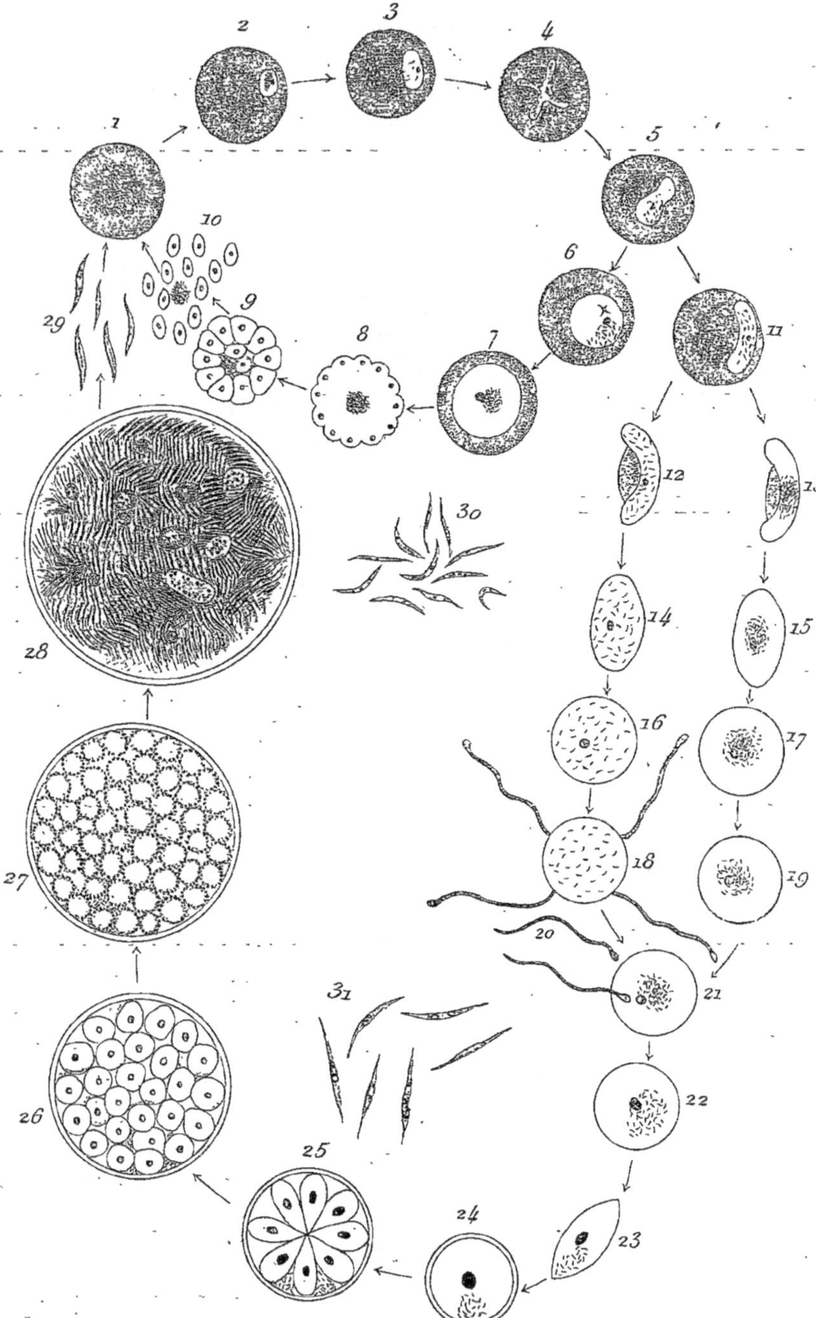

Fig. 26. — Figure schématique de l'évolution de *Laverania malariæ* dans le sang de l'homme et dans l'estomac de l'Anopheles.

5 à 10, évolution par schizogonie dans le sang de l'homme.
5 à 29, évolution par sporogonie dans l'estomac de l'anopheles claviger.

1, hématie intacte. — 2, 3, 4, 5, formes de jeunes de l'hématozoaire se développant au sein de l'hématie. — 6, 7, 8, 9, 10, évolution par schizogonie (voir la fig. 25 C pour l'explication); en 7, l'évolution intraglobulaire du schizonte est accomplie. — 11, 12, 13, 14, 15, 16, 17, formes se rencontrant également dans le sang de l'homme, tandis que toutes les autres se rencontrent exclusivement dans l'organisme de l'Anopheles. — 13, 15, 17, 19, évolution du gamète femelle. — 12, 14, 16, 18, 20, évolution du gamète mâle. — 18, gamète mâle ou microgamétocyte à l'état parfait, la chromatine est répartie dans les microgamètes. — 19, gamète femelle ou macrogamète à l'état parfait et apte à la fécondation, la chromatine est accumulée au centre et entourée de grains de pigment. — 20, microgamète libre et se dirigeant vers la cellule femelle pour la féconder. — 21, fécondation qui s'accomplit seulement dans l'estomac de l'Anopheles. — 22, zygote, organisme fécondé après fusion de la chromatine de l'élément mâle avec celle de l'élément femelle. — 23, modification du zygote au moment où il s'introduit entre les cellules épithéliales de la muqueuse. — 24, première transformation du zygote enkysté dans la couche musculeuse de la paroi stomacale; la chromatine forme un gros noyau central. — 25, 26, 27, grossissement du kyste, segmentation du protoplasma et transport de la substance chromatique à la périphérie de chaque masse protoplasmique; en d'autres termes, phase de formation des sporozoïtes. — 28, kyste près de se rompre et rempli de sporozoïtes. — 29, 30, 31, sporozoïtes libres, tels qu'on les rencontre dans la cavité générale, puis dans les glandes salivaires de l'Anopheles, et qui, inoculés dans le sang de l'homme, envahiront les hématies, au même titre que les mérozoïtes 10 (d'après MM. Laveran et Neveu-Lemaire).

plusieurs corps capables d'aller infecter de nouveau des hématies et qui portent le nom de *Mérozoïtes*; ces mérozoïtes peuvent donner également naissance à des corps concourant à la reproduction sexuée et que l'on a appelés *Gamètes*. (Voir fig. 25.)

Les gamètes mâles se distinguent parce qu'ils émettent des prolongements constitués par des filaments mobiles terminés par un renflement : ces corps flagellés ne se forment jamais dans le sang circulant. Quant au phénomène de la fécondation, il ne peut avoir lieu que dans l'intérieur de l'estomac d'un moustique. Ce gamète mâle — c'est le corps flagellé de M. Laveran — porte le nom de *Microgamétocyte*; les flagella s'appellent *Microgamètes*. Les formes femelles n'ont pas de prolongements; elles portent le nom de *Macrogamètes*.

Lorsque l'évolution, sur laquelle je vais revenir, se fait dans le tube digestif du moustique, nous allons voir apparaître d'autres formes. On appelle *Sporogonie* cette reproduction sexuée seulement susceptible de s'accomplir dans l'estomac du moustique, et *Sporozoïte* le résultat de cette fécondation, par opposition aux mérozoïtes provenant de la sporulation. Le *Zygote* est le macrogamète fécondé, après fusion complète de sa chromatine avec celle du microgamète. (Voir fig. 26.)

Il y a un certain nombre de caractères différentiels entre les trois espèces : *Plasmodium malariæ*, *Plasmodium vivax* et *Laverania malariæ*. Le premier et le plus frappant de ces caractères différentiels est que dans le genre *Plasmodium* les gamètes possèdent une forme sphérique, tandis que dans le genre *Laverania* ils revêtent la forme de croissants. D'autres caractères, moins faciles à saisir, peuvent également servir à différencier les espèces. C'est ainsi qu'en ce qui concerne les formes jeunes, pour le *Plasmodium malariæ*, on constate dans la substance chromatique des mouvements amœboïdes très lents ; le parasite est constitué par un corps plus ou moins uniformé-

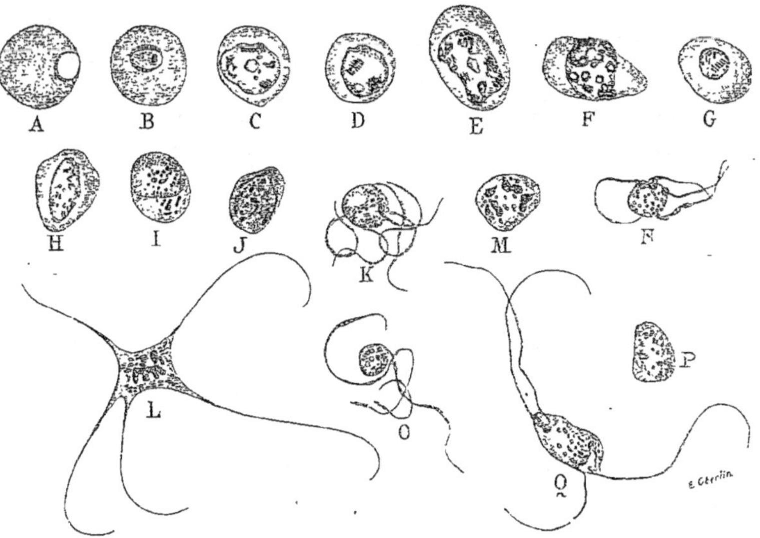

Fig. 27. — Évolution des hématozoaires du paludisme dans le sang de l'homme ; parasites de la fièvre estivo-automnale.

A, B, C, D, E, F, envahissement successif d'une hématie par le parasite.
G, H, I, J, M, P, diverses phases du développement de l'hématozoaire.
K, L, N, O, Q, formation des microgamètes.

D'après une préparation microscopique de sang extrait de l'intestin d'un Anopheles une heure après qu'il a piqué un individu dont le sang renferme des parasites (d'après Bastianelli et Bignami).

ment ovoïde et très réfringent, à contours très nets. Pour le *Plasmodium vivax*, on note, au contraire, des mouvements amœboïdes beaucoup plus actifs, le parasite est un corps moins réfringent et possède des contours moins distincts. Pour le *Laverania malariæ*, les mouvements amœboïdes sont très vifs et les contours nets.

Après évolution complète, c'est-à-dire lorsque le parasite est arrivé à l'état de schizonte, le *Plasmodium malariæ* se présente sous la forme de corps sphériques plus petits que les globules rouges normaux et dans lesquels les courants protoplasmiques se montrent avec une certaine lenteur. Pour le *Plasmodium vivax*, au contraire, le schizonte présente un diamètre plus grand que celui d'une hématie et on observe des courants protoplasmiques très actifs. Pour le *Laverania malariæ*, le diamètre du schizonte représente environ la moitié de celui d'une hématie normale.

On remarque aussi des différences dans la nature du pigment. Dans le *Plasmodium malariæ*, ce pigment est constitué par des grains épais, de couleur brun obscur, peu ou pas mobiles. Dans le

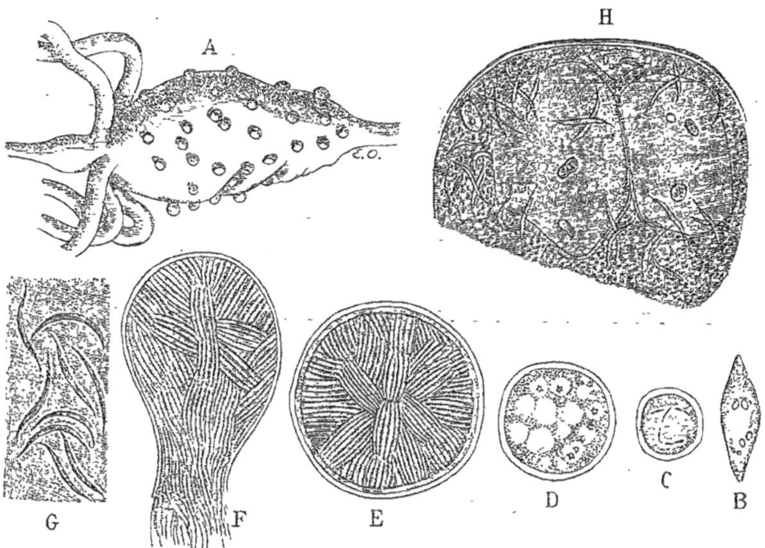

Fig. 28. — Évolution des hématozoaires du paludisme dans l'organisme de l'Anopheles.

A, enkystement de l'hématozoaire dans la paroi de l'estomac du moustique.

B, C, D, E, phases successives par lesquelles passe le zygote depuis l'état vermiforme qui lui permet de réaliser l'effraction de la muqueuse jusqu'à celui de kyste parfait comme ceux figurés dans la partie A.

F, rupture du kyste et issue des sporozoïtes.

G, sporozoïtes isolés.

H, sporozoïtes disséminés dans les glandes salivaires (d'après Grassi, Bignami et Bastianelli).

Plasmodium vivax, ce sont des grains fins, de couleur brun clair, très mobiles. Dans le *Laverania malariæ*, les grains sont peu nombreux, fins, peu mobiles, en général réunis au centre.

En ce qui concerne les hématies, on constate que, dans le cas du *Plasmodium malariæ*, elles sont rétractées et conservent leur coloration ; avec le *Plasmodium vivax*, elles sont au contraire hypertrophiées et de couleur plus pâle ; avec le *Laverania malariæ*, on observe une tendance à la rétraction des hématies, on en voit qui conservent leur coloration normale, d'autres qui sont à peine colorées, leurs dimensions sont également très variables.

En ce qui concerne la sporulation ou schizogonie, pour le *Plasmodium malariæ*, ce que l'on constate de plus particulier c'est que le corps a tout à fait la forme d'une marguerite; sa segmentation s'effectue par secteurs sphériques. Pour le *Plasmodium vivax*, c'est la forme d'une mûre, et la segmentation s'effectue en forme de calottes sphériques. Pour le *Laverania malariæ*, la forme est absolument irrégulière.

Les mérozoïtes sont aussi en nombre différent. Pour le *Plasmodium malariæ*, on en observe en général de 9 à 12, quelquefois 6 ou 14, mais rarement; pour le *Plasmodium vivax*, le nombre s'élève de 15 à 20; pour le *Laverania malariæ*, le nombre est très variable, en général il est de 7 à 10 ou 12, plus rarement de 15 à 20, et ils sont plus petits.

Enfin, l'évolution révèle aussi des caractères assez différents; le *Plasmodium malariæ* évolue dans l'espace de soixante-douze heures, le *Plasmodium vivax* en quarante-huit heures; quant au *Laverania malariæ* il présente une évolution absolument irrégulière qui s'effectue dans un espace variant entre vingt-quatre et quarante-huit heures, quelquefois plus, quelquefois moins, ce qui explique fort bien ces formes apériodiques des accès de fièvre, formes apériodiques qui avaient fait l'objet des premières observations de Golgi.

Quant à la forme des gamètes, ceux du *Plasmodium malariæ* sont sphériques, plus grands que les schizontes et représentent de une demie à deux fois le diamètre d'une hématie normale. Le pigment est plus mobile dans les gamètes que dans les schizontes. Les gamètes du *Plasmodium vivax* sont sphériques aussi; leur taille est deux à trois fois plus grande que celle d'une hématie; le pigment est mobile, à grains plus grossiers que dans les schizontes. Les gamètes du *Laverania malariæ* ont la forme de croissants; leur pigment est mobile et disposé tantôt autour du noyau, tantôt disséminé dans tout l'organisme.

Enfin, les accès de fièvre déterminés par ces hématozoaires permettent aussi de les différencier. Le *Plasmodium malariæ* est l'agent de la fièvre quarte simple, double ou triple; le *Plasmodium vivax* celui de la fièvre tierce simple ou double; le *Laverania malariæ* celui de la fièvre pernicieuse, quotidienne, tierce maligne, estivo-automnale — de la forme à laquelle Baccelli a donné le nom de *bidua*, que Koch a appelé tropicale, en un mot de toutes les fièvres à type irrégulier.

Le développement des hématozoaires est très intimement lié à la production de la mélanémie dans l'organisme ; et cette production est, elle-même, en rapport très étroit avec l'apparition dans le sang de ces leucocytes mélanifères qui sont chargés des débris du parasite et du pigment qu'il contenait.

A cet égard, l'action exercée sur les hématozoaires par la quinine serait une action double : d'une part, ainsi que je vous l'ai indiqué, la quinine donnerait aux leucocytes le pouvoir d'absorber les parasites vivants plus activement qu'à l'état normal, en d'autres termes le pouvoir phagocytaire serait exalté — nous avons vu, en effet, que les doses faibles de quinine commencent par exalter le pouvoir phagocytaire des leucocytes et par augmenter leur nombre — d'autre part, lorsque la guérison d'une fièvre paludéenne peut se produire sous l'influence de la quinine, on observe que ce médicament se montre efficace à des doses assez faibles pour qu'il ne puisse se produire une action physiologique marquée ; il s'agit donc bien d'une action tout à fait particulière exercée sur l'hématozoaire : sous l'influence de ces doses faibles, on voit en effet les parasites prendre immédiatement leurs formes cadavériques. Les contours deviennent plus ou moins irréguliers, le pigment s'amasse sur certains points, et l'absence de noyau peut seule, dans certains cas, permettre de distinguer ces corps sphériques des leucocytes mélanifères. Les flagella sont les éléments les plus susceptibles ; ils disparaissent très rapidement sous l'influence de la médication quinique.

Il est fort intéressant de se demander maintenant comment procède l'hématozoaire pour pénétrer dans le sang, par quelle voie il peut arriver à envahir les globules rouges pour présenter le cycle d'évolution indiqué tout à l'heure. Vous savez que la théorie ancienne consistait surtout dans l'hypothèse d'un germe infectieux répandu par l'intermédiaire de l'air, d'où le mot de *Malaria*, qui veut dire mauvais air ; on a ensuite accusé l'eau comme pouvant déterminer la malaria, nous allons voir dans quelle mesure cette interprétation peut être acceptée ; on a accusé aussi les émanations du sol et le mot *Tellurisme* a été, pendant un moment, l'équivalent de *Paludisme*, chacune de ces expressions peignant la façon dont on se figurait que la contagion pouvait se produire.

Mais un fait toujours remarqué était celui d'une relation étroite existant entre la présence des moustiques et l'existence des fièvres.

Les Japonais paraissent avoir attiré les premiers l'attention sur la coïncidence de la présence des moustiques avec la malaria dans certaines régions; mais c'est surtout les travaux de M. Patrick Manson sur la filaire du sang qui ont récemment fixé l'attention sur ce point et élucidé définitivement la question. Vous savez que M. Patrick Manson a démontré l'intervention des moustiques en ce qui regarde la filaire du sang. M. Laveran eut alors l'idée que la présence des corps flagellés devait constituer la première phase du cycle extra-humain présenté par les hématozoaires du paludisme, et cette théorie fut soutenue par M. Patrick Manson qui émit l'hypothèse que ces corps seraient recueillis dans le sang par des insectes suceurs, moustiques particulièrement. Il constata que ces corps flagellés pouvaient vivre dans l'estomac des moustiques, que le moustique meurt généralement dans l'eau à côté de ses œufs qui y sont déposés, qu'une fois les œufs éclos, les jeunes larves, très voraces et se précipitant sur tout ce qu'elles trouvent, absorbent les parasites qui continuent à se développer, et le moustique, qui après sa métamorphose complète va quitter l'eau stagnante et prendre son vol, est alors infecté. Lorsque les larves sont devenues insectes parfaits, les parasites continuent à se développer et les insectes adultes infectent à leur tour leurs larves. De cette manière, la dissémination de l'agent pathogène et sa localisation s'expliquent facilement et clairement.

C'est ainsi que l'eau pourrait intervenir comme cause directe de contagion : l'homme boirait l'eau et inhalerait l'air tenant en suspension les germes paludiques. C'est là une interprétation sur laquelle j'appelle tout spécialement votre attention, parce qu'elle a été fortement combattue. Somme toute, je ne vois pas qu'elle soit si improbable : je suis loin de nier l'importance du rôle des moustiques, mais je ne vois pas ce qui pourrait empêcher ce mode de contamination de se réaliser.

Peu après ces observations, Bignami et Mendini constatèrent les premiers une infection paludéenne survenue chez l'homme à la suite de piqûres de moustiques.

La question en était là, lorsque, sur les conseils de M. Patrick Manson, le major Ronald Ross, médecin attaché à l'armée des Indes Anglaises, fit des recherches dans ces régions pour arriver à mettre en évidence le bien fondé de l'hypothèse de M. Patrick Manson.

Il retrouva d'abord, dans le tube digestif des moustiques, des cellules pigmentées qui lui rappelèrent les schizontes adultes et les produits de métamorphoses de ces schizontes que l'on peut observer dans le sang des individus affectés de fièvre paludéenne. Mais ses nombreuses observations ne lui ayant pas donné des résultats absolument concordants et précis, il eut l'idée de s'adresser, non plus à l'hématozoaire du paludisme, mais à un des hématozoaires du sang des oiseaux, à l'*Hœmamœba Danilewskyi*.

Dans ce cas, les expériences étaient plus facilement réalisables, elles étaient, pour ainsi dire, plus dans la main de l'observateur, en ce sens qu'il était facile de faire piquer des oiseaux par des moustiques déterminés et d'observer ensuite, très régulièrement, le cycle des phénomèmes consécutifs. Dans ces conditions, M. Ronald Ross remarqua la disparition des parasites dans le sang ingéré par les moustiques, et il retrouva dans l'estomac de petits organismes sphériques rappelant les cellules pigmentées; puis, au bout de trente heures, il vit la cavité stomacale de ces moustiques se hérisser d'une foule de petits corps sphériques faisant saillie sur la paroi externe. Ces sortes de kystes présentaient un diamètre de 6 µ après trente heures et un diamètre de 60 µ après dix jours, lors de leur complet développement.

En même temps que le volume du kyste augmente, on constate la segmentation du protoplasma, et on remarque bientôt la présence d'une multitude de petits corps ayant assez exactement l'aspect d'une faucille ou encore d'un fruit de haricot (voir fig. 28, G); la paroi amincie finit par se rompre et ces corps se répandent dans la cavité générale du moustique où ils sont entraînés par le courant sanguin au voisinage des glandes salivaires dans lesquelles ils pénètrent par effraction : ils vont alors se loger dans les cellules épithéliales, puis de là passent dans les canaux excréteurs et sont inoculés avec le venin à la suite de la piqûre faite aux oiseaux par le moustique.

En 1898, Grassi, reprenant les études faites jusqu'à cette époque, arriva à remarquer qu'il y avait une connexion très évidente entre la répartition géographique du paludisme, en Italie tout au moins, et la présence de certains moustiques du genre *Anopheles*. Il remarqua que dans la campagne romaine, on pouvait surtout relever la présence de trois variétés principales : un Anopheles, l'*Anopheles claviger*, et deux Culex, *Culex penicillaris* et *Culex malariæ*. Il ne faut pas interpréter cette qualification de culex malariæ en ce sens qu'on lui attribuait la propriété de donner la malaria, mais simplement parce que l'on trouvait ce culex dans les régions où sévissait le paludisme. Peu après, continuant ses recherches, Grassi vit que les deux variétés de culex ne pouvaient être incriminées, que leur piqûre n'était jamais suivie de l'apparition du paludisme; et que, par conséquent, c'était à l'*Anopheles claviger* seul qu'il fallait attribuer les piqûres capables de déterminer l'infection paludique. C'est alors que Bignami et Bastianelli se joignirent à lui pour faire des travaux qui ont été publiés dans les *Annali d'Igiene sperimentale* de Rome.

Ces trois observateurs arrivèrent aux conclusions suivantes : Les différentes espèces d'*Anopheles* transmettent également le paludisme à l'homme. — Tous les autres genres de moustiques que l'on rencontre en Europe et notamment dans la région italienne [genres : *Culex centrotypus*, *phlebotomus*, etc.] sont absolument inoffensifs. — Le paludisme est produit par inoculation. — L'*Anopheles* naît toujours sans contenir le germe et il s'infecte en piquant les individus affectés de paludisme et en suçant leur sang. — Le paludisme de l'homme diffère de toute affection analogue chez les animaux. — Enfin, la température joue un rôle très important dans le développement des parasites. Le développement des hématozoaires du paludisme chez les *Anopheles* est tout à fait semblable et parallèle à celui de *Hœmamœba Danilewskyi* découvert par Ronald Ross chez le *Culex fatigans*.

A partir de cette époque, les observateurs au courant de ces travaux cherchèrent, dans les différents pays, la relation qui pouvait exister entre les moustiques des différentes espèces et la production des fièvres. On remarqua toujours que, seuls, les moustiques du genre *Anopheles* étaient capables de déterminer l'infection paludéenne et les variétés de ce genre furent désignées par des noms rappelant la région où avait eu lieu l'observation ou bien les noms des observateurs. C'est ainsi que l'on a décrit : *Anopheles Rossii* dans les Indes; *A. costalis* et *funestus* au Sierra-Leone; *A. Coustani* à Madagascar; etc. En Europe, et principalement en Italie, on a distingué quatre espèces, également capables de propager l'infection, ce sont, par ordre décroissant d'importance : *Anopheles claviger*, *A. bifurcatus*, *A. pseudopictus*, *A. superpictus*.

Quelle est la succession des phénomènes pour que l'infection se produise? Supposons qu'il s'agisse d'un individu infecté par *Laverania malariæ*. Une *Anopheles* femelle, qui seule peut piquer, et saine, vient à piquer ce paludique; en même temps qu'elle lui inocule le venin de ses glandes salivaires, lequel possède la propriété d'empêcher la coagulation du sang, elle lui soutire, grâce à cette particularité, une certaine quantité de sang, mais elle absorbe en même temps des hématozoaires à différents stades de développement : formes jeunes dans les hématies, schizontes, gamètes. On remarque alors que, dans le tube digestif des moustiques, les formes amœboïdes intra-globulaires, ainsi que les schizontes, meurent complètement et sont digérés; seuls les gamètes en forme de croissant restent capables de vivre et d'évoluer. Ils changent de forme, deviennent d'abord ovoïdes, puis sphériques et c'est alors qu'apparaît la différenciation entre les gamètes femelles et les gamètes mâles. (Voir fig. 26.)

Les gamètes mâles, ou microgamétocytes, émettent des flagella ou microgamètes semblables à ceux que l'on voit se développer dans le sang retiré depuis un certain temps à un individu affecté de fièvre paludéenne. Le nombre des flagella est, en général, de 3 à 5, quelquefois de 1 ou 2; très rarement ils atteignent le chiffre de 6 ou 7. Ces microgamètes constituent des filaments très grêles et très mobiles, un peu renflés à leur extrémité libre, tout à fait semblables à des spermatozoïdes dont l'extrémité du filament caudal resterait fixée au corps sphérique du microgamétocyte et qui s'efforceraient par leurs mouvements continuels de se détacher de la cellule qui leur a donné naissance. C'est, d'ailleurs, ce qui arrive peu de temps après leur formation. Le flagellum se sépare donc à un moment donné de la sphère qui lui a donné naissance; libre, très actif, il chemine le long de la muqueuse stomacale du moustique et, venant à rencontrer un macrogamète, il s'unit à lui, absolument comme un spermatozoïde à l'ovule, et en opère la fécondation. (Voir fig. 26, 18 à 21.) Quant au microgamétocyte privé de ses microgamètes, il meurt rapidement. On voit, à ce moment, la substance chromatique du microgamétocyte entraînée par les microgamètes se fusionner avec la chromatine du macrogamète, en même temps que l'on observe d'énergiques contractions du protoplasma. La figure 26 reproduit schématiquement cette série de transformations de l'hématozoaire.

La chromatine présente, dans le macrogamète, la forme d'une petite masse irrégulière, plus ou moins centrale; au contraire, dans le microgamète, elle est disséminée, fragmentée dans toute la masse et

.ne se rassemble qu'au moment de la fusion avec la chromatine de ·l'élément femelle.

· L'organisme alors fécondé a reçu le nom de *zygote*. C'est une petite masse sphérique d'environ 6 μ., qui s'allonge rapidement et prend

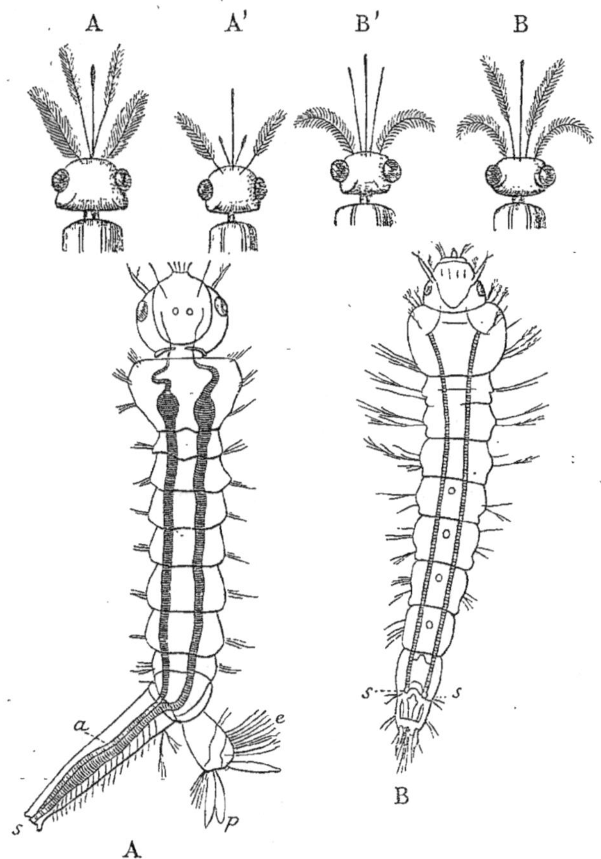

Fig. 29. — Larves et têtes de Culex et d'Anopheles.

A, Culex. — A, tête du mâle. — A', tête de la femelle. — BB, Anopheles. — B, tête du mâle. — B', tête de la femelle (d'après M. Neveu-Lemaire).

un aspect fusiforme ou même vermiforme, ce qui lui permet de pénétrer facilement par effraction entre les cellules épithéliales de la muqueuse. A ce moment, le pigment est fixé tout entier à une des extrémités qui semble la tête de cet organisme. Après avoir traversé la muqueuse, il s'enkyste dans la couche musculeuse de l'estomac dans laquelle il forme ces petites surélévations sphéroïdales qui soulèvent le paroi externe (voir fig. 28) et qui furent observées pour la première fois par Ronald Ross chez le *Culex fatigans* alors qu'il étudiait les métamorphoses de *Hœmamœba Danilewskyi*. On voit alors l'estomac des moustiques constellé, parsemé d'une masse de petites tumeurs rondes, dont le volume arrive à être dix fois celui du début, c'est-à-dire à atteindre 60 à 90 millièmes de millimètres. La chromatine forme une masse assez volumineuse au centre; puis elle se divise en fragments qui s'entourent de protoplasma. A mesure que leur nombre augmente, leur volume diminue et la substance chromatique se porte à la périphérie en se divisant de plus en plus. Au bout de dix à quinze jours, suivant la température, le kyste a atteint son complet développement.

La chromatine a alors complètement disparu et le kyste est rempli d'une masse de petits corps effilés, en forme de lames de faucilles où de fruit de haricot, constitués presque unique-

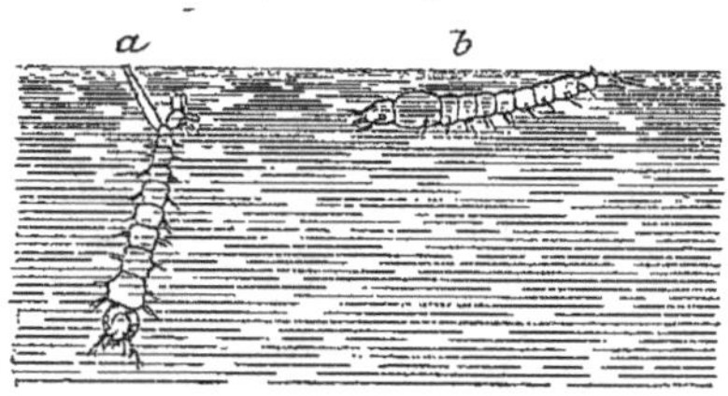

Fig. 30. — Larves de Culex (*a*) et d'Anopheles (*b*) respirant à la surface de l'eau (d'après M. Neveu-Lemaire).

ment par un gros noyau entouré d'un peu de protoplasma, ce sont les *Sporozoïtes*. A cette époque le kyste se rompt, les sporozoïtes deviennent libres et se répandent en nombre considérable dans la cavité générale de l'Anopheles, ils sont entraînés par le courant circulatoire lacunaire et se localisent plus spécialement dans les glandes salivaires dont les cellules sécrétrices et les canaux excréteurs s'en trouvent, à un moment donné, presque complètement remplis.

Lorsque l'Anopheles ainsi infecté vient à piquer un individu sain, il lui injecte dans le sang, en même temps que le produit de sécrétion de ces glandes, un grand nombre de sporozoïtes qui vont se fixer sur des globules rouges, pénétrer dans leur intérieur et se comporter comme les mérozoïtes provenus dès schizontes sans quitter les vaisseaux de l'homme.

Ces sporozoïtes se dispersent dans le sang, s'attachent aux hématies, y pénètrent et s'y développent en se nourrissant à leurs dépens et en prenant la forme amœboïde caractérisant la forme jeune des hématozoaires; ils se multiplient rapidement par sporulation (schizogonie) et, quand ils ont atteint un nombre suffisant, provoquent dans l'organisme envahi une réaction fébrile. La période d'incubation, c'est-à-dire le temps qui s'écoule entre la pénétration des sporozoïtes dans le sang et l'apparition de la fièvre, varie habituellement entre six et douze jours.

Les hématozoaires du genre *Plasmodium* évoluent absolument de la même manière; la seule différence est que, au début, la forme de leurs gamètes reste toujours sphérique. Quant aux hématozoaires du genre *Hœmamœba*, ils évoluent de la même façon, mais chez les oiseaux et par l'intermédiaire des *Culex* et non plus des *Anopheles*.

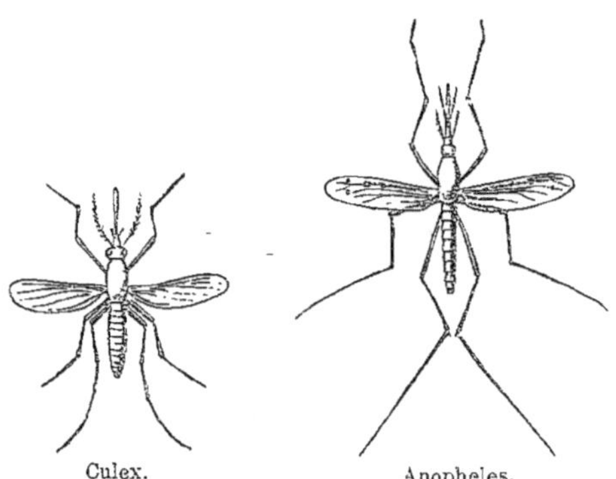

Fig. 31. — Culex et Anopheles pendant le vol.

La piqûre du Culex ne produit pas la malaria chez l'homme et, réciproquement, la piqûre des Anopheles chez les oiseaux ne peut pas provoquer chez eux une affection analogue à celle que détermine la piqûre du Culex[1].

Vous voyez donc par l'exposé de ces transformations que l'on peut observer des métamorphoses et des migrations presque indéfiniment sans que l'hématozoaire passe à un seul moment par une phase de vie libre à un état quelconque : il ne peut subsister autrement qu'emprisonné dans les hématies ou dans l'organisme d'un moustique.

Les recherches faites par les différents expérimentateurs ont démontré qu'il y a seulement trois genres européens, particulièrement intéressants à connaître, en ce qui concerne les moustiques : les genres *Culex*, *Anopheles* et *Aëdes*; tous les autres sont des genres exotiques. Les Anopheles sont les seuls qui soient capables de transmettre le paludisme à l'homme.

En raison de sa faible dissémination et du petit nombre des espèces qui le composent, le genre Aëdes ne présente pas d'intérêt; de telle sorte que c'est seulement entre les genres Culex et Anopheles qu'il

1. Dans la séance de la Société de Biologie du 1ᵉʳ juin 1901, M. Laveran a décrit une variété de moustique du groupe des Culex, le *Culex Kermorganti*, dont la fréquence à Djibouti et à la Nouvelle-Calédonie se trouve être en rapport étroit avec la fièvre paludéenne. Ce point demande donc confirmation.

importe d'établir une distinction, d'ailleurs assez facile à déterminer.

C'est d'abord par l'aspect des larves : les larves d'un Culex se distinguent par ce fait qu'à leur partie postérieure, elles portent une sorte d'éperon qui leur sert pour respirer, un prolongement à l'extrémité duquel viennent s'ouvrir les deux stigmates auxquels aboutissent les troncs trachéens parcourant le corps d'un bout à l'autre. Les larves du genre Anopheles n'ont pas cet éperon, et les trachées viennent s'ouvrir simplement par deux orifices, très rapprochés l'un de l'autre, situés à la partie terminale et dorsale du corps. (Voir fig. 29.) Les larves des Culex, comme celles des Anopheles, sont des larves aquatiques, très mobiles dans l'eau, mais, pour respirer, la larve de Culex a toujours la tête en bas puisqu'elle respire par les deux stigmates situés à l'extrémité de l'éperon; au contraire la larve de l'Anopheles reste sensiblement horizontale, respirant par ses deux orifices dorsaux. On a donc déjà un moyen de distinguer ces deux genres par la position que prennent leurs larves lorsqu'elles viennent respirer. (Voir fig. 30.)

Les femelles seules piquent et sont par conséquent capables de déterminer l'infection. On reconnaît les mâles à leurs antennes et à leurs longs palpes garnis de poils leur donnant l'aspect de petites plumes; les femelles, au contraire, montrent peu de poils à leurs antennes et encore moins à leurs palpes. D'autre part, la tête des Culex porte un seul appendice qui est la trompe, les deux palpes se voyant à peine, tandis que la tête des Anopheles porte trois appendices d'égale longueur, celui du milieu constitué par la trompe et les deux latéraux par les palpes maxillaires. On peut encore les distinguer par la position qu'ils occupent lorsqu'ils sont à l'état de repos sur une surface plane, bien que cette position puisse varier dans des limites assez étendues, suivant que la paroi plane est verticale, horizontale ou plus ou moins inclinée. Pour les Culex, le corps est sensiblement parallèle au plan qui les supporte; pour les Anopheles, il forme avec ce plan un angle très aigu ayant pour sommet la trompe de l'insecte. De même, lorsqu'ils piquent, les Anopheles se placent verticalement la tête en bas, tandis que les Culex restent toujours parallèles à la peau. L'abdomen est infléchi sur le thorax chez les Culex, tandis qu'il se continue presque directement avec lui chez les Anopheles. (Voir fig. 31 et 32.)

Les *Culex* déposent à la surface de l'eau leurs œufs réunis en groupes de 200 à 300 ; les *Anopheles* en fournissent un nombre moins considérable, et leurs œufs ne sont pas agglomérés, ce qui tient à l'absence de glandes collagènes chez ces derniers, tandis qu'elles existent au nombre de trois chez les Culex. L'éclosion des larves a lieu dans un espace de temps qui varie de 24 à 48 heures. Les larves de Culex subissent quatre mues successives s'effectuant toutes les soixante heures ; chez les Anopheles elles s'effectuent plus rapidement. Les larves de Culex sont omnivores et particulièrement carnassières ; elles se nourrissent volontiers de proies vivantes, tandis que les larves d'Anopheles ne semblent pas carnassières et se nourissent plus spécialement d'une algue chevelue fort abondante dans

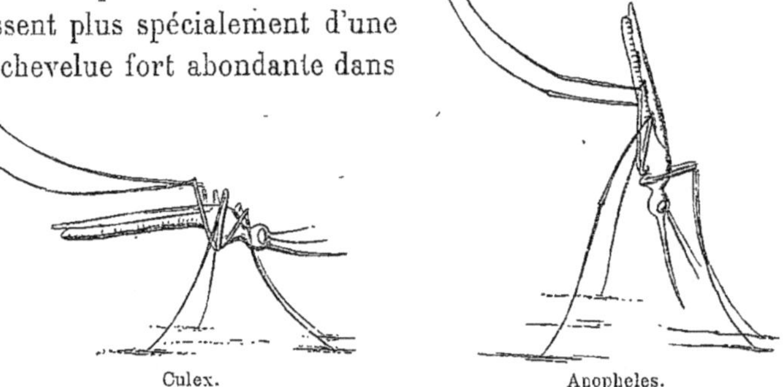

Fig. 32. — Culex et Anopheles au repos sur une surface plane.

les eaux stagnantes et vaseuses. Cette particularité, jointe à la délicatesse plus grande des larves, constitue un heureux obstacle à la dissémination de l'espèce Anopheles. La durée de la période larvaire varie avec les espèces et avec les genres ; les larves d'Anopheles évoluent beaucoup plus rapidement que celles des Culex qui ne restent à l'état larvaire que huit à dix jours.

Comme je vous l'ai déjà fait remarquer, les larves des Culex portent au segment abdominal un appendice respiratoire assez long ; elles ont tout le corps plongé dans l'eau, la tête dirigée plus ou moins obliquement vers le fond, tandis que la partie postérieure se trouve à la surface de l'eau où elles puisent l'air directement au moyen de leur appendice. Chez les Anopheles cet appendice est atrophié, les larves se tiennent horizontalement à la surface de l'eau et, quand elles sont troublées par une intervention étrangère, elles ne plongent pas immédiatement comme le font les larves de Culex, mais se livrent, à la surface même, à des mouvements de reptation très vifs, puis gagnent ensuite rapidement le fond où elles demeurent immergées pendant plusieurs minutes.

Quand le moustique pratique sa piqûre, il relève ses palpes, très visibles surtout chez les Anopheles où ces appendices sont bien développés ; le rostre est alors appliqué contre la peau dans laquelle il pénètre graduellement et s'enfonce entièrement, tandis que la lèvre inférieure s'infléchit et se recourbe notablement. Le sang pénètre alors dans l'estomac qui se dilate considérablement et devient rougeâtre. (Voir fig. 33.)

Les culicidés n'ont pas tous les mêmes mœurs. Certaines espèces de Culex ne piquent que la nuit, tandis que d'autres ne s'attaquent à l'homme que le jour. Parmi les Anopheles, certaines espèces pénètrent pendant la nuit dans les lieux habités et y séjournent, d'autres n'y pénètrent que rarement et n'y séjournent point ; mais la plupart manifestent surtout leur activité au coucher du soleil et recherchent

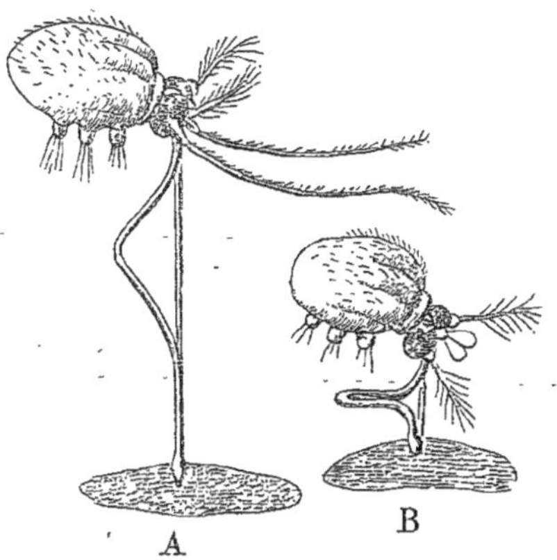

Fig. 33. — Moustique en train de piquer.
A, début de la piqûre, lorsque l'animal perce la peau. — B, aspiration du sang une fois le tégument traversé (d'après M. Neveu-Lemaire).

alors avec avidité le sang de l'homme. Leur puissance de vol est peu considérable ; ils ne dépassent guère une altitude de 50 à 60 mètres et sont surtout nombreux à une faible distance du sol.

Les mœurs de ces animaux permettent de se rendre compte de l'étiologie de l'infection malarienne. Les Anopheles adultes, aussi bien les mâles que les femelles, reposent pendant le jour et recherchent l'obscurité, se tenant à l'abri du vent et de la lumière dans les habitations, les étables, les hangars, les anfractuosités des murs. C'est le soir, au moment du coucher du soleil, et pendant la nuit, que ces moustiques commencent à voler et toujours à peu de distance du sol. C'est ce qui explique ce fait remarqué par tous les observateurs que c'était surtout le soir et pendant la nuit que se faisait l'infection paludéenne, si bien que l'on recommandait de sortir le moins possible à partir du coucher du soleil. Ces animaux ne vivent pas longtemps ; les mâles se nour-

rissent exclusivement de sucs végétaux et meurent après avoir
fécondé les femelles; celles-ci se nourissent du sang des mammifères, surtout du sang de l'homme, et meurent après avoir déposé
leurs œufs à la surface de l'eau. Le cycle complet de leurs métamorphoses s'accomplirait, d'après Celli, dans l'espace de quarante à
quarante-cinq jours; il en faudrait cinquante-deux d'après Grassi.
Dans tous les cas, les Anopheles donnent plusieurs générations
dans la même année.

Les Anopheles sont certainement, d'après les découvertes récentes,
l'agent le plus fréquent de la transmission du paludisme, mais ils
n'en sont certainement pas la cause unique, attendu que les affections
paludéennes — que l'on a proposé d'appeler *Hémosporidioses*, par
analogie avec les affections désignées sous le nom de *Coccidioses* —
sont très fréquemment contractées dans des lieux inhabités et il est
absolument hors de doute que les travaux de terrassements et de
défrichements sont capables de donner lieu au moins à une recru-
descence d'endémie, sinon même à une épidémie. Il doit donc y avoir,
certainement, d'autres modes possibles d'infection. Pour ma part, je
serais disposé à admettre l'infection au moyen de l'eau, par le mode
signalé par M. Patrick Manson, sans préjudice de la constitution d'un
terrain favorable par la respiration de l'air chargé de ce que nous
devons nous contenter encore actuellement de désigner par l'appellation d'*effluves*.

Le moustique peut apporter la graine, mais il paraît très probablement incapable de provoquer la constitution du terrain favorable
à sa germination.

On a noté ce fait qu'à Maurice (Ile Maurice) les individus habitant
les régions élevées, indemnes de paludisme, mais qui vont tous les
jours à la ville ou dans les localités fiévreuses, y respirent l'air,
y boivent de l'eau non ou imparfaitement filtrée, et assistent aux
mouvements continuels du sol sans contracter la fièvre; et on a
voulu voir là une preuve de la non intervention de l'eau potable
dans l'infection. Mais, comme la plupart des preuves négatives,
celle-ci ne saurait satisfaire entièrement. Ils sont assez nombreux les
sujets vivant dans une contrée à fièvres, exposés comme tous les
autres aux circumfusa, ayant la même alimentation, la même
manière de vivre, victimes, comme tous les autres, des piqûres de
moustiques et qui ne contractent cependant pas la fièvre paludéenne!

Tous ces faits prouvent absolument une seule chose, c'est l'importance considérable de la constitution d'un *terrain favorable* au développement de l'affection. A plusieurs reprises déjà, j'ai eu l'occasion de vous faire remarquer l'importance capitale de cette condition, si justement appréciée par les cliniciens des siècles précédents, et à laquelle on recommence maintenant à attribuer toute sa valeur, après avoir momentanément accordé une injuste suprématie au seul agent infectieux.

Et s'il était besoin d'appuyer cette opinion sur des preuves d'ordre en quelque sorte expérimental, je les voudrais trouver dans ce fait, établi maintenant avec une entière certitude, que les infections expérimentales, c'est-à-dire réalisées en faisant piquer un individu sain par un moustique infecté, sont infiniment plus faciles à guérir par l'administration de la quinine que les infections que, par opposition, j'appellerai naturelles.

Les moustiques sortent surtout le soir et la nuit; ils restent à la surface du sol, toujours à proximité de leur retraite, confinés quand le vent souffle; ils affectionnent tout particulièrement les lieux ombrageux et humides : il y a là, précisément, un ensemble de circonstances expliquant des faits d'observation très anciens et qui ont été parfois interprétés d'une façon inexacte. En effet, l'observation avait appris : que les foyers paludéens étaient toujours circonscrits; que leur étendue était relativement limitée, tant en hauteur qu'en surface; que les vents ne transportaient pas les agents de contage; que les forêts ne constituent pas des filtres pour les miasmes paludéens mais, au contraire, des centres d'infection malarique, ce qui s'expliquerait par l'affection particulière des moustiques pour les lieux ombragés, les bois humides.

D'autre part, on connaît actuellement un certain nombre de faits très remarquables de transport du contage à de grandes distances et en des points absolument indemnes jusque-là d'endémie.

Je n'en connais pas, à cet égard, de plus remarquable que celui-ci; il a réellement la valeur d'une expérience de laboratoire.

L'année dernière, M. Patrick Manson recevait une petite caisse renfermant un certain nombre de moustiques envoyés par des médecins des Indes pour les étudier. Par un hasard fâcheux, le fils de Manson fut piqué et ce jeune homme, qui n'avait jamais présenté le moindre symptôme de paludisme, eut des fièvres intermittentes absolument typiques et qu'il était impossible de rattacher à une autre étiologie que celle de la piqûre de ces moustiques [1].

Au point de vue de l'hygiène et de la prophylaxie du paludisme, il y a donc intérêt à étudier la façon dont on peut réaliser la destruction ou l'éloignement des moustiques; on peut y arriver par un certain nombre de procédés.

On a recommandé les substances odoriférantes; on savait en effet depuis longtemps, dans les pays à moustiques, bien avant que l'on connût la relation existant entre le paludisme et l'apparition des moustiques, que les substances odoriférantes, les fleurs de chrysanthèmes, la poudre de pyrèthre, le tabac, le camphre, la naphtaline, le menthol, les labiées aromatiques et même la fumée de bois possèdent la propriété de chasser ou d'anesthésier les moustiques. Mais, il se présente ici quelque chose d'absolument identique à ce que l'on observe relativement à l'usage de certains antiseptiques : l'emploi de ces divers produits est encore beaucoup plus gênant pour l'homme que pour le parasite, de sorte que ces procédés, s'ils peuvent arriver à éloigner les moustiques, ne sont pas sans présenter de sérieux inconvénients; ils sont donc insuffisants. Bien préférables se montrent l'emploi de l'acide sulfureux, de l'essence de térébenthine et surtout de l'essence d'eucalyptus qui paraît posséder vis-à-vis des moustiques une action particulièrement offensive. Ce sont là des moyens plus efficaces, mais que l'on peut dire peut-être encore plus incommodes pour l'homme.

Ce sont les moyens visant surtout la destruction des œufs, des larves et des nymphes qui fournissent les meilleurs résultats; et ici, un grand nombre de procédés peuvent être mis en pratique. C'est d'abord le desséchement du sol et sa mise en culture. Depuis long-

1. A ce fait, j'ajouterai le suivant, venu à ma connaissance au cours de la correction des épreuves de ce volume. L'année dernière également, le Dr Thurburn Manson s'était fait piquer par des moustiques envoyés de Rome à Londres. Les premiers symptômes de l'infection palustre apparurent le 13 septembre, après une période d'incubation de quinze à seize jours. La présence du parasite dans le sang ayant été démontrée, de fortes doses de quinine firent disparaître les accès paludiques.

Jusqu'au 30 mai 1901, c'est-à-dire pendant huit mois, la santé du Dr Manson se maintint normale. Il avait, à cette époque, quitté Londres pour Aberdeen; et depuis cinq à six semaines, il ressentait des malaises et des douleurs dans la région splénique. Le 1er juin, il eut un accès typique de fièvre palustre qui se renouvela le 3. L'examen du sang montra des formes jeunes et vieilles du parasite de la fièvre tierce simple bénigne. Quelques doses de quinine arrêtèrent ces accès.

Au mois de septembre précédent, les accès avaient revêtu le type de la double tierce et avaient cédé moins facilement à la quinine.

temps on en connaît les bons effets; et, à cet égard, le desséchement
est réalisé au mieux des intérêts par des plantations de pins et surtout d'eucalyptus, d'abord, à cause de l'action de leurs essences et,
plus encore peut-être, parce qu'ils semblent, pendant leur développement, vaporiser une plus grande quantité de l'eau du sol. D'autre
part, la proscription absolue des mares, des bassins, des puisards,
des réservoirs d'arrosage, de toutes les masses d'eau stagnante pouvant donner asile aux larves s'impose tout naturellement. On a
recommandé aussi l'élevage du poisson qui vit aux dépens des larves
d'un grand nombre d'insectes, notamment des larves de moustiques.
Il en est de même des libellules, insectes très carnassiers, aquatiques
pendant leur phase larvaire, qui se nourrissent à l'état adulte de
moustiques adultes, et à l'état larvaire de leurs larves dont ils peuvent détruire une grande quantité.

Mais, le moyen le plus remarquable est certainement l'épandage à
la surface de l'eau d'une mince couche de pétrole qui suffit à déterminer l'asphyxie des larves en s'attachant aux poils qui entourent
leurs stigmates et empêche ainsi leur respiration de s'effectuer,
même quand l'animal se dérobe au fond de l'eau. On a été jusqu'à
assurer que des vapeurs légères de pétrole seraient suffisantes pour
déterminer la mort des Anopheles; et on a recommandé de verser
du pétrole dans un foyer en ignition de façon à produire un dégagement de fumée plus ou moins chargée de vapeurs de pétrole.

Enfin, en dernier lieu, il faut veiller à la protection des individus
et des habitations; des individus par des vêtements appropriés, des
gants et des voiles formés d'un tissu à mailles fines et ne laissant
aucune solution de continuité dans les vêtements; des habitations, en
fermant toutes leurs ouvertures par des grillages métalliques à
mailles assez fines, doubles portes, etc., ce qui met en même temps
les fiévreux dans l'impossibilité de contaminer les moustiques. Je
n'ai pas à entrer ici dans les détails relatifs à ce mode de prophylaxie; je vous dirai seulement que les très récentes expériences de
Grassi, rapportées dans les comptes rendus de l'Académie des Lincei,
ont infailliblement confirmé le fait de l'infection par les moustiques
et montré que les moyens permettant de se mettre physiquement ou
mécaniquement à l'abri de leurs piqûres, suffisaient pour préserver
de toute atteinte les individus obligés de vivre dans une région à
endémie palustre.

XVe LEÇON

ESSAIS D'IMMUNISATION CONTRE LE PALUDISME. — EMPLOI DES AGENTS ORGANIQUES ET DES AGENTS MÉDICAMENTEUX. — EMPLOI DE LA QUININE CONTRE LE PALUDISME. — ACTION PROPHYLACTIQUE DE LA QUININE.

L'histoire du traitement du paludisme par la quinine est certainement l'un des meilleurs, sinon même le meilleur exemple que l'on puisse choisir, de l'intervention utile, indispensable et tout à fait remarquable même, des sciences fondamentales — ces sciences que l'on appelait autrefois *accessoires* — dans l'étude de la pharmacologie.

Vous allez voir, en effet, combien l'étude, très écourtée cependant, que nous avons faite de l'hématozoaire du paludisme, va nous être utile pour interpréter l'action exercée sur lui par la quinine; et comment, à la lumière de cette biologie, tous les faits vont s'éclairer et réaliser une sorte de type de l'action qu'il serait désirable de voir exercer par une foule de substances médicamenteuses sur les principes morbides qui sont causes de certaines maladies.

Mais, avant d'entrer dans ces détails, j'ai quelques mots à ajouter relativement à des expériences qui ne sont pas définitives, qui demandent à être reprises, mais qui, cependant, offrent déjà un grand intérêt : je veux parler des recherches de Celli — qui ont été faites l'année dernière, pour les plus récentes — relatives aux toxines que l'on pourrait isoler chez les paludiques, et à des essais d'immunisation médicamenteuse.

Tout d'abord, en ce qui concerne les toxines de la malaria, les recherches de Celli ont été absolument négatives. Elles ont porté sur des animaux; et, à ce sujet, je vous ai déjà signalé qu'il y avait une différence absolue entre l'infection paludéenne que l'on peut observer chez l'homme et les infections plus ou moins analogues que l'on peut observer chez les animaux, chez lesquels on peut dire qu'il n'existe pas de paludisme vrai. Il n'est pas possible de transmettre aux animaux, par inoculation dans le sang, les hématozoaires du paludisme de l'homme, pas plus que, réciproquement, les hématozoaires symptomatiques d'une affection fébrile chez les animaux ne sont transmissibles à l'homme. Mais, cependant, il y a des affections déterminées chez les animaux qui ont une allure plus ou moins semblable à la fièvre paludéenne de l'homme; et c'est ainsi que Celli a fait ses premières recherches relatives à la toxine de la malaria.

Il a d'abord injecté à des veaux de 60 à 100 centimètres cubes de sérum provenant de bœufs en plein accès de fièvre et, voyant que le résultat obtenu avait été absolument nul et que les animaux n'avaient réagi par aucun mouvement fébrile appréciable, il s'est cru autorisé à injecter à des enfants des doses répétées, qui dans l'une des expériences ont été jusqu'à 50 centimètres cubes, de sérum d'adultes au stade de frisson de la fièvre paludéenne; et même, dans une expérience encore plus audacieuse, il a été jusqu'à injecter du sérum provenant d'une saignée faite à un individu en pleine période d'accès pernicieux. Dans toutes ces circonstances, les résultats ont été complètement négatifs et aucun mouvement fébrile appréciable n'a pu être décelé, soit chez les animaux, soit chez l'homme. Aucune toxine pyrogène malarienne n'a pu être démontrée jusqu'ici dans le sang des fébricitants.

Il n'a pas réussi davantage à mettre en évidence la présence d'une anti-toxine capable d'expliquer les faits d'immunité naturelle ou acquise parfaitement établis aujourd'hui et à propos desquels il a fait de très nombreuses et très intéressantes recherches dont l'exposition m'entraînerait trop loin. Aucun principe immunisant, aucun principe curatif ne put être mis en évidence dans le sang des paludiques pendant la période de défervescence.

Il a fait aussi des essais d'opothérapie en prenant la race bovine comme type de ses expériences; il a pratiqué des injections avec des sucs de cerveau, de ganglions lymphatiques, de rate, de moelle osseuse, de foie, de pancréas, obtenus en soumettant ces organes à une pression de 500 ou 600 atmosphères, dans un appareil spécial. Les résultats ont été absolument négatifs également et l'auteur conclut que ni le sérum du sang, ni le suc des principaux organes des animaux incapables de contracter la malaria, ne renferment de substances conférant l'immunité contre le paludisme humain.

Je répète cependant que ces expériences pourraient et devraient être reprises car leur nombre est encore minime et des résultats négatifs ne peuvent entraîner la certitude et ne doivent pas nous inspirer une confiance absolue.

Une autre série d'expériences consiste dans des essais d'immunisation médicamenteuse tentés aussi par cet observateur sur les animaux.

Il a pris le cheval comme sujet d'expériences et, par doses graduellement croissantes, Celli l'a accoutumé à des injections veineuses de chlorhydrate de quinine, imitant en quelque sorte la préparation d'un cheval pour l'obtention d'un sérum antidiphtérique ou antitétanique; et, lorsque le cheval était arrivé à supporter des doses de 20 grammes de quinine en une seule fois, il a recueilli son sérum avec toutes les précautions d'usage et l'a injecté à des individus, soit à titre préventif, soit pendant les périodes d'accès de la fièvre paludéenne.

Il a observé que les injections étaient complètement inefficaces, aussi bien dans les infections expérimentales, c'est-à-dire dans ces infections qui sont si faciles à guérir par la quinine, que dans l'infection naturelle.

Mais, là où l'ingéniosité de l'expérimentateur s'est donnée un libre cours et a montré les beaux résultats que l'on pouvait obtenir au point de vue de la pharmacodynamie des substances médicamenteuses, c'est qu'il ne s'est pas contenté d'étudier à ce point de vue l'action de la quinine mais, qu'il a utilisé successivement la plupart des substances recommandées, à plus ou moins juste titre, comme des médicaments efficaces contre la malaria.

C'est ainsi qu'il a utilisé l'iodure de potassium, le bromure de potassium, l'antipyrine, l'acide arsénieux, le phénocolle, le phénol, l'euquinine, substance médicamenteuse au sujet de laquelle on a fait beaucoup de bruit dans ces derniers temps; enfin, le bleu de méthylène. Toutes lui ont donné des résultats très variables mais fort intéressants pour chacune d'elles.

En ce qui concerne les essais avec l'iodure de potassium et l'antipyrine, le résultat a été absolument négatif. Avec le bromure de potassium; l'acide arsénieux et le phénocolle-les résultats ont été variables, tantôt positifs, tantôt négatifs; dans quelques cas, il y a eu une sorte d'immunisation, l'injection subséquente de sang chargé d'hématozoaires n'a pas déterminé d'infection paludique expérimentale. Le phénol a donné des résultats douteux.

Quant à l'euquinine, elle a donné des résultats un peu plus marqués, elle a permis de prévenir la fièvre quarte et la tierce printanière; mais la substance qui a donné les résultats les meilleurs et les plus nets est le bleu de méthylène : dans la plupart des expériences où il a été employé, les résultats ont été positifs; la fièvre quarte, la tierce printanière et la tierce estivale même, cette variété qu'il est, pour les praticiens romains, le plus intéressant de voir vaincre, ont pu être prévenues.

Il est regrettable que, dans ces expériences, la narcotine n'ait pas été expérimentée; car dans mes leçons de l'année dernière [1] j'ai eu déjà l'occasion de vous signaler ce fait noté par les médecins des Indes anglaises, que des fièvres rebelles à la quinine avaient cédé à l'action de la narcotine.

Je me hâte d'ajouter, tout d'abord, que toutes ces expériences sont à confirmer et qu'ensuite, il y a lieu de tenir compte des conditions tout à fait particulières de l'expérimentation : c'est ainsi, par exemple, qu'en ce qui concerne le bleu de méthylène, il faut songer aux inconvénients que peut entraîner son emploi à cause de la quantité qu'il faudrait en absorber et des localisations de cette substance sur certains éléments anatomiques.

Un fait s'est montré d'une façon constante dans ces expériences : presque toujours, Celli a observé une prolongation dans la période d'incubation, mais il est assez constant d'obtenir ce résultat dans les infections obtenues lorsqu'on inocule à des individus sains du sang chargé d'hématozoaires. La durée d'incubation, qui est en moyenne de quinze jours, lorsqu'elle se fait normalement, si l'on peut ainsi dire, c'est-à-dire lorsqu'elle a lieu par les procédés naturels et habituels, cette période de quinze jours peut s'élever jusqu'à quarante-cinq jours et même à cinquante jours pour la fièvre quarte. Lorsqu'il s'agit de fièvre tierce, la période d'incubation moyenne, qui est d'environ cinq jours lorsque l'individu, je le répète, est exposé à une infection accidentelle et naturelle, comme celle consistant dans la

1. Voir *Leçons de pharmacodynamie et de matière médicale*, deuxième série, p. 503.

piqûre d'un moustique, lorsque l'individu se trouve dans un milieu paludique — et je crois que cette considération est très importante — cette période d'incubation peut s'élever jusqu'à dix-sept jours. Par conséquent, cette prolongation observée dans la durée de l'incubation n'a absolument rien de précis ni de spécifique.

Un autre fait, remarquable aussi et sur lequel je crois devoir insister en raison de l'importance qu'il me paraît présenter ici, est le suivant — vous savez que l'on tend à revenir aux opinions de nos ancêtres, on commence à trouver qu'ils n'avaient pas tout à fait tort; et pour ma part, je crois que le fait du séjour dans un lieu contaminé joue un rôle énorme dans la prédisposition de l'individu à contracter la fièvre paludéenne — : sur un individu indemne et dans une région non contaminée, les injections avec du sang de malades atteints de fièvre tierce sont toujours restées absolument inoffensives. Il est fort important de tenir compte de ces phénomènes lorsqu'on veut se faire une idée de la valeur thérapeutique d'un médicament vis-à-vis du paludisme.

Tel est le point où en sont ces expériences. Bien que, relativement à la plupart de leurs conclusions, elles nécessitent de nouvelles recherches, j'ai cru qu'il était intéressant de vous les signaler, ne serait-ce que pour servir d'orientation à d'autres expériences qui pourraient être tentées.

Emploi de la quinine dans le paludisme. — Voyons maintenant ce que va nous apprendre l'emploi de la quinine dans le paludisme.

De tout temps, c'est-à-dire depuis son introduction en Europe, le quinquina a été considéré comme le médicament par excellence des fièvres intermittentes. Sydenham l'appelait : *Anchora sacra salutis*; et, à cette époque dont je vous ai déjà parlé, malgré les attaques plus ou moins intéressées d'un certain nombre de savants dont quelques-uns étaient fort distingués, comme Guy Patin qui, on peut le dire, avait la spécialité d'attaquer et de chercher à détruire les choses qui devaient durer, malgré les attaques soit de Chifflet, soit de Plemp, malgré l'opposition tenace faite à l'emploi de cette substance, les expériences très remarquables des Anglais Morton, Sydenham, les observations encore plus remarquables de l'École italienne avec Torti, furent unanimes à démontrer que le quinquina en nature avait une action indiscutable sur la fièvre intermittente.

Je vous ai exposé aussi comme quoi Broussais et son école mettaient au passif du quinquina et de la quinine la plupart des affections inflammatoires qui pouvaient se trouver en concordance avec la fièvre paludéenne. Ce n'est pas un des moindres titres de gloire de Maillot et l'un des moindres sujets de reconnaissance que la postérité lui doit que d'avoir proscrit en Algérie, autant qu'il était en son pouvoir et malgré l'autorité despotique exercée alors par Broussais, la saignée qui tuait les gens, pour lui substituer la quinine qui les guérissait.

Il semble que cette question de spécificité aurait dû être absolument tranchée par la découverte de la quinine dans les écorces de quinquina par Pelletier et Caventou; cela ne fit que diminuer un peu l'ardeur des discussions, mais bientôt, grâce à Broussais, et avec la vigueur qui caractérisait les attaques de ce chef d'école, ces discussions reprirent, de sorte que cette découverte, qui aurait dû pouvoir mettre tout le monde d'accord, ne fut à ce moment qu'une nouvelle source de discussions.

Cependant, depuis 1840 environ, tout le monde était absolument d'accord pour reconnaître l'influence exercée par la quinine dans la guérison des fièvres; et l'on ne discutait plus guère, à partir de cette époque, que sur le moment de l'administration et la durée de cette administration.

On avait observé de très bonne heure que la quinine ou le quinquina donnés pendant un accès ou immédiatement avant n'enrayaient presque jamais la fièvre, tandis que cet accès était prévenu lorsque la quinine ou le quinquina étaient administrés plusieurs heures avant l'explosion du frisson. Sur ce point, la plupart des observateurs étaient d'accord, mais ils discutaient encore sur l'emploi des doses massives ou des doses fractionnées. C'est ainsi que Torti, Bretonneau disaient que la quinine devait produire comme un « coup de canon dans l'organisme »; tandis que d'autres médecins, avec Sydenham, Chomel, Grisolle, voulaient, au contraire, que l'on donnât des doses faibles et fractionnées, suivant la méthode dite des hôpitaux de Paris. D'ailleurs, ces derniers soutenaient avec raison que les doses devaient varier avec le type et le degré de gravité de la fièvre, l'action tonique du quinquina étant souvent aussi utile que son action spécifique dans les formes légères et bien régulières du paludisme.

Les doses massives consistaient en doses considérables de 3 à 4 grammes en une fois. Les doses fractionnées étaient elles-mêmes des doses qui finissaient par devenir assez considérables. La méthode que l'on appelait des hôpitaux, consistait à donner de 50 à 80 centigrammes en trois ou quatre prises, et cela aussi loin que possible de l'accès futur.

Jusque-là, aucune règle précise autre que celle fondée sur l'observation clinique ne pouvait guider dans l'administration du médicament. L'examen très attentif des malades avait montré la nécessité de fractionner les doses de manière à ne donner que de petites quantités à la fois, de laisser un intervalle de plusieurs heures entre les prises de la journée et celles du lendemain, enfin de n'élever que graduellement le chiffre de ces doses. Mais, dans beaucoup de circonstances, cette conduite trop prudente n'aboutissait à aucun résultat au point de vue thérapeutique, et il devenait alors nécessaire d'élever les doses jusqu'à l'apparition des phénomènes constatant l'action du médicament sur le système nerveux, tels que céphalalgie, vertiges, titubation, bourdonnements d'oreilles.

Dans ces dernières années, grâce aux progrès réalisés par les méthodes d'investigation et aux données physiologiques acquises, la question est serrée de plus près et l'École allemande administre la quinine quatre heures avant l'accès ; cette méthode se basant sur ce fait que le moment où l'on voit le maximum de quinine circuler dans l'organisme correspond à une période de six heures environ après l'ingestion d'une dose déterminée de sel médicamenteux.

Cette méthode allemande concorde avec une expérience de Baccelli qui, à la suite d'une injection intra-veineuse de 1 gramme pratiquée sur un individu au cours d'un accès pernicieux, n'avait remarqué absolument aucune modification pendant les six premières heures, ni dans la forme, ni dans les mouvements, ni dans le nombre des parasites ; il observa seulement que leurs mouvements étaient exagérés pendant les deux ou trois premières heures qui suivirent immédiatement l'injection, absolument comme si les hématozoaires se débattaient contre la présence d'une substance toxique les gênant dans le sang de l'individu envahi.

Les doses, je l'ai déjà dit, doivent varier avec le type et la gravité de la fièvre : c'est un fait que les anciens observateurs avaient fort bien mis en lumière dans leurs discussions, lorsque les Anglais, par exemple, avec Sydenham, avec Morton, faisaient ressortir que l'école italienne avait raison d'employer des doses massives dans un pays où la fièvre revêtait un caractère de gravité qu'elle ne présentait pas sous le climat plus froid de l'Angleterre; qu'il en était de même dans la fièvre des pays chauds qui ressemblait davantage à celle que l'on pouvait observer en Italie; que, d'ailleurs, dans une foule de circonstances, l'action tonique du quinquina était souvent aussi utile pour les fièvres peu intenses que l'était l'action spécifique exercée par la quinine dans les formes légères et bien régulières du paludisme.

En se remémorant les faits que nous a appris le grand nombre d'expériences dont j'ai donné les résultats relativement à l'absorption de la quinine et à la manière dont elle circule et séjourne dans l'organisme, en tablant sur ce fait que l'élimination de la plus grande partie de la quinine a lieu environ six heures après l'ingestion, il semblait logique d'administrer cette quinine de façon que, au moment du début de l'accès fébrile, il y ait le maximum de quinine en circulation dans le sang. Je vous ai fait remarquer que les parasites sont en plus grande abondance à la période prodromique et au début des accès que pendant les accès mêmes.

Cette méthode d'administration de la quinine, six heures avant le début présumé de l'accès, avait été déjà mise en pratique d'une façon particulière par M. Jaccoud qui, étudiant la façon dont évoluait l'accès de fièvre, avait fait remarquer que l'élévation thermique commençait un certain temps avant l'apparition du frisson. L'exagération des combustions organiques devance elle-même l'élévation thermique, comme le montre l'augmentation notable de l'urée dans les douze heures précédant l'accès. Lorsque le frisson se produit, la fièvre est déjà déclarée depuis un certain temps; depuis assez longtemps déjà se produit cette exagération des combustions organiques qui précède l'élévation thermique et y prend une part déterminante; cette élévation thermique, contemporaine de l'oxydation exagérée qui se produit dans l'organisme, est d'abord lente jusqu'à 38°, elle est ensuite plus rapide de 38° à 39°, et à 39° le frisson éclate; mais il y a déjà un temps plus ou moins considérable que l'individu est en puissance de fièvre, et c'est depuis ce temps que les hématozoaires sont en circulation dans son organisme. Il faut donc s'ingénier à faire toujours coïncider le maximum de richesse du sang en quinine avec cette période de début du frisson.

Mais il y a une différence entre le début réel et apparent de l'accès, différence très variable suivant le type de fièvre paludéenne. Cette différence est de moins de deux heures pour le type quodidien ; elle varie de six à huit heures pour le type tierce ; elle n'est pas moindre de douze à dix-huit heures pour le type quarte et, bien entendu, il peut y avoir toutes les variations possibles entre ces chiffres. De telle sorte que, pour obéir à ce besoin d'administrer la quinine, au maximum six heures avant la période présumée de l'accès, il faudrait l'administrer huit, douze, dix-huit ou même vingt-quatre heures avant le frisson, ce qui rend cette pratique assez difficile. Cependant, M. Jaccoud pensait arriver à mettre l'organisme en puissance de quinine, en donnant celle-ci en quantité assez grande, à doses réfractées pour ménager la susceptibilité de la muqueuse gastrique de l'individu ; par exemple, trois doses de 30 centigrammes chacune à un quart d'heure d'intervalle et cela pendant un certain nombre de jours, plus ou moins longtemps selon le type de la fièvre.

D'ailleurs, il faut tenir compte de l'avance des accès, de l'état des voies digestives ; et, en définitive, ce qui répondrait le mieux à ce que l'on essaye de réaliser par cette méthode, serait de faire l'administration en deux ou trois fois dans un espace de huit à dix heures avant l'apparition présumée du frisson. L'ambarras gastrique ne constitue qu'une indication secondaire qui ne doit pas faire renoncer à ces préceptes.

Cette méthode a encore été perfectionnée par les recherches de M. Laveran, qui a institué la méthode dite des traitements successifs : elle présente de très grands avantages que nous allons comprendre dans un moment. Cela consiste à donner les premier, deuxième et troisième jours, en une fois ou en deux fois, à intervalle assez rapproché, 80 centigrammes à 1 gramme de chlorhydrate de quinine par jour.

Les quatrième, cinquième, sixième et septième jours, pas de quinine.

Les huitième, neuvième et dixième jours, 60 à 80 centigrammes par jour de chlorhydrate de quinine.

Les onzième, douzième, treizième et quatorzième jours, pas de quinine.

Les quinzième et seizième jours, 60 à 80 centigrammes par jour de chlorhydrate de quinine.

Du dix-septième au vingtième jour, pas de quinine.

Les vingt et unième et vingt-deuxième jours, 60 à 80 centigrammes par jour de chlorhydrate de quinine.

Ce mode d'administration de la quinine, dont nous allons voir la parfaite adaptation, est basé sur ce fait observé bien des fois par M. Laveran, c'est qu'on ne voit plus aucun élément parasitaire dans le sang d'un individu ainsi traité après huit jours de quinine à la dose de 60 ou 80 centigrammes, à plus forte raison de 1 gramme par jour ; très exceptionnellement, on voit persister des corps en croissant, mais ceux-ci ne tardent pas à être surpris et tués par l'administration qui se fait les jours suivants. Toutes les fois que l'administration de la quinine était suspendue après trois ou quatre doses, les parasites ne tardaient pas à réapparaître.

Il semble que Trousseau ait eu l'intuition de ce phénomène lorsqu'il était arrivé à formuler le mode d'administration de la quinine qui lui paraissait réussir le mieux.

Il préconisait l'emploi du sulfate — et vous allez voir qu'il avait raison. Il prescrivait ainsi : 1 gramme de sulfate de quinine immédiatement après l'accès, puis un jour de repos ; 1 gramme de sulfate, puis deux jours de repos ; 1 gramme de sulfate, puis trois jours de repos et ainsi de suite jusqu'à huit jours de repos. Il donnait alors 1 gramme de sulfate de quinine de huit jours en huit jours pendant un mois au moins.

A la vérité, Trousseau a eu là une véritable intuition de génie, car il ignorait absolument la biologie de l'hématozoaire. En effet, c'est l'étude de l'action toxique et spécifique exercée par la quinine sur les hématozoaires qui va nous permettre de nous expliquer parfaitement la façon dont ce médicament intervient.

Je ne vais parler maintenant, exclusivement, que des phénomènes révélés soit par l'observation clinique soit par l'expérimentation sur l'homme faite en prenant du sang d'un individu en plein accès de fièvre, prenant par conséquent des formes jeunes d'hématozoaires, et en inoculant ce sang à un individu indemne mais placé dans un milieu paludique, c'est-à-dire dans un milieu capable de faciliter l'infection de cet individu.

Or tous ces faits d'observation et d'expérimentation montrent que la période d'incubation est le plus souvent de dix à quinze jours, mais qu'elle n'est jamais inférieure à six ou sept jours. Chez un

malade non soumis à la quinine, la fièvre reparaît le plus souvent
sous forme d'accès périodiques pour aboutir fréquemment à la
cachexie ou au paludisme chronique, ou bien quelquefois même à des
accès pernicieux. Chez les individus soumis à la quinine dans de
bonnes conditions, c'est-à-dire de façon à ce que cette quinine soit
donnée, en moyenne, de six à huit heures avant l'époque présumée
du frisson, la fièvre ne reparaît pas à l'époque présumée, s'atténue ou
disparait même après peu de jours dans les formes continues ; elle
est « *coupée* » par la quinine. Si l'on vient à supprimer brusquement
la quinine, on observe des rechutes à des époques variables, mais
toujours après une apyrexie d'au moins six à sept, souvent de dix à
quatorze jours. Il y a, en effet, un temps indispensable à l'évolution
des hématozoaires dans l'organisme, pour qu'ils puissent passer de
leurs formes de résistance aux formes de reproduction et déterminer
les accès de fièvre ; et ce temps est de six à sept jours au minimum.
Vous voyez comme cela concorde exactement avec le fait d'observation du minimum de six à sept jours pour la période d'incubation.

D'autre part, l'action parasiticide exercée par la quinine sur les hématozoaires est rarement complète et décisive ; la quinine se trouve encore
en quantité appréciable dans le sang après trois jours et elle est capable
d'entraver l'évolution pendant cette période, mais elle est devenue incapable de le faire après six jours, époque où nous savons qu'il n'existe
plus que des traces de quinine. Un autre fait certainement démontré
par l'expérience, c'est le retard apporté par la quinine dans l'évolution
des formes passagères des hématozoaires ; ces formes sont alors sous
l'impression d'une sorte d'anesthésie plus ou moins durable, et la
retraite momentanée des parasites dans certaines régions de l'organisme se prolonge au delà du temps habituel. Il semble que l'hématozoaire éprouve une grande difficulté à vivre dans ce sang renfermant de la quinine, à y trouver les conditions nécessaires à l'accom-
plissement des différentes phases de son évolution et qu'il préfère
rester confiné dans sa retraite, jusqu'à ce qu'il retrouve dans le sang
redevenu normal la possibilité de se développer à son aise et de réaliser le cycle d'évolutions que je vous ai décrites. Il ne faut pas
oublier non plus que la quinine peut déterminer des modifications
dans la composition chimique du milieu sanguin, soit par l'intermédiaire de son action sur les hématies, soit par son action sur le
système nerveux, cette action trophique sur laquelle j'ai insisté et

qui, comme vous le savez, est toujours corrélative de l'action antipyrétique et de l'action analgésique.

L'observation et l'expérience ont encore appris que l'accès fébrile
coïncide avec le stade de reproduction des hématozoaires. Cet accès
éclate au moment où les formes jeunes des hématozoaires se répandent
dans la circulation et il tombe au moment où elles disparaissent. Il
se produit des accès subintrants lorsqu'il y a des générations intercur-
rentes, une sorte de superfétation des hématozoaires. Les corps en
croissant sont caractéristiques des formes graves, des formes persistantes et résistantes de la maladie paraissant provoquer des modifications moléculaires beaucoup plus profondes du milieu. Quant
aux corps en rosace, on les rencontre exceptionnellement dans le sang
pendant la période d'accès fébrile, et c'est surtout à la suite des accès
pernicieux qu'on peut les retrouver. A l'autopsie des individus qui
ont succombé à la fièvre paludéenne, on les rencontre très fréquemment dans la rate, au niveau des fins vaisseaux capillaires dans les
centres nerveux, la moelle des os, le foie, qui semblent être ce refuge
des hématozoaires dont je parlais tout à l'heure.

Lorsque l'hématozoaire a réussi à s'introduire dans une hématie,
il est devenu momentanément inaccessible aussi bien à l'action de
la quinine qu'à l'action des phagocytes. Cette action de la quinine ne
s'exerce efficacement que sur les formes jeunes, libres dans le plasma
sanguin. Par conséquent, il est facile de comprendre la pérennité de
certaines fièvres, lorsque la quinine, étant administrée d'une façon
insuffisante et incorrecte, les formes jeunes, incluses, peuvent vivre
dans les hématies, sortir de celles-ci lorsque la quinine a entièrement
disparu du sang, et accomplir alors leurs évolutions successives. C'est
surtout la schizogonie qui semble influencée. L'évolution des hématozoaires à l'intérieur des hématies jusqu'à la mise en liberté des
schizontes s'accompagne de la destruction de l'hématie et de toutes
les modifications corrélatives qui peuvent en être les conséquences
sur les actes de la nutrition ; c'est précisément pour cela que dans
les recherches de Celli, ses conclusions négatives à propos des toxines
me paraissent devoir être réformées et reprises, car il me semble
difficile qu'une substance vivant dans l'organisme aux dépens de certains éléments ne provoque pas la formation de déchets nuisibles ; il
me paraît impossible, étant donné tout ce que nous savons actuellement des maladies infectieuses, que cet agent qui trouble profondé-

ment les processus normaux de certaines cellules ne détermine pas en même temps la formation de substances nuisibles par elles-mêmes et en dehors de cet hématozoaire.

Les flagella se rencontrent dans le sang des individus malades en imminence d'accès fébrile. La segmentation des corps sphériques commence avec le début de l'accès ; au cours de l'accès, on constate une augmentation rapide et considérable des formes amœboïdes jeunes, en liberté dans le plasma, ou venant s'accoler d'abord aux hématies et finalement les pénétrant. A la fin de l'accès et après, c'est l'apparition des formes endo-globulaires que l'on peut observer.

Pour exercer son action spécifique, il faut donc que la quinine se trouve dans le sang avant le début de l'accès, ou bien que sa présence coïncide avec le début de cet accès pour qu'elle puisse agir sur les formes jeunes au fur et à mesure de leur production et avant qu'elles ne puissent pénétrer dans les hématies, ou avant qu'elles ne puissent aller trouver un refuge dans les organes profonds, rate, moelle des os, foie, etc.

Un fait d'observation encore très important, c'est que la schizogonie du genre *Plasmodium* se fait principalement dans le sang périphérique — elle est par conséquent plus accessible à l'action de la quinine ; tandis que pour le genre *Laverania*, elle se fait surtout dans le sang des organes profonds. Cela explique précisément que, des trois espèces d'hématozoaires, le *Laverania malariæ* est celui que l'on trouve dans les fièvres les plus résistantes à l'action de la quinine, dans les formes pernicieuses et insidieuses dont il est le plus difficile de venir à bout.

La quinine absorbée à dose suffisante, de huit à neuf heures avant l'accès, prévient donc presque à coup sûr cet accès ; puis, la fièvre reparaît si la quinine est supprimée à ce moment. L'alcaloïde empêche la reproduction des hématozoaires, entrave l'évolution de leurs formes jeunes mais ne détruit pas les formes assez avancées ; c'est pour cette raison qu'il faut que l'organisme reste un certain temps sous l'influence de la quinine.

Son action toxique ne s'exerce que sur certaines formes ; il se fait des modifications plus ou moins passagères du milieu intérieur, mais permettant un réensemencement ultérieur, grâce aux formes qui ont pu résister à la quinine et se sont refugiées dans les organes profonds. Ces formes de résistance sont, en quelque sorte, endormies et n'attendent que la restitution de conditions favorables, c'est-à-dire la disparition de la quinine, pour réaliser à nouveau le cycle de leur évolution; il est donc nécessaire, encore une fois, de maintenir un certain temps l'organisme sous l'influence de la quinine pour en obtenir tout l'effet utile.

Il est très rare — et cela ne se voit guère que dans le cas d'infection expérimentale — d'observer la guérison définitive déterminée par l'administration, dès le premier accès, d'une dose suffisante de quinine. Il est d'ailleurs extrêmement rare, sauf dans ce cas d'infection expérimentale, qu'il n'y ait pas eu des infections successives; et, d'autre part, il me paraît parfaitement admissible aussi que les formes des hématozoaires succédant aux sporozoïtes soient plus résistantes et plus nuisibles pour l'organisme humain que les formes succédant aux mérozoïtes. En effet, il semble assez naturel d'admettre qu'un organisme produit par fécondation soit plus parfait, plus résistant, plus efficace au point de vue de l'intensité de l'infection qu'il peut déterminer qu'un organisme produit par segmentation qui se rapproche beaucoup plus nettement des organismes inférieurs; or, nous savons combien la quinine est active sur les organismes inférieurs, nous savons que son activité est d'autant plus considérable que l'organisme occupe une place plus inférieure dans l'échelle zoologique ou même biologique, ce qui permet d'émettre l'hypothèse que les formes d'hématozoaires issues des mérozoïtes sont plus facilement accessibles à la quinine, c'est-à-dire tuées par cet alcaloïde, parce qu'elles se rapprochent davantage et plus étroitement des organismes inférieurs.

Enfin, la production des accès est toujours contemporaine de la multiplication des parasites, mais il est nécessaire qu'il y ait un certain nombre de parasites dans le sang. On a vu l'évolution complète et individuelle de quelques parasites s'accomplir sans manifestations fébriles accentuées; ce qui peut expliquer ces périodes très longues pendant lesquelles l'individu semble guéri puis se trouve repris tout d'un coup, sans cause apparente.

Dans la grande majorité des cas, les formes de résistance semblent devoir passer au stade de reproduction après une période de six à quinze jours; il est donc nécessaire de maintenir l'organisme en puissance de quinine pendant au moins trois ou quatre semaines pour le mettre en état de défense suffisante; et, comme conséquence, il est nécessaire d'administrer la quinine à doses pas trop faibles et sous forme d'un sel peu soluble, à intervalles réguliers, de façon qu'elle se trouve en proportion sensiblement égale dans le sang de l'individu pendant un temps assez long. Vous voyez que nous revenons ainsi à l'administration du sulfate qui paraît préférable à l'administration de sels beaucoup plus solubles : les conditions que je viens d'indiquer sont réalisées pour le mieux par l'administration, matin et soir, de 30 à 50 centigrammes de sulfate de quinine.

Nous avons vu précédemment, au sujet de la diffusion de la quinine dans l'organisme (page 97), que l'alcaloïde n'est transporté dans le foie par les veines porte et splénique que lorsqu'il est introduit dans l'économie par la voie gastrique et que l'absorption s'en effectue avec une certaine lenteur; et, à ce point de vue, l'emploi des préparations de quinquina donne encore des résultats meilleurs que ceux obtenus par l'administration des sels de quinine.

Action prophylactique de la quinine. — Quels sont les résultats que l'on a pu observer dans l'administration de la quinine à titre prophylactique? La quinine peut, en effet, exercer une action prophylactique très remarquable puisque les formes jeunes des hématozoaires ne peuvent accomplir leur cycle normal d'évolution dans un sang renfermant une certaine proportion de cet alcaloïde.

Les résultats obtenus à ce titre prophylactique ont été très variables; mais, lorsque l'on examine les faits avec attention, on voit qu'ils sont variables parce que, ou bien la quinine a été donnée à doses trop faibles, ou bien elle a été irrégulièrement prise, ou bien elle a été trop rapidement supprimée. Et, en effet, toutes les fois que l'une au moins de ces trois circonstances ne s'est pas trouvée intervenir dans l'administration de la quinine ou du quinquina, on a toujours vu le succès le plus complet répondre à cette administration.

Il faut, de plus, compter ici avec les phénomènes de susceptibilité individuelle et les irrégularités de l'absorption chez l'individu malade ou en imminence de maladie. En outre, si vous prenez un individu infecté, chez lequel l'explosion d'un accès est imminent, et que vous lui fassiez absorber une certaine quantité de quinine, vous ne pourrez pas empêcher l'explosion de cet accès et vous aurez, par conséquent, un échec dans votre tentative thérapeutique. D'autre part, si la quinine est administrée trop longtemps avant l'accès, elle va disparaître de l'économie précisément au moment où celle-ci peut s'infecter à nouveau par la multiplication du parasite qui ne sera pas entravée. Si, d'un autre côté, la quinine n'est pas donnée pendant un temps suffisant, l'organisme va pouvoir encore recéler des formes jeunes d'hématozoaires qui pourront accomplir plus tard leur cycle d'évolution et l'infecter.

Les résultats prophylactiques ont toujours été nettement favorables lorsqu'on a eu soin de ne pas administrer des doses trop faibles de quinine, de l'administrer régulièrement et, surtout, lorsqu'on a eu le soin d'en prolonger l'administration. Dans tous les cas, on a toujours constaté une diminution notable du nombre des malades et, ce qui est encore beaucoup plus important, une diminution notable de la gravité des cas.

Voici deux exemples pour vous donner une idée des heureux résultats que l'on peut obtenir dans ces circonstances. J'emprunte le premier à M. Marchoux, médecin de la marine, qui a fait des études très remarquables sur les affections déterminées chez l'homme par les hématozoaires du paludisme.

M. Marchoux était alors embarqué sur le croiseur *Aréthuse*, lorsqu'en juin 1889, au Dahomey, on envoya une compagnie de débarquement, forte de soixante-dix hommes, à Porto-Novo. Ces hommes passent huit jours dans une région particulièrement insalubre ; on leur donne de la quinine pendant tout ce temps et l'on en suspend l'administration lorsque l'on fait revenir la compagnie à bord. Huit jours après, tous les hommes de cette compagnie sont atteints d'accès de fièvre tandis que le reste de l'équipage est complètement indemne. Ces individus ont été évidemment infectés par suite de leur séjour dans la région malsaine, ils sont rentrés à bord *ensemencés* par les hématozoaires, et la suppression de la quinine ayant été prématurée, les formes jeunes ont pu évoluer.

Il faut noter encore ici un point particulier, c'est que, dans ces régions tropicales, il semble qu'il y ait une forme particulière, une spore durable encore inconnue des hématozoaires du paludisme, qui exige environ de quinze à dix-huit jours pour atteindre son complet développement et sur laquelle l'action de la quinine paraît assez peu efficace. Peut-être aussi, et pour ma part je serais très disposé à l'admettre, y a-t-il, sous l'influence de la quinine, un retard dans l'évolution des formes très jeunes de l'hématozoaire, un arrêt de développement, jusqu'à ce que le sang soit privé de quinine et permette alors la prolifération.

Un autre fait, rapporté par M. Laveran, est relatif à une expédition des Anglais dans le golfe de Guinée, en 1858, sur la rivière de Lagos. Trente-six hommes prenant part à l'expédition sont restés cinq jours dans une rivière particulièrement remarquable pour son insalubrité au point de vue paludique. Tous les jours, on donnait à ces hommes du vin de quinquina — j'insiste sur ce point, car, pour ma part, j'ai la conviction qu'au point de vue préventif, le vin de quinquina l'emporte sur la quinine — et cette administration fut continuée pendant quinze jours après leur retour à bord. Il y eut trois cas de fièvre, et à forme très intense, chez des hommes qui avaient refusé de prendre leur vin de quinquina.

Une autre fois, trente-quatre hommes du même navire remontent la rivière de Lagos, jusqu'à un endroit dont le nom indique la réputation méritée : « les Marais ». Cette fois, on ne leur donna plus du vin de quinquina, mais de la quinine et tous les deux jours seulement. Chose remarquable, sur les trente-quatre hommes, dix-sept furent atteints de violents accès de fièvre paludéenne. Il y aurait évidemment lieu d'ouvrir ici une parenthèse et de discuter sur le point de savoir si, comme je le crois, le quinquina en nature est un agent prophylactique préférable à la quinine, ou bien si ce fait de l'administration de la quinine tous les deux jours seulement a permis l'infection : je ne le crois pas.

Dans tous les cas, ces faits montrent que la quinine, administrée à titre préventif, semble agir, non pas en s'opposant à l'infection, mais en tuant les hématozoaires au moment de leur stade de reproduction. Le traitement doit être continué, à doses suffisantes et bi-quotidiennes, pendant une période d'une durée supérieure à la période d'incubation, c'est-à-dire en prenant les choses au maximum, pendant une période de quinze à dix-huit jours.

Il s'agit ici d'obtenir une destruction complète et systématique des parasites, et non de lutter contre une manifestation fébrile qui n'est qu'une manifestation passagère.

C'est, bien entendu, l'examen microscopique du sang qui peut le mieux révéler les conditions dans lesquelles on se trouve à la suite de l'administration de la quinine, c'est-à-dire les progrès de la médication.

Un point encore pour terminer cette question. Assez fréquemment, dans les colonies surtout, la quinine joue un rôle absolument néfaste dans les cas d'hématurie. Nous savons, en effet, que la quinine prédispose à l'hématurie et détermine même facilement, chez des individus à susceptibilité particulière, des phénomènes d'hématurie. Alors que le rein est déjà surmené par l'élimination des déchets des hématies, il serait encore fâcheusement congestionné par la quinine, il faut alors suspendre la quinine et seconder la fonction éliminatrice du rein par les diurétiques salins et les cholagogues; mais, autant que possible, on doit reprendre ensuite la quinine, car, en vérité, de toutes les substances proposées, il n'y a que la quinine qui se montre une véritable substance toxique pour les hématozoaires du paludisme.

Vous voyez que j'avais raison de dire que l'étude de la biologie de l'hématozoaire est parfaite pour servir de type à l'étude d'une action médicamenteuse, pour élucider l'action pharmacodynamique d'une substance active et pour interpréter la façon dont la quinine peut arriver à triompher d'une maladie parfois aussi grave que le paludisme.

XVIᵉ LEÇON

POSOLOGIE DES SELS DE QUININE ET DES PRÉPARATIONS GALÉNIQUES DE QUINQUINAS. — VINS DE QUINQUINA. — ACCIDENTS CAUSÉS PAR L'EMPLOI DE LA QUININE. — SYNERGIQUES ET ANTAGONISTES.

En raison de la prédominance incontestée de la quinine dans la thérapeutique du paludisme, mais surtout en raison des lumières obtenues par l'étude de la biologie de l'hématozoaire et des connaissances que nous avons acquises concernant l'action exercée par la quinine sur la nutrition, j'ai cru devoir m'étendre sur le traitement du paludisme par la quinine, ne serait-ce que pour vous faire sentir combien il serait désirable de posséder, pour toutes les substances médicamenteuses, des données aussi nettes et des interprétations aussi simples, capables de guider sûrement la conduite du thérapeute. A ce point de vue, la connaissance du mécanisme de l'action exercée par la quinine dans les cas de paludisme me paraît réaliser l'idéal vers lequel on doit tendre dans l'étude pharmacodynamique d'un agent médicamenteux. Nous apprenons ainsi *ce qu'il faut faire*, *comment il faut le faire* et les limites dans lesquelles notre intervention pourra être efficace. En d'autres termes, la biologie de l'hématozoaire nous permet de prévoir le mode et, je dirais volontiers, le rythme de l'infection de l'organisme, de préciser les conditions nécessaires pour la destruction du parasite, et de fixer les limites de l'intervention thérapeutique en ce qui concerne les doses, la forme médicamenteuse, le mode d'administration suivant lesquels la quinine doit être utilisée.

Il me reste à vous indiquer la posologie de la quinine et du quinquina.

Je serai conduit tout naturellement à cette étude par la considération de ce qu'il est nécessaire de faire dans les cas graves, dans les accès pernicieux et surtout dans la forme algide du paludisme. Dans ces circonstances, l'absorption est ou nulle ou très diminuée, les vomissements auxquels les malades sont en proie rendant à peu près illusoire l'administration par la voie buccale et même par la voie intestinale, qui, pour le dire en passant, est un déplorable mode d'administration de la quinine. D'autre part, en raison même de la gravité des accidents, il y a urgence à faire pénétrer rapidement et en proportion notable une certaine quantité de sel de quinine dans l'organisme. On est ainsi amené à pratiquer des injections hypodermiques ou intra-veineuses. C'est par ce mode d'administration de la quinine que nous allons commencer l'étude de sa posologie.

Le plus anciennement employé parmi les sels de quinine est le sulfate. Bien que l'on se serve actuellement de sels plus solubles, je vous donnerai cependant deux formules relatives à l'emploi du sulfate dans ces circonstances. C'est un sel très peu soluble, mais c'est le plus commun, le plus répandu de tous les sels de quinine, et il est très facile de rendre sa solubilité assez considérable, au moyen d'un artifice, en employant, pour faciliter sa solubilisation, de l'acide tartrique ou de l'eau de Rabel. Il faut, de plus, avoir soin de pratiquer ces injections dans la couche la plus profonde du tissu cellulaire sous-cutané, afin d'éviter la douleur et la production de phlegmon ou d'eschare.

Voici, par exemple, deux formules répondant à l'emploi du sulfate :

Sulfate de quinine.	1 gramme		Sulfate de quinine.	1 gramme
Acide tartrique. .	50 centigr.		Eau de Rabel. . .	50 centigr.
Eau distillée. . .	10 grammes		Eau distillée. . . .	10 grammes

Chaque seringue de Pravaz correspondrait à 10 centigrammes de sel de quinine tenu en dissolution grâce à la présence de l'acide tartrique ou de l'eau de Rabel.

Mais ces solutions sont particulièrement irritantes et douloureuses, d'abord parce que le sulfate de quinine est déjà une substance assez irritante par elle-même et, de plus, parce que cette action irritante est exagérée encore par la présence de l'acide.

On a essayé de remédier à cet inconvénient en cherchant à substituer au sulfate des sels de quinine plus facilement solubles. On y arrive, par exemple, en utilisant le sel qui est désigné sous le nom de *chlorhydrate neutre de quinine*.

Et ici j'ouvre une parenthèse pour vous faire observer que lorsque vous rédigerez une ordonnance dans laquelle vous voudrez utiliser le chlorhydrate neutre, il faut l'écrire en toutes lettres, car si vous inscrivez seulement chlorhydrate de quinine, le pharmacien délivrera du chlorhydrate basique; de même pour le sulfate, c'est le sulfate basique qui correspond dans la pratique courante à la dénomination, insuffisamment précise, de sulfate de quinine.

Deux formules à peu près semblables peuvent être employées :

$\{$ Chlorhydrate neutre de quinine. . . . . 5 grammes
$\}$ Eau distillée bouillie.. . . . . Q. S. pour 10^{cc}

ou :

$\{$ Chlorhydrate neutre de quinine. . . . . 3 grammes
$\}$ Eau distillée bouillie. . . . . 6 grammes

Ces solutions sont telles qu'une seringue de Pravaz, c'est-à-dire 1 centimètre cube, correspond à 50 centigrammes de sel.

La solution du sel préparé et étudié il y a quelques années par Grimaux, le *chlorhydrosulfate de quinine*, est à rapprocher très étroitement des formules précédentes. Elle se prescrit ainsi :

$\{$ Chlorhydrosulfate de quinine. . . . . 5 grammes
$\}$ Eau distillée bouillie.. . . . . 6 grammes

Une seringue de Pravaz correspond à 50 centigrammes de sel de quinine. C'est encore une solution acide et irritante par mise en liberté d'acide.

Quoique ces solutions soient moins douloureuses que les précédentes, elles ne laissent cependant pas que d'être encore irritantes et douloureuses. On peut remédier à cet inconvénient en ajoutant à la solution soit de la cocaïne, soit de l'orthoforme, soit du gaïacol. Mais les analgésiques, quels qu'ils soient, ont l'inconvénient de retarder l'absorption de la quinine; l'addition de ces analgésiques vient donc à l'encontre du but que l'on se propose, but qui est d'introduire rapidement et en aussi forte quantité que possible de la quinine dans l'organisme.

On peut obvier à cet inconvénient par l'emploi de certains composés qui ne sont pas des analgésiques au sens propre et rigoureux du mot, qui rendent cependant moins douloureuse l'injection hypodermique et qui ont encore l'avantage de faciliter la solubilité des sels basiques; par exemple, l'antipyrine, qui permet d'utiliser le chlorhydrate basique de quinine dont l'action irritante est moindre. 1 gramme de chlorhydrate basique de quinine additionné de 50 centigrammes d'antipyrine peut se dissoudre dans le double de son poids, c'est-à-dire dans 2 grammes d'eau. Voici une formule correspondant à cet emploi.

> Chlorhydrate basique de quinine. . . . . 3 grammes
> Antipyrine. . . . . 2 grammes
> Eau distillée stérilisée. . . . . Q. S. pour 10ᶜᶜ

Chaque centimètre cube de la solution renferme 30 centigrammes de chlorhydrate de quinine et l'injection est beaucoup moins douloureuse qu'avec le chlorhydrate seul.

On a proposé encore, pour annihiler dans une certaine mesure l'impression douloureuse produite par l'injection hypodermique, une solution du bromhydrate basique avec une certaine quantité d'alcool. La formule suivante répond à cette préoccupation :

> Bromhydrate basique de quinine. . . . . 1 gramme
> Alcool à 90°. . . . . 1 gr. 50
> Eau distillée stérilisée. . . . . 7 gr. 50

Cette solution est telle que chaque centimètre cube correspond à 10 centigrammes de bromhydrate basique de quinine.

Enfin, on a encore essayé de lutter contre cette action douloureuse tout en favorisant la solubilisation par l'emploi d'un mélange composé de la façon suivante :

> Alcool à 95°.. . . . . 25 grammes
> Glycérine. 35 grammes
> Eau distillée.. . . . . 40 grammes

Ce mélange a la propriété de dissoudre assez bien les sels basiques de quinine, et on peut employer soit le chlorhydrate basique, soit le bromhydrate basique de quinine, dans la proportion de 8 grammes pour 20 centimètres cubes de ce dissolvant. La solution se fait très bien et correspond à 40 centigrammes de sel de quinine par centimètre cube.

L'uréthane possède également la propriété d'exalter la solubilité du chlorhydrate de quinine, et, dans ces derniers temps, un savant italien, Gaglio, a proposé la formule suivante dans laquelle il utilise cette propriété :

> Chlorhydrate basique de quinine. . . . . 3 grammes
> Uréthane.. . . . . 1 gr. 50
> Eau distillée stérilisée.. . . . . 3 grammes

(Effectuer la solution en chauffant légèrement).

Cette solution donne environ 7 centimètres cubes renfermant 3 grammes de chlorhydrate basique de quinine, c'est donc la plus riche des solutions; elle correspond à 40 centigrammes de sel de quinine par centimètre cube.

Le même auteur a étudié une véritable combinaison moléculaire d'uréthane et de chlorhydrate basique de quinine, combinaison dans laquelle 2 molécules d'uréthane se combinent avec 1 molécule de sel de quinine, qui est par conséquent plus riche encore, mais qui a le désavantage de ne pouvoir s'employer pour les injections sous-cutanées en raison de sa facile dissociation.

Gaglio trouve à cette combinaison l'avantage que l'action calmante de l'uréthane sur le cerveau, son action tonique sur le cœur, les centres respiratoires et vaso-moteurs permettent d'en élever les doses pour favoriser la solubilité du sel de quinine tout en provoquant des actions thérapeutiques utiles. Il est à noter que l'uréthane n'exerce pas d'action solubilisante sur le sulfate de quinine.

Enfin, on a proposé aussi l'emploi du lactate, du valérianate, du sulfovinate de quinine, les deux premiers pouvant être employés concurremment avec l'antipyrine ou l'uréthane. Le lactate et le valérianate peuvent également être employés en solution aqueuse simple, en raison de leur facile solubilité. Quant au sulfovinate, c'est un sel abandonné maintenant, en raison des inconvénients qu'il présente. Presque toujours, à la suite d'injections sous-cutanées de sulfovinate de quinine, on a observé une irritation très vive, des douleurs violentes, des abcès et même des plaques gangréneuses.

Les injections sous-cutanées de sels de quinine déterminent souvent la formation d'abcès jouant le rôle de ces abcès de fixation mis en lumière par M. Fochier (de Lyon). Ce rôle a été mis récemment en évidence par M. Jaboulay dans des tentatives d'utilisation des injections hypodermiques de quinine pour la thérapeutique du cancer. A côté d'avantages déjà marqués, tels que : atténuation notable des douleurs, diminution de la néoplasie, surtout de la néoplasie secondaire et des récidives, antisepsie des ulcérations cancéreuses, la production de ces abcès a paru modifier favorablement l'évolution des néoplasmes. Lorsque la collection s'ouvre, *et surtout lorsqu'elle est ouverte artificiellement*, on observe une poussée du néoplasme faisant perdre tout le bénéfice de l'action thérapeutique. L'intervention efficace, dans une certaine mesure tout au moins, de la quinine, semble devoir être attribuée ici à l'action nécrobiotique si accentuée qu'elle exerce sur les organismes inférieurs, action sur laquelle j'ai déjà attiré votre attention à maintes reprises.

Dans les accès pernicieux, dans la forme algide particulièrement grave, on a tenté d'obtenir l'absorption rapide de la quinine par l'intermédiaire de la muqueuse des voies respiratoires. M. Jousset de Bellesme, auquel est due cette innovation qui lui a rendu dans certains cas des services signalés, enfonçait l'aiguille au-dessus du cartilage cricoïde et faisait tomber goutte à goutte la solution qui se disséminait immédiatement sur la muqueuse.

Cette méthode, qui ne laisse pas que de présenter certains dangers, a été très heureusement remplacée par celle des injections veineuses de Baccelli. Cet auteur pratique, par un des petits rameaux veineux du pli du bras, des injections aux doses de 40, 60, 80, 100 centigrammes par injection, à l'aide de la formule suivante :

$$\left\{\begin{array}{ll} \text{Chlorhydrate neutre de quinine.} & \text{1 gramme.} \\ \text{Sel marin} & \text{75 milligrammes} \\ \text{Eau distillée bouillie} & \text{10 grammes} \end{array}\right.$$

C'est, en somme, une solution de chlorhydrate de quinine dans du sérum artificiel, car la proportion du sel marin revient à 7,5 p. 1000.

Tels sont les procédés utilisés pour faire pénétrer la quinine dans l'organisme, soit par voie d'injection hypodermique, soit par voie d'injection intra-veineuse, cette dernière rendant d'immenses services lorsque, dans la forme algide d'un accès pernicieux, le ralentissement du courant sanguin et l'abaissement du taux de l'absorption ont rendu illusoires la dissémination et la circulation de la substance médicamenteuse par toute autre voie d'introduction.

Il nous reste à voir maintenant quelques exemples de formules destinées à l'absorption de la quinine par la voie gastro-intestinale.

Tout d'abord, en raison de l'excessive amertume des sels de quinine, il est nécessaire de s'occuper des correctifs qui peuvent être ajoutés pour en masquer, au moins en partie, la saveur. Certaines substances possèdent des propriétés particulières à cet égard; ainsi la poudre de fenouil ou d'anis, mélangée dans la proportion de 10 parties de poudre pour 1 partie de sulfate de quinine, en masque assez bien la saveur.

Il en est de même du carbonate de magnésie, dans la proportion de 5 à 6 parties pour une de sulfate de quinine. Les sirops acides, particulièrement les sirops tartrique et citrique, ou bien les fruits renfermant une assez notable proportion de ces acides, groseilles, oranges, limons, masquent encore mieux la saveur particulièrement amère des sels de quinine : il faut alors employer une proportion de 15 grammes de sirop pour 30 centigrammes de sulfate de quinine, ce qui revient à 50 grammes de sirop pour 1 gramme de sulfate.

Mais ce qui est encore préférable, c'est une infusion forte de café torréfié; et une très ancienne et excellente formule d'administration de la quinine est celle-ci :

Elle consiste à faire une infusion de café torréfié, 15 grammes de café dans 100 grammes d'eau bouillante, et à verser cette infusion sur un mélange de 20 grammes de sucre et de 1 gramme de sulfate de quinine que l'on a triturés ensemble au préalable.

Ici, comme pour les injections hypodermiques, l'eau de Rabel est souvent employée dans le but de solubiliser le sulfate de quinine. Retenez simplement ce fait que, pour dissoudre 5 centigrammes ou chaque fraction de 5 centigrammes de sulfate, il suffit de l'addition de 1 goutte d'eau de Rabel.

L'amertume du sulfate de quinine est également assez bien masquée par l'emploi du sirop de quinquina; c'est ainsi que la formule suivante est très recommandable sous ce rapport :

Sulfate de quinine..		1 gramme
Sirop de quinquina..	āā	20 grammes
Sirop diacode..		
Eau distillée de fleurs d'oranger.		100 grammes

Potion que l'on peut faire absorber en deux ou trois fois, à une heure d'intervalle.

On peut aussi préparer, à l'aide du sulfate de quinine, des cachets ou des prises, mais à la condition que le sulfate ne soit pas donné seul dans les cachets, c'est-à-dire que pour éviter l'action irritante sur la muqueuse gastro-intestinale, il soit accompagné d'une poudre inerte et, autant que possible, associé à des substances correctives : la poudre de belladone est, à cet égard, particulièrement recommandable.

Sulfate de quinine.	1 gramme
Poudre de fleurs de camomille.	5 grammes
Poudre de belladone	20 centigrammes

A diviser en 10 cachets ou en 10 prises.

Enfin, on peut administrer également la quinine sous forme de pilules, quoique ce ne soit pas une forme bien recommandable et, par exemple, formuler les pilules suivantes :

> Sulfate de quinine.. . . . . . 60 centigrammes à 1 gramme
> Extrait d'opium.. . . . . . 5 centigrammes
> Extrait de gentiane Q.S.
>> A diviser en 10 pilules; de 5 à 10 par jour.

Enfin, si l'on veut exalter l'action antipériodique et antinévralgique de la quinine, on peut l'associer, sous la forme pilulaire, à une substance qui présente, à cet égard, des propriétés remarquables comme synergie de cette action antipériodique et antinévralgique, je fais allusion à la caféine; on peut, par exemple, formuler des pilules de la façon suivante :

> Sulfate de quinine. . . . . } āā 1 gramme
> Caféine. . . . . }
> Extrait mou de quinquina . . . . Q. S.
>> A diviser en 20 pilules; de 4 à 10 par jour.

Dans plusieurs circonstances, on s'est bien trouvé d'associer à la quinine certaines substances plus particulièrement synergiques de son action antimalarienne; et, à ce point de vue, l'acide arsénieux tient la première place et comme antipériodique et comme antimalarique. On en ajouterait, par exemple, 1 milligramme à chacune des pilules précédentes.

S'il est vrai que, sur quelques points de leurs actions pharmacodynamiques, l'arsenic et la quinine présentent quelque antagonisme, on peut dire que, sur la plupart, ils présentent une synergie remarquable, et on a même proposé la combinaison d'arséniate de quinine à titre de substance médicamenteuse. Je ne saurais trop vous mettre en garde contre l'emploi de l'arséniate de quinine et voici pourquoi : c'est une combinaison absolument inconstante et variable. Si on la préparait comme on doit la préparer, on obtiendrait une combinaison ne renfermant pas moins de 160 milligrammes d'arsenic pour 1 gramme du composé; mais, la plupart du temps, l'arséniate de quinine est mal préparé et ne renferme pas, à beaucoup près, une quantité d'arsenic aussi considérable que celle que je viens d'indiquer. Il est très probable que c'est à celui-là qu'il faut rapporter l'emploi thérapeutique préconisé par certains auteurs italiens qui ont recommandé l'administration de l'arséniate de quinine à des doses égales à celles du sulfate, c'est-à-dire aux doses de 20 centigrammes pour les faibles doses et jusqu'à 60 à 80 centigrammes pour les doses fortes. Or, rappelez-vous que 1 gramme d'arséniate de quinine parfaitement préparé correspond à 160 milligrammes d'arsenic et vous concevrez sans peine que l'administration de 60 à 80 centigrammes d'un produit semblable n'aurait pas tardé à donner des résultats désastreux. C'est à peine aux doses de 1 à 5 centigrammes que le véritable arséniate de quinine doit être prescrit.

Lorsque l'on traite un sel soluble de quinine par de l'arséniate de soude, il se forme un précipité, mais ce précipité est constitué, comme cela arrive lorsque l'on traite le même sel soluble de quinine par du phosphate de soude, par de l'hydrate de quinine qui entraîne une certaine proportion d'arsenic ; c'est de ce produit que les auteurs italiens ont pu donner 60 à 80 centigrammes sans inconvénients. Mais si, par hasard, ils avaient eu de véritable arséniate de quinine, ils auraient administré une quantité certainement toxique d'arsenic.

Voilà pourquoi je vous engage à ne jamais formuler l'arséniate de quinine puisque vous ne saurez jamais quel est le produit mis à votre disposition. Il est bien plus simple de joindre, soit à une solution d'un sel de quinine, soit à des cachets, soit à des pilules, une proportion faible, un milligramme par exemple, d'acide arsénieux.

Cette recommandation est précisément réalisée dans une formule proposée récemment et prescrite d'une façon courante par Baccelli dans les cas de paludisme ; je veux parler de la *Mixture antimalarique de Baccelli*. Elle présente la composition suivante :

Sulfate de quinine.	. . . .	4 grammes
Acide arsénieux.	. . . .	*six centigrammes*
Tartrate ferrico-potassique.	. . . . . .	10 grammes
Eau distillée.	. . . .	300 grammes

Le tartrate ferrico-potassique est ajouté dans le but de permettre aux hématies de résister plus facilement et plus efficacement à l'action prolongée de la quinine et, en même temps, comme adjuvant de l'action tonique de la quinine.

Cette mixture antimalarique s'administre par cuillerée à café toutes les heures dans le premier jour qui succède à l'accès de fièvre, toutes les deux heures le second jour ; toutes les trois heures le troisième jour, et ainsi de suite, jusqu'à arriver à une cuillerée à café seulement matin et soir.

On administre enfin quelquefois la quinine sous forme de lavements ou de suppositoires. C'est un très mauvais mode d'administration. D'abord, à cause de la difficulté d'absorption par la muqueuse intestinale résultant du fait que le sel, déjà difficilement soluble par lui-même, se trouve, lorsqu'il est introduit dans l'organisme par la voie rectale, dans un milieu alcalin qui précipite la quinine et en entrave encore l'absorption.

D'autre part, je crois vous avoir déjà cité ce fait que la quinine exerce sur la muqueuse rectale une action particulièrement irritante, surtout chez les enfants toujours très susceptibles à cet égard. Pour toutes ces raisons, la voie rectale est, à mon avis, un mode véritablement fâcheux d'administration de la quinine.

En ce qui concerne l'administration aux enfants, la quinine présente quelque chose de très remarquable ; les enfants sont particulièrement sensibles à la quinine et on peut voir chez eux l'administration des doses faibles s'accompagner, sinon d'accidents, au moins d'incidents sub-toxiques. Voici les règles auxquelles il est bon d'obéir : Au-dessous d'un an, il faut donner seulement de 2 à 6 centigrammes de sel de quinine; de un an à deux ans, de 8 à 15 centigrammes; au-dessus de deux ans, de 15 à 40 centigrammes. Dans ces conditions, vous pouvez être à peu près sûrs de ne pas avoir d'ennuis dans l'administration de la quinine; autrement vous pourriez avoir des accidents gastro-intestinaux.

Je vous rappelle ici l'action tout à fait remarquable des petites doses de quinine dans toutes les maladies infectieuses, dans lesquelles elle intervient très efficacement, probablement grâce à ses propriétés antiseptiques, et où elle joue, dans tous les cas et pour tous les médicaments, le rôle d'un adjuvant des plus heureux. En même temps, par un mécanisme encore inconnu mais dont les résultats paraissent incontestables, la quinine est un véritable spécifique des affections périodiques quelles qu'elles soient.

Dans toutes ces circonstances, la quinine exerce, très probablement, une action sur les produits de la sécrétion microbienne. C'est ce qui me faisait vous dire que, pour ma part, je n'étais pas convaincu par les recherches effectuées jusqu'ici sur l'absence des toxines au cours de l'évolution des hématozoaires. Nous avons un certain nombre de preuves de cette action de la quinine sur ces substances encore mal déterminées que nous appelons les toxines. Par exemple, le développement de la septicémie, chez les animaux à sang chaud, est atténué ou empêché par l'injection préalable d'un sel de quinine, tandis que l'injection de cette même quantité de quinine est absolument incapable d'enrayer les phénomènes de septicémie déjà nettement en cours d'évolution.

D'un autre côté, — et, pour ma part, j'ai à ce sujet des expériences assez probantes que je suis en train de poursuivre — la quinine met certainement obstacle à l'élévation de température que l'on peut observer sous l'influence de l'invertine pyrétogène. Enfin, la quinine exerce une action analogue sur les toxines du streptocoque.

Il faut, naturellement, faire un choix, d'après les applications que l'on se propose, parmi les divers sels de quinine ; et, à ce sujet, voici un tableau qui peut vous donner des indications assez importantes, et qui représente la composition et la solubilité de chacun des principaux sels de quinine.

Tableau des sels de quinine. Richesse en alcaloïde. Solubilité.

SEL	FORMULE	QUANTITÉ DE QUININE POUR CENT	SOLUBILITÉ DE 1 PARTIE DANS L'EAU A 15°
Sulfate neutre	$C^{20}H^{24}Az^2O^2.SO^4H^2.7H^2O$	59,12	11 parties
Sulfate basique. . . .	$[C^{20}H^{24}Az^2O^2]^2.SO^4H^2.7H^2O$	74,31	700 —
Chlorhydrate neutre .	$C^{20}H^{24}Az^2O^2.2HCl$	81,61	9 —
Chlorhydrate basique.	$C^{20}H^{24}Az^2O^2.HCl.2H^2O$	81,71	25 —
Chlorhydrosulfate . .	$C^{20}H^{24}Az^2O^2.2HCl.SO^4H^2.3H^2O$	59,01	1 —
Bromhydrate neutre .	$C^{20}H^{24}Az^2O^2.2HBr.3H^2O$	60,00	7 —
Bromhydrate basique.	$C^{20}H^{24}Az^2O^2.HBr.H^2O$	76,59	60 —
Lactate neutre. . . .	$C^{20}H^{24}Az^2O^2.2C^3H^6O^3$	64,28	3 —
Lactate basique . . .	$C^{20}H^{24}Az^2O^2.C^3H^6O^3$	78,26	12 —
Valérianate basique .	$C^{20}H^{24}Az^2O^2.C^5H^{10}O^2$	76,05	39 —
Glycérophosphate basique.	$[C^{20}H^{24}Az^2O^2]^2.C^3H^7O^2.PO^4H^2.4H^2O$	72,64	250 —
Salicylate basique . .	$C^{20}H^{24}Az^2O^2.C^7H^6O^3.H^2O$	68,79	900 —
Tannate neutre . . .	$C^{20}H^{24}Az^2O^2.2C^{14}H^{10}O^9$	20,60	extrêmement peu soluble.
Albuminate	?	54,00	?

Vous pouvez voir que la quinine est une base bi-acide, c'est-à-dire que, pour se neutraliser complètement, elle exige deux molécules d'un acide mono-basique ou une seule molécule d'un acide bi-basique ; il en résulte que le sulfate neutre de quinine sera représenté par l'union des éléments de la quinine avec ceux de l'acide sulfurique et qu'au contraire, pour réaliser le chlorhydrate neutre, il faudra deux molécules d'acide chlorhydrique pour une de quinine. Tous les sels dans lesquels la quinine est unie à une molécule d'un acide bi-basique ou à deux molécules d'un acide mono-basique constituent un sel neutre.

Les sels neutres sont particulièrement irritants, mais ils ont l'avantage d'être beaucoup plus solubles que les composés basiques correspondants. Ainsi, le sulfate basique de quinine exige 700 parties d'eau à 15° pour se dissoudre, et le sulfate neutre 11 parties. Cela explique comment l'addition d'une petite quantité d'eau de Rabel facilite la dissolution de la quinine.

Suivant que vous voudrez mettre de la quinine en circulation dans l'organisme dans un temps plus ou moins court, il faudra prendre des sels à solubilité plus ou moins grande; et alors choisir ou bien des sels solubilisés par l'addition d'un excès d'acide, ou bien des sels fort peu solubles, et, à cet égard, le moins soluble de tous est le tannate neutre de quinine qui se dissout dans une quantité d'eau tellement considérable qu'elle est presque impossible à déterminer exactement.

Le salicylate basique de quinine peut aussi figurer comme type des composés fort peu solubles, puisqu'il exige 900 parties d'eau pour se dissoudre.

D'autre part, la richesse en quinine est assez variable. Vous voyez que les sels les plus riches sont : le chlorhydrate basique avec 81,71 p. 100 ; le bromhydrate basique avec 76,59 de quinine p. 100. Les moins riches sont : l'albuminate, renfermant 54 p. 100 de quinine et dont la richesse se rapproche de celle du sulfate neutre; le moins riche de tous est le tannate, qui ne contient que 20 p. 100 d'alcaloïde.

Préparations de quinquina. — Je vous dirai maintenant quelques mots sur les préparations de quinquina. Dans toutes ces préparations, il faut naturellement tenir le plus grand compte de l'état sous lequel existent les sels d'alcaloïdes dans les écorces. L'acide kinotannique, le rouge cinchonique sont des substances qui ne facilitent pas la solubilité des alcaloïdes et qui jouissent d'une propriété médicamenteuse particulière, d'une propriété émétique. Ceci explique pourquoi, autrefois, lorsque l'on donnait des quantités assez considérables de poudre, on observait si souvent des manifestations du côté du tube digestif, manifestations dues à la substance émétisante de l'écorce rouge, que cette action émétisante soit due à une substance particulière ou aux produits astringents dont je viens de parler.

Un fait très remarquable, c'est l'association toute particulière de ces différentes substances qui arrive à réaliser une action tonique spéciale, surpassant l'action des substances toniques ordinaires et qui justifie précisément l'emploi des préparations de quinquina dans un très grand nombre d'affections nerveuses avec langueur des organes digestifs; à là condition, bien entendu, que la muqueuse digestive soit absolument intacte et qu'il n'existe pas de lésion organique.

Lorsque de bonnes préparations de quinquina sont introduites dans le tube digestif, on éprouve une sensation de chaleur irradiante, rappelant, jusqu'à un certain point, cette sensation de chaleur accompagnée de bien-être qui suit l'ingestion de l'opium; puis, le pouls s'élève, en même temps qu'il se produit une excitation des sens et de l'intelligence, rappelant encore, dans une certaine mesure, l'excitation du même genre que l'on peut obtenir sous l'influence de l'opium.

Il faut distinguer les préparations de quinquina en préparations toniques et préparations fébrifuges. Ces deux caractères principaux sont sous la dépendance immédiate de la composition des écorces. Tandis que certaines écorces, les écorses grises par exemple, sont très pauvres en alcaloïdes et très riches en principes astringents, d'autres, au contraire, les écorces jaunes par exemple, sont très riches en alcaloïdes et relativement pauvres en substances astringentes. L'action excitante, antiseptique et astringente de la poudre peut être plus ou moins modifiée par les divers artifices de préparations.

A cet égard, de bonnes préparations à utiliser sont les extraits. Il existe deux extraits de quinquina : l'extrait alcoolique et l'extrait aqueux, dont la composition est assez différente. En effet, lorsque l'on prépare l'extrait aqueux, il y a réaction les uns sur les autres des principes du quinquina, de telle sorte que les alcaloïdes se dissolvent en assez faible proportion, alors que les substances amères se dissolvent, au contraire, en proportion plus considérable; aussi, les extraits aqueux constituent-ils surtout des préparations toniques et astringentes, tandis que les extraits alcooliques seraient surtout des préparations fébrifuges.

L'extrait mou est préparé d'après le Codex, et il y a deux modes de préparation différents suivant qu'il s'agit d'extrait de quinquina gris ou de quinquina rouge ou jaune. Ces deux modes de préparation sont basés sur la différence de composition des écorces. L'extrait de quinquina gris est obtenu par infusion et macération dans l'eau de l'écorce du quinquina gris — il n'y a pas à se préoccuper des alcaloïdes dont la proportion est toujours très faible; — il en est autrement pour le quinquina rouge et surtout pour le quinquina jaune; il faut se préoccuper ici d'obtenir une préparation aussi riche que possible en alcaloïdes. L'infusion ou la décoction ne permettraient la dissolution que d'une faible proportion d'alcaloïdes; aussi le Codex recommande-t-il le mode de préparation indiqué par Soubeyran, qui consiste à préparer d'abord la teinture alcoolique de ces écorces, puis à distiller l'alcool, et à reprendre le résidu de la distillation par de l'eau; on obtient ainsi un extrait assez riche en alcaloïdes. Les recherches de Soubeyran et de Blondeau avaient d'ailleurs parfaitement démontré que les extraits mous préparés par la reprise au moyen de l'eau du résidu d'évaporation étaient beaucoup plus riches que ceux obtenus directement par digestion ou infusion. Le tableau ci-après, très instructif à cet égard, reproduit la richesse des extraits obtenus par différents procédés. . . . .

Richesse des extraits de quinquina (d'après Blondeau).

Par kilogramme d'extrait.

	PARTIE SOLUBLE	PARTIE INSOLUBLE	EXTRAIT TOTAL	ALCALOIDES 0/0 D'EXTRAIT
QUINQUINA GRIS OFFICINAL (Loxa)				
Par décoction.	200	55	255	2
Par infusion.	145	15	160	2
Par l'alcool à 60 0/0	164	76	240	2,2
Partie soluble de l'extrait alcoolique..	»	»	164	2,3
QUINQUINA JAUNE OFFICINAL (Calisaya)				
Par décoction.	112	38	150	6,5
Par infusion.	107	18	125	6,4
Par macération.	91	14	105	6,6
Par l'alcool à 60 0/0.	194	66	260	9,3
Partie soluble de l'extrait alcoolique.	»	»	194	5,7

Sous le nom d'extrait sec, ou *Sel essentiel de La Garaye*, on employait autrefois un produit abandonné maintenant et qui n'est pas autre chose que de l'extrait aqueux desséché.

L'extrait mou de quinquina constitue un excellent excipient et, ainsi que je le faisais remarquer tout à l'heure, il renforce l'action de la quinine, non seulement l'action fébrifuge, mais beaucoup plus encore son action tonique.

Comme bonne préparation, je citerai encore le sirop de quinquina, à la condition qu'il soit récemment préparé : cette préparation officinale correspond à 100 grammes de poudre de quinquina jaune et à 200 grammes de poudre de quinquina gris pour 1500 grammes de sirop. Il existe également une teinture de quinquina; du vin de quinquina, dont je vous donnerai une formule qui est particulièrement importante, parce que le vin de quinquina n'est une préparation réellement médicamenteuse qu'à la condition d'être faite par macération de la poudre de quinquina dans des conditions spéciales.

Voici d'abord deux applications de l'emploi de l'extrait. La formule ci-après est celle de l'*Électuaire excitant*.

Extrait de quinquina calisaya.	12 grammes
Camphre pulvérisé.	30 centigrammes
Gomme arabique.	2 grammes
Eau distillée de sauge.	250 grammes

Et voici une formule de potion stimulante :

Extrait de quinquina calisaya.		1 gramme 50
Eau distillée de menthe poivrée.		āā 50 grammes
Eau distillée de cannelle.		
Sirop d'écorces d'oranges.		30 grammes

Vins de quinquina. — Les vins de quinquina ont été, de tout temps, des préparations fort accréditées; nous avons vu que c'était à une préparation de ce genre que l'Anglais Talbor avait dû le succès de sa médication dès le début de l'emploi du quinquina. Le vin dissout avec une assez grande facilité les principes actifs des écorces; les acides et l'alcool qu'il renferme jouent à cet égard un rôle fort important et permettent la solubilisation de combinaisons que l'eau seule serait incapable de déterminer. Les sels d'alcaloïdes, les tannins, les principes amers passent ainsi en dissolution dans le véhicule, et l'alcool vient lui-même exercer une action synergique de celle des plus actives de ces substances. Pour vous en convaincre, il me suffira de vous rappeler les succès de la médication de Talbor et les faits que je vous ai cités tout récemment sur le rôle prophylactique des préparations de quinquina relativement à l'infection paludéenne. (Voir page 332.)

Mais tous les vins ne sont pas aptes au même degré à remplir cet office. Les vins blancs ou les vins peu colorés et acides sont ceux qui enlèvent aux écorces du quinquina la plus grande proportion de principes actifs. Le tannin de ces vins, différant de celui des vins rouges, ne se combine pas aussi énergiquement avec les alcaloïdes et n'en provoque pas la précipitation; et l'on peut dire, pour résumer en quelques mots ces propriétés, que les vins de quinquina préparés avec du vin rouge sont des vins toniques, astringents et amers, mais peu ou pas fébrifuges, tandis que les vins de quinquina préparés avec des vins blancs sont, tout à la fois, toniques, astringents, amers et fébrifuges.

Les vins d'Espagne, le vin de Madère, le vin de Lunel peuvent être cités comme jouant un rôle intermédiaire à celui des vins rouges et des vins blancs : leur richesse en tannin les rapproche, dans une certaine mesure, des vins rouges.

Quant à ces derniers, les vins rouges, ils dissolvent une très notable proportion des principes actifs des quinquinas, mais ils engagent les alcaloïdes dans une combinaison nouvelle avec leur tannin et leur matière colorante rouge qui manifestent vis-à-vis d'eux une grande affinité; et cette nouvelle combinaison, analogue à celle qui existait dans les écorces avec le rouge cinchonique, est encore plus réfractaire à l'action des dissolvants, voire des sucs digestifs.

Ceci permet de comprendre la différence considérable que peuvent présenter deux préparations en apparence identiques, effectuées avec les mêmes écorces de quinquina, mais l'une à l'aide d'un vin blanc acide, l'autre à l'aide d'un vin rouge d'acidité moyenne. Et cette différence peut encore s'accentuer si l'on utilise soit les écorces grises, soit les écorces rouges, soit les écorces jaunes.

De telle sorte qu'en définitive on peut diviser en trois catégories, assez nettement distinctes par leurs propriétés thérapeutiques, les préparations vineuses obtenues à l'aide des écorces de quinquina. La première comprendrait celles réalisées à l'aide de vins blancs à peine colorés et acides; ces vins, surtout lorsqu'ils ont été préparés à l'aide d'écorces de quinquinas jaunes, sont peu toniques mais très fébrifuges; on les administre aux doses de 60 à 150 grammes. La seconde

comprendrait les préparations réalisées à l'aide de vins rouges, forts
en couleur et d'acidité moyenne; ces vins, même lorsqu'ils ont été
préparés avec des écorces de quinquinas rouges ou même jaunes,
sont éminemment toniques, mais à peu près complètement dénués
de propriétés fébrifuges : on les administre à la dose de 100 à
200 grammes. Enfin, la troisième catégorie comprendrait les préparations réalisées à l'aide des vins de liqueur, peu colorés, riches en
sucre et modérément acides; ces vins seraient en quelque sorte intermédiaires entre les deux catégories précédentes, quoique cependant se
rapprochant plus de la seconde que de la première; ils sont manifestement toniques et peu fébrifuges : on les administre à la dose de
50 à 120 grammes.

Pour la préparation de ces vins, le *Codex* prescrit de faire macérer
pendant vingt-quatre heures 50 grammes de poudre d'écorce lorsqu'il
s'agit de quinquina gris, 25 grammes lorsqu'il s'agit de quinquina
rouge ou jaune, dans 100 grammes d'alcool à 60 p. 100, puis d'ajouter
un litre de vin, laisser macérer dix jours en agitant de temps à autre,
exprimer et filtrer. J'ai modifié cette manière d'agir et je vous propose la formule suivante, qui me paraît être celle réalisant les conditions les meilleures, c'est-à-dire qui permet d'obtenir la dissolution
des alcaloïdes et des principes amers et astringents de l'écorce de
quinquina.

Quinquina calisaya pulv.		25 grammes
Colombo pulv.	āā	8 grammes
Cannelle pulv.		
Ecorce d'oranges amères.	āā	5 grammes
Acide citrique cristallisé.		

Le colombo est associé à titre de substance amère, comme synergique de l'action des substances amères du quinquina, tandis que la
cannelle et l'écorce d'oranges amères ne figurent que comme correctifs; quant à l'acide citrique il est ajouté pour faciliter la dissolution
des alcaloïdes et des principes astringents.

Ce mélange est mis en digestion dans 150 grammes d'alcool à
60 p. 100 pendant quatre jours, puis on ajoute 1000 grammes de vin
blanc, on laisse digérer encore pendant huit jours et on filtre.

On obtient ainsi un vin de quinquina qui ne possède pas la saveur
agréable du vin de quinquina des distillateurs, mais qui a l'avantage
d'être très actif.

Il faut se rappeler, en effet, que la saveur des vins de quinquina est d'autant plus agréable qu'ils sont moins riches en principes actifs.

Dans certaines circonstances, je fais préparer fréquemment un vin mixte de quinquina et de kola, avec 20 grammes de poudre de quinquina et 15 grammes de poudre de noix de kola, le reste de la formule étant identique.

Je vous donnerai encore la formule du vin de Séguin dans lequel l'association de l'opium au quinquina donne des résultats très intéressants :

Teinture de quinquina calisaya.	250 grammes
Teinture d'opium.	9 grammes
Angusture vraie.	16 grammes
Quassia amara.	9 grammes
Vin de Malaga	āā 1500 grammes
Vin de Pouilly blanc.	

Accidents causés par l'emploi de la quinine. — Quelques mots relativement aux accidents causés par l'emploi de la quinine. Nous avons déjà passé en revue quelques-uns de ces accidents à propos des phénomènes d'intoxication que l'emploi des sels pouvait faire naître ; je me contenterai de vous rappeler ces accidents. Chez les individus prédisposés, on peut observer un certain nombre de phénomènes qui sont certainement dus à l'action particulière exercée sur eux par la quinine.

C'est, d'abord, des phénomènes de congestion, de dyspnée, de l'urticaire. J'ai insisté en son temps sur les phénomènes éruptifs qui pouvaient succéder soit à l'action de la quinine employée à l'intérieur, soit à celle de la poudre appliquée sur le tégument externe. Je vous rappellerai aussi la fièvre paradoxale. Enfin, on a vu, dans un certain nombre de circonstances, des phénomènes un peu plus graves, des hémorrhagies intestinales, une éruption scarlatiniforme. Nous avons déjà cherché à interpréter le mécanisme de ces phénomènes en faisant intervenir une action particulière sur les éléments du sang d'une part, d'autre part et surtout une action sur les éléments vasculaires. (Voir pages 105 et 243.)

Enfin, on a noté aussi de l'hémoglobinurie et de la méthémoglobinurie, ce qui se comprend, puisque, la quinine pouvant amener une destruction des hématies, il faut bien que les éléments de cette destruction s'éliminent.

Enfin, chez les paludiques en particulier, on a signalé une forme d'accidents extrêmement graves, mais pour laquelle l'infection paludéenne semble exercer une prédisposition particulière ; je fais allusion à la fièvre quinique ictéro-hématurique que l'on observe dans certaines circonstances chez les paludiques auxquels on administre des doses assez considérables de quinine.

Toutes ces manifestations constituent des phénomènes d'intolérance et des questions de susceptibilité individuelle.

Les points qu'il est absolument important de retenir comme conclusions de cette étude de la posologie et de l'action physiologique de la quinine, sont les suivants :

Les faits expérimentaux et les observations des malades établissent que :

A. — Pour obtenir des effets permanents d'hyposthénie sur le système nerveux et le cœur, il est absolument nécessaire d'introduire dans l'organisme des doses d'au moins 1 gramme de sulfate, à l'état de sel dissous par les acides ou à la faveur de l'eau de Rabel.

B. — On peut observer, d'autre part, des effets passagers et peu durables d'hyposthénie avec des doses de 60 à 80 centigrammes absorbées en trois ou quatre heures, ou bien avec des doses de 40 à 50 centigrammes prises en une seule fois, encore faut-il qu'il s'agisse d'individus un peu sensibles.

C. — Enfin, l'intensité des effets est constamment proportionnelle à la quantité de substance administrée.

Les inconvénients qui peuvent résulter de l'administration de quantités massives sont évités par le fractionnement des doses. En administrant les doses avec un intervalle de une à deux heures entre chaque prise, il est très rare que l'on ait quelqu'accident ou même seulement un incident, à la condition qu'outre cet intervalle, on mette un intervalle de dix à douze heures entre la dernière prise du jour et la première prise du lendemain.

Sous l'influence d'une trop forte dose en une seule fois, on peut provoquer une agression vive du cœur et de l'encéphale se traduisant par des palpitations, de l'agitation, de la fièvre ; quelquefois même par du délire et des convulsions.

Cependant, si l'on veut arriver à un résultat utile, au moins dans les cas de paludisme invétéré, on est conduit à administrer la quinine en élevant graduellement les doses, jusqu'à apparition des premiers phénomènes constatant son action sur le système nerveux, c'est-à-dire un peu de céphalalgie, des vertiges, de la titubation, des bourdonnements d'oreilles.

Synergiques et antagonistes. — Un mot, pour terminer, sur les synergiques et les antagonistes de la quinine et du quinquina.

Les auteurs de la fin du xviie siècle et des suivants qui ont étudié le quinquina d'abord, puis la quinine, avaient fait du principe actif des écorces de quinquina un fébrifuge universel. Torti, à la sagacité duquel ce fait n'avait pas échappé, disait que le quinquina seul était le fébrifuge de l'intermittence uniquement; mais, ajoutait-il, si l'on vient à lui associer un alexipharmaque tel que le sel ammoniac, le sel de vipère [qui n'est pas autre chose qu'un sel ammoniacal], le quinquina s'élève alors réellement au rang de fébrifuge universel. Dès cette époque, deux adjuvants étaient surtout utilisés au point de vue des actions exercées par le quinquina, c'étaient l'opium et la saignée.

L'année dernière[1], je vous ai déjà montré combien, en effet, l'action de l'opium était adjuvante de celle d'une foule de substances médicamenteuses ; et, dès le xvie siècle, il était presque impossible de voir prescrire un médicament sans qu'il ne fût accompagné de l'opium.

Quant à la saignée, ainsi que nous l'avons vu, elle rend l'organisme de l'homme plus impressionnable à l'action de la quinine, elle favorise l'absorption et modère les effets excitants; les expériences de Briquet ont été très nettes à cet égard. Cependant, je crois que ce dernier adjuvant peut être laissé de côté; nous allons en trouver d'autres bien préférables.

Les synergiques de la quinine sont d'ailleurs très variables parce que les modes d'action de la quinine sont tout à fait différents suivant les doses. Tandis que, à faible dose, elle se comporte comme une substance excitante, à dose plus considérable elle se comporte comme une substance hyposthénisante, et alors les synergiques et les antagonistes vont nécessairement varier.

D'une façon générale, on peut dire que les synergiques et auxiliaires de la quinine seront trouvés parmi les substances provoquant la contraction des capillaires, l'analgésie, l'abaissement de la température ; qu'au contraire, les antagonistes seront plus particulièrement

1. Voir *Leçons de pharmacodynamie et de matière médicale*, deuxième série, p. 548.

trouvés parmi les substances déterminant la paralysie du sympathique.

Il ne faut pas oublier d'ailleurs que, relativement à l'action de toutes ces substances, il faut faire intervenir cet antagonisme partiel et passager sur lequel j'ai tant insisté l'année dernière ; et l'opium, par exemple, est, dans certaines circonstances, un synergique de la quinine, dans d'autres, un antagoniste. En effet, à doses faibles, il y a synergie entre l'action de la quinine et celle de l'opium, tandis que, à doses fortes, il y a antagonisme partiel. Dans tous les cas, il est fort difficile de délimiter l'action synergique et l'action antagoniste.

Je pourrais vous répéter ici la majeure partie de ce que je vous disais l'an dernier à propos de la synergie et de l'antagonisme relatifs, de l'antagonisme partiel et passager : sur le sympathique, par exemple, et à doses modérées, le quinquina produit une action excitante, tandis que l'opium exerce une action déprimante ; mais cet antagonisme, assez apparent quand il s'agit de doses faibles, se transforme en synergie quand les doses deviennent élevées.

Les conditions dans lesquelles la synergie est le plus accentuée sont celles dans lesquelles l'opium agit comme hypersthénisant et le quinquina comme stimulant[1].

Les amers, le café, la noix vomique, l'alcool, surtout sous forme de vin généreux et tannique, sont constamment des synergiques et des auxiliaires du quinquina et de la quinine. Il en est de même des substances acidulés et astringentes.

Mais d'autres substances qui, en apparence, semblent n'avoir rien à démêler avec le quinquina, peuvent constituer des substances synergiques suivant les conditions de leur emploi. Ainsi, l'iodure de potassium est un auxiliaire occasionnel qui concourt puissamment à la résolution des engorgements viscéraux consécutifs au paludisme. Il agit ici d'une façon banale, pourrait-on dire, puisqu'il réalise alors un drainage de l'économie par transsudation de la partie liquide du sang dans les espaces lymphatiques, suivie de résorption des liquides des tissus par cette lymphe plus riche en substances salines, de sorte que les cellules se trouvent plus complètement débarrassées de leurs déchets normaux et anormaux. En outre, il ne faut pas négliger l'action spéciale de l'iode sur l'albumine, d'une part, ni sur les leucocytes dont il augmente l'action phagocytaire.

1. Voir *Leçons de pharmacodynamie et de matière médicale*, deuxième série, p. 638.

L'arsenic est un synergique et auxiliaire constant de la quinine, d'abord par son action nocive sur les hématozoaires, ensuite comme modificateur du milieu; puis, parce qu'il est doué lui-même d'une action tonique et antipériodique qui viennent se joindre à celles du quinquina et de la quinine.

En général, les substances hypno-anesthésiques et hypnotiques sont aussi des synergiques; et Delioux de Savignac a même insisté sur l'action antipériodique particulière manifestée par le chloroforme, ainsi que sur l'utilité qu'il pouvait y avoir à ajouter l'action du chloroforme à celle de la quinine, à administrer, par exemple, de la quinine dans de l'eau chloroformée.

Quelques-unes de ces substances, telles que l'éther, ou bien encore les alcools, les vins, sont particulièrement énergiques et efficaces pour lutter contre les phénomènes de collapsus chez les fiévreux invétérés.

D'autre part, la digitale, l'aconit, la vératrine, le tartre stibié sont de véritables synergiques à titre de substances antipyrétiques; aussi, la fameuse préparation de Desbois de Rochefort, le *Bolus ad quartanam*, pourrait-elle très bien être tirée de l'oubli dans lequel sont tombées la plupart des vieilles préparations. Il s'agit de l'association de l'émétique au quinquina :

Quinquina jaune.	. . . .	30 grammes
Carbonate de potasse.	. . . .	4 grammes
Emétique.	. . . .	80 centigrammes
Sirop d'absinthe.	. . . .	60 grammes

Diviser en 60 bols, à prendre en 24 heures; chaque bol renferme donc : quinquina, 50 centigrammes; émétique, 13 milligrammes.

Certains médicaments stimulants : les huiles essentielles de cajeput, eucalyptus, térébenthine, copahu, apiol — plus particulièrement en raison de leur action antipériodique; — d'autres substances comme le poivre noir, le bétel, le cubèbe — par leur action à la fois antipériodique et fébrifuge — sont aussi des auxiliaires du quinquina.

Il en est de même de l'arnica, que l'on avait appelé le *quinquina du pauvre*, et de la noix vomique qui ont été proposés par les médecins des Indes anglaises comme des substitutifs du quinquina.

Enfin, il n'est pas jusqu'à un certain nombre de sels minéraux, le chlorure de potassium (sel fébrifuge de Sylvius), le chlorure de sodium, le chlorure d'ammonium, le bromure de potassium, l'acétate d'ammonium qui ne soient, dans une certaine mesure, des auxiliaires de l'action de la quinine et du quinquina. Ils provoquent, en effet, plus ou moins efficacement le drainage de l'économie, comme l'iodure de potassium, mais sans l'action élective — sauf peut-être pour le bromure de potassium — sur l'albumine et les leucocytes.

Enfin, on a cherché des succédanés dans deux autres groupes de substances médicamenteuses, dans celui des amers et dans celui des antiseptiques. Dans le groupe des amers, l'acide picrique et les écorces amères ont été proposés. Pour l'acide picrique, la question est jugée maintenant; son usage ne reposait que sur une analogie comparative et une vue de l'esprit. Dans le groupe des antiseptiques, on a proposé : la salicine, l'acide salicylique, les hyposulfites et les sulfites; enfin, et surtout, le bleu de méthylène qui possède une efficacité remarquable dans son action sur les hématozoaires, ainsi qu'il résulte des recherches de Celli dont je vous ai parlé précédemment.

Toutes ces substances peuvent exercer une action plus ou moins accusée sur les hématozoaires, et venir aider plus ou moins efficacement l'action du quinquina et de la quinine.

Il en est de même des ferrugineux, qui sont de véritables auxiliaires du quinquina, à titre de toniques et de reconstituants.

Je vous ferai remarquer maintenant deux ordres d'incompatibilités; les incompatibilités chimiques relatives à l'iode et au tannin, qui font que, malgré l'aide très grand que l'administration de l'iodure de potassium peut apporter, il est nécessaire de ne pas mélanger dans une même potion des préparations de quinine ou de quinquina à l'iodure alcalin, parce qu'il peut se faire un précipité insoluble, précipité que les préparations iodiques donnent avec tous les alcaloïdes, qui soustrairait la quinine et, du même coup, l'influence qu'elle peut exercer sur l'organisme. Avec le tannin, l'incompatibilité n'est pas absolue, comme elle l'est avec l'iode et les iodures.

D'ailleurs, les auxiliaires les plus naturels sont précisément les composants du quinquina. La meilleure preuve en réside dans ce fait que 8 grammes de poudre de quinquina calisaya représentant 25 centigrammes de sulfate de quinine, correspondent, quant à leur action, à une dose de 75 à 100 centigrammes de sulfate, comme l'ont fait ressortir Bretonneau et Trousseau.

En définitive, la quinine et les sels de quinine doivent être réservés pour les cas où vous aurez à réaliser la rapidité et la sûreté dans l'action médicamenteuse, alors que le quinquina vous donnera une persistance d'action que vous chercheriez en vain à obtenir avec les sels d'alcaloïde, persistance qui est à prendre en très sérieuse considération, car elle est remarquablement utile dans les cas de cachexie palustre.

26 février 1901.

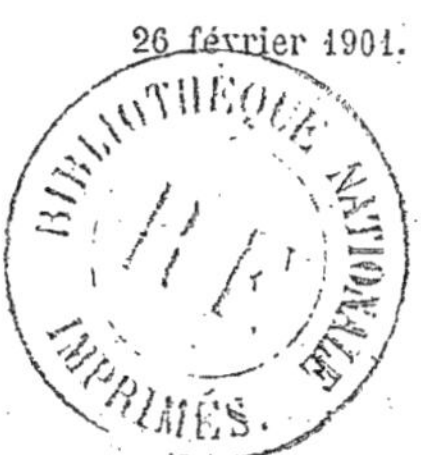

TABLE ALPHABÉTIQUE ET ANALYTIQUE

TABLE DES MATIÈRES

Coulommiers. — Imp. Paul BRODARD. — 710-1901.

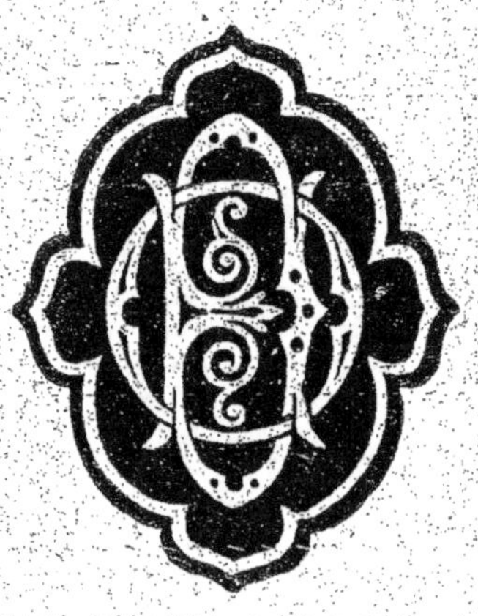